KB124949

알레르기 솔루션

미세먼지, 가공식품, 화학제품이
당신의 건강을 위협한다!

알레르기 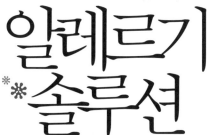 솔루션

THE ALLERGY SOLUTION

레오 갤런드 · 조너선 갤런드 지음
오재원(한양대학교 의과대학 교수) 감수 | **제효영** 옮김

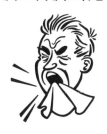

중앙생활사

레오 갤런드와 조너선 갤런드는 알레르기와 만성질환에 시달리는 신체를 과학적으로 어떻게 치유할 것인지, 그리고 우리가 자연과 제대로 조화를 이루며 살아가려면 어떻게 해야 하는지, 이 2가지 중요한 주제를 하나로 모았다. 개인과 환경이 변화할 수 있는 자극제가 될 만한 책이다.

                  − 베스트셀러 《슈퍼 브레인》의 저자 · 의학박사 디팩 초프라(Deepak Chopra)

판세를 뒤집어놓을 만한 책이다! 끊임없이 늘어나고 있는 알레르기 문제를 건강에 해로울 수 있는 약물에 의존하는 방법 대신 실제 원인에 초점을 맞춘 과학적으로 입증된 방법을 통해 해결하는 법을 배울 수 있다.

                  − 베스트셀러 《그레인 브레인》의 저자 · 의학박사 데이비드 펄머터(David Perlmutter)

이 책의 저자 레오 갤런드는 21세기 의학계의 중요한 사상가 중 한 사람이다. 알레르기 혹은 다른 만성질환을 앓고 있거나, 컨디션이 그다지 좋지 않은 사람들에게 이 책은 다시 건강해질 수 있는 길을 열어준다. 의사와 환자 모두 반드시 읽어야 할 책이다!

갤런드 박사는 미처 밝혀지지 않았던 우리 자신과 우리가 살아가는 환경에 관한 환상적인 여행으로 우리를 데려간다. 이 여행은 수많은 독자들의 삶을 바꿔놓을 것이다.

이 책은 전 세계적으로 점점 늘어나고 있는 수백만 명의 알레르기 환자들에게 하늘이 준 선물과 같다. 저자들은 단지 증상만 치료할 뿐 진짜 원인은 절대 해결해주지 못하는 약물로부터 벗어나기 위해 반드시 해야 할 일이 무엇인지 알려준다.

내가 기다려왔던 책이다! 두 저자는 전문가다운 연구와 조사를 통해 무엇이 그토록 극심한 알레르기를 일으키고 몸을 아프게 만드는지 그 충격적인 진실을 우리에게 보여준다.

이 책은 건강해질 수 있는 방법을 찾는 독자들에게 '알레르기'라는 세계에 관한 깜짝 놀란 만한 지혜를 제공한다.

알레르기나 천식, 일반적으로 나타나는 수많은 질병 때문에 또다시 처방약을 받아들기 전에 레오 갤런드 박사의 설명을 꼭 들어보기 바란다!

– 콜롬비아대학교 공중보건대학 부교수 · 〈허핑턴포스트〉 의학부 편집자 로이드 I. 세데러(Lloyd I. Sederer)

저자는 이 책에서 전 세계적으로 확산된 알레르기의 진짜 원인을 밝히고 알레르기 증상에 시달리는 수백만 명의 환자들이 절실히 원하던 해법을 제시한다. 알레르기가 있는 사람이라면 누구나 읽어야 할 책이다!

– 베스트셀러 《영리한 지방》의 저자 · 의학박사 스티븐 매슬리(Steven Masley)

이 책에는 편안하게 숨 쉬고, 고통을 줄이고, 오래전 잃어버린 생기를 되찾는 방법이 담겨 있어 환자들에게는 실용적인 해결책, 의사들에게는 과학적인 자료가 될 것이다.

– 의학박사 패트릭 해너웨이(Patrick Hanaway)

레오 갤런드 박사의 임상 경험과 왜 알레르기가 이토록 확산되었는가에 관한 조너선 갤런드의 풍부한 과학적 조사 결과가 현 시대에 새로이 발생한 이 대대적인 질병의 원인이 무엇인지 밝히고 우리가 신체 균형을 회복할 수 있도록 도와준다.

– 베스트셀러 《새로운 건강 규칙》의 저자 · 의학박사 프랭크 립먼(Frank Lipman)

이 책에는 폭로가 담겨 있다. 수수께끼 같은 증상이 왜 나타나는지, 유독한 세상에서 잘 사는 방법이 무엇인지 알고 싶다면 이 책이 답을 알려줄 것이다.

– 웨일 코넬 의과대학 부교수 · 《통증은 이제 그만》의 저자 · 의학박사 비제이 바드(Vijay Vad)

나는 건강 피트니스 전문가로 살면서도 늘 환절기 알레르기 증상에 시달렸던 사람이다. 갤런드 박사의 조언을 따른 후 상태가 엄청나게 좋아졌고, 일 년 내내 훨씬 더 쌩쌩한 기분으로 살고 있다.

― 《최후의 당신》의 공저자 조 다우델(Joe Dowdell)

레오 갤런드 박사는 이 책을 통해 현대에 횡행하는 이 질병의 가장 근본적인 원인을 해소하여 알레르기로 고통받는 사람들이 새로운 방법을 깨닫고 다시 희망을 가질 수 있게끔 하였다.

― 예일대학교 예방연구센터 총 책임자 · 의학박사 데이비드 L. 카츠(David L. Katz)

갤런드 박사의 지혜가 내 삶을 바꿔놓았다.

― 아카데미상 수상 여배우 수전 서랜든(Susan Sarandon)

알레르기의 진짜 원인에 관한 갤런드 박사의 백과사전 같은 지식과 수많은 치료 사례는 한때 그리 흔치 않은 질병이었던 알레르기로 고통받는 사람들에게 훌륭한 자료가 될 것이다.

― 〈통합 임상의학 저널〉 편집장 조셉 피조르노(Joseph Pizzorno)

이 책은 기능성 의학의 선구자이자 위대한 임상의사, 지혜와 경력을 두루 갖춘 사려 깊은 리더인 레오 갤런드 박사가 날린 새로운 홈런이다. 알레르기에 시달리는 모든 사람들이 반드시 읽어야 할 책이다.

― 존스홉킨스의과대학 교수 · 《위장 균형 혁명》의 저자 · 의학박사 제러드 E. 뮬린(Gerard E. Mullin)

이 책은 알레르기와 민감 반응을 촉발하는 원인이 무엇인지 이해하는 데 엄청난 도움이 될 만한 책이다. 자신만의 특이한 원인을 찾는 방법과 함께 그 문제를 어떻게 피하고 약화시킬 수 있는지 실용적인 조언도 제시된다.

– 존스홉킨스대학교 공중보건대학 및 의과대학 부교수 로렌스 J. 체스킨(Lawrence J. Cheskin)

레오 갤런드 박사와 조녀선 갤런드는 우리가 보지 못했던 것들을 보게 하고, 우리의 삶을 변화시킬 수 있는 통찰력, 지식과 너불어 지극히 실용적인 해결책을 제시한다.

– 예일대학교 의과대학 교수 로이드 세이버스키(Lloyd Saberski)

두 저자는 이 책에서 면역체계의 균형을 바로잡고 건강과 체중을 담보로 괴로운 증상을 일으키는 문제로부터 벗어날 수 있는 현실적이고 쉽게 따라 할 수 있는 계획을 제시한다.

– 베스트셀러 《JJ 버진의 777 다이어트》의 저자 JJ 버진(JJ Virgin)

사랑하는 아내이자 아이들의 엄마, 크리스티나 갤런드에게

치유를 향한 열정,

다른 이들을 도우려는 당신의 마음이

매일 내게 영감을 줍니다.

최근 국내에서 발표된 역학 통계에 의하면 우리나라 인구의 15~25% 가 알레르기 질환으로 고통받고 있다. 우리나라뿐만 아니라 일본, 중국 등 다른 아시아 국가에서도 이런 추세가 엿보이고 있어 알레르기는 21세 기 인류가 극복해야 할 가장 중요한 건강 문제 중 하나로 언급되고 있다.

산업화가 일찍 진행된 선진국에서는 유난히 많은 환자들이 발생하여 알레르기 질환을 유전적 배경과 함께 환경과 관련지어 설명한다.

한편 세균감염 질환의 감소에 의한 신체면역 변화 등 '환경가설'로 알 레르기 질환의 증가를 설명하기도 한다. 우리나라는 경제 발전이 빠르게 진행되었던 1980년대를 기점으로 알레르기 환자가 급증하였고, 현재 그 유병률과 질병 형태도 선진국과 유사하게 되었다. 여러 연구들을 통해 다 양한 인공식품뿐 아니라 환경 공해와 그로 인한 기후 변화 현상들이 알 레르기 질환을 더욱 증가시키고 악화시키는 요인으로 작용한다는 사실 이 입증되고 있다.

이 책을 감수하면서 소아청소년학과 알레르기 면역학을 전공한 교수 입장에서 보면 정설과 좀 다른 부분들도 있었다. 하지만 아직까지도 알레르기 면역학의 많은 부분은 미지의 세계로 남아 있다. 때문에 과연 알레르기를 진료하는 의사이자 의과대학 교수라 할지라도 감히 이 모든 현상을 이해하고 알고 있다고 말할 수는 없어서 현재 밝혀지지 않은 여러 이론과 기전들에 대해 고민하면서 의문점들을 제기하며 연구를 이어가고 있다.

좀 더 긍정적으로 생각하면 전공한 부분을 벗어나 다른 관점에서 전인적으로 아직 해결되지 않은 알레르기 면역을 바라보고 접근한다면 또 다른 길이 보일 수 있을 것이라 기대한다. 지금까지 밝혀진 몇 가지 기전만 가지고 현재 다른 이론을 연구하는 내용이나 이론들을 부정한다는 것은 어찌 보면 편협한 생각일 수도 있다. 특히 여러 다른 모습을 지닌 알레르기 현상이나 기전을 생각하면 알레르기는 지금까지 밝혀진 천식이나 알레르기성 비염, 아토피 피부염 등 전형적인 질환들 외에도 전신적으로 다르게 나타날 수 있어서 단순히 몇 가지 검사나 치료만으로 이 현상을 해결할 수 없다는 것을 느끼게 된다.

전인적인 측면에서 다양하게 알레르기 질환을 이해하면서 그에 합당한 치료법과 관리법을 찾다 보면 그동안 해결하지 못했던 인체에서 일어났던 여러 현상들을 해결할 수 있는 실마리를 찾을 수 있을 것이다. 이 책 또한 그에 일조할 수 있기를 기대한다.

오재원(한양대학교 의과대학 소아청소년과 주임교수)

차례

chapter 1
알레르기의 다양한 얼굴

chapter 2
우리는 어쩌다 이렇게 병들었나?

chapter 3
과민반응: 균형이 깨진 면역

신종 미스터리 질환

한밤중에 전화벨이 울려댔다. 침대 옆 테이블로 팔을 뻗어 수화기를 잡으려고 손을 휘적거렸다. "여보세요." 나는 낮은 음성으로 전화를 받았다.

잠시 으스스한 적막이 흐른 후 정적을 깨는 음성이 들려왔다. 아주 먼 곳에서 걸려온 전화 같았다.

"갤런드 박사님? 이 시간에 전화해서 죄송해요. 저 비비안이에요. 코펜하겐 국제영화제 때문에 덴마크에 와 있거든요." 독립영화 감독인 비비안은 몇 년째 내가 치료해온 환자였다.

나는 스탠드를 켰다. "비비안, 괜찮아요?"

"별로 안 좋아요. 여기 온 지 하루가 지났는데 두통이 너무 심해요. 근육통도 있고 목이 따끔따끔해서 기침도 나고요. 아스피린을 먹었는데 목상태는 더 나빠지고 두통은 도저히 해결이 안 되네요."

기운 없는 대답이 들려왔다. 뉴욕이 자정이니 코펜하겐은 새벽 6시일 테고, 12시간 후면 자신이 만든 영화가 상영될 예정인데 비비안은 어찌

16

할 바를 모르고 있었다.

비비안과 통화하는 동안 몇 가지가 선명해졌다. 나는 수년 전부터 비비안의 편두통을 잘 치료해왔다. 그녀는 꽃가루 알레르기가 있긴 했지만 증상이 극심하게 나타난 적은 한 번도 없었다.

하지만 열은 안 나는데 목이 따갑다는 건 바이러스 감염보다 알레르기를 의심해봐야 할 상황이었다.

4월은 덴마크를 비롯한 유럽과 미국 북부 지역 대부분에 자작나무 꽃가루가 날릴 시기이다. 그런데 비비안이 복용했다는 아스피린의 활성성분인 아세틸살리실산은 원래 나무껍질에 함유된 성분으로 자작나무와 버드나무에서 주로 얻는다. 그간 연구를 통해 자작나무 꽃가루 알레르기와 살리실산에 대한 민감 반응의 관련성이 밝혀지기도 했다.[1]

나는 비비안에게 아스피린 복용을 중단하도록 하는 한편 덴마크에 도착한 후 먹은 음식을 말해보라고 했다. 빡빡한 일정 탓에 그녀가 하루 종일 먹은 음식이라곤 간식으로 먹은 혼합 견과류와 과일이 전부였다.

바로 그것이 증상에 결정타였다. 자작나무 꽃가루에 대한 알레르기 반응을 악화시키는 여러 가지 음식이 밝혀졌는데, 사과, 복숭아, 체리, 그리고 대부분의 견과류가 그 목록 중 높은 순위를 차지하고 있다.

비비안에게 느닷없이 나타난 미스터리한 증상의 원인이 자작나무 꽃가루라는 의심이 강하게 들자, 나는 그녀에게 2가지를 권고했다. 첫째로 과일과 견과류는 물론 자작나무 꽃가루와 관련이 있는 생당근과 셀러리도 먹지 말라고 충고했다. 그리고 되도록 실내에서 지내라고도 덧붙였다. 관광도 다음을 기약하고 포기해야 할 상황이었다. 둘째로 몸에 남아 있는 꽃가루가 전부 제거될 수 있도록 뜨거운 물로 샤워를 하고 머리를 감은 다음 견딜 수 있는 수준에서 찬물로 짧게 헹구라고 권했다.

이 두 번째 충고는 내 개인적인 경험에서 나온 것이다. 몇 년 전 가족들과 매사추세츠 주 모호크 트레일에서 캠핑을 하던 중, 나는 난생 처음으로 돼지풀 꽃가루 때문에 열이 난 적이 있었다. 상태가 너무 안 좋았는데, 차가운 디어필드 강에서 수영을 했더니 비로소 나아졌다. 머리가 금세 맑아지는 것이 느껴질 정도였다.

어느 날은 밤에 자다가 코가 심하게 막혀서 잠이 깨자 아내가 말했다. "어서 강물에 들어갔다 와요." 나는 정말로 그렇게 했고, 그동안 먹어본 어떤 약보다도 그 효과가 좋았다.

그때부터 나는 꽃가루 알레르기 증상이 나타난 사람들에게 가장 먼저 찬물 샤워를 해보라고 종종 권한다. 약을 먹지 않아도 증상이 금세 호전되는 실용적이고 손쉬운 해결책이다.

비비안에게도 이 방법이 효과가 있었다. 영화제가 끝나고 뉴욕에 돌아온 비비안은 내게 전화를 걸어 내가 권한대로 해봤더니 상태가 훨씬 좋아졌다고 말했다.

알레르기의 확산

눈은 따갑고 코에서 콧물이 줄줄 흐른다. 그러다 코가 막혀버린다. 피부에는 습진이 생겨 어찌나 가려운지 세게 벅벅 긁고 싶다. 천식 때문에 항상 손닿는 곳에 흡입기가 놓여 있다. 땅콩 알레르기가 있거나 밀 또는 우유 알레르기가 있다.

천식 환자가 급증하고, 비염 환자도 끝없이 늘어나며, 습진이나 음식 알레르기에 시달리는 사람들도 점점 늘어나는 추세다. 알레르기는 여러분이 상상할 수 있는 수준보다 훨씬 더 광범위하게 퍼져 있다. 불과 50년 전만 하더라도 30명 중 1명 정도였던 알레르기 환자는 현재 3명당 1명으로 늘어났다. 전 세계적으로 10억 명의 인구가 천식과 꽃가루 알레르기, 부종, 알레르기성 비염, 축농증, 음식 알레르기를 겪고 있다.

하지만 여기까지는 빙산의 일각에 지나지 않는다. 여러분의 건강을 악화시키는 '숨겨진' 알레르기가 존재한다. 자신이 다음 상황에 해당되는지 한번 생각해보자.

- 체중이 증가했다.
- 피곤하다.
- 우울증이 있다.
- 불안감에 시달린다.
- 근육통이 있다.
- 관절통이 있다.
- 두통이 있다.
- 불면증에 시달린다.
- 복통이 있다.
- 속이 더부룩하다.
- 변비나 설사 증상이 있다.

• 머리가 멍해서 또렷하게 생각하기 힘들다.

알레르기가 이런 문제의 원인일 수도 있다.

위와 같은 증상을 비롯한 수많은 문제에 알레르기가 중요한 영향을 준다는 사실을 아는 사람은 별로 없다. 이유 없이 체중이 늘어도 알레르기를 의심하는 사람은 아무도 없다. 그러나 그간 임상에서 원인을 알 수 없는 증상을 겪던 수천 명의 환자들이 문제에서 벗어나도록 도왔던 경험을 토대로, 나는 알레르기가 이런 흔한 증상의 원인인 경우가 많다는 사실을 깨달았다.

잘 알려지지도 않은 음식 알레르기로 인해 살이 찐다거나 곰팡이로 인해 온몸에 기운이 소진될 만큼 피로감을 느끼고 일을 못 하는 상태가 될 수 있다고는 상상하기 힘들 것이다. 그러나 알레르기가 아무 관련이 없어 보이는 증상들을 일으키는 원인인 경우가 많다는 사실은 이미 연구를 통해서도 밝혀졌다. 편두통, 우울증, 극심한 기분 변화, 관절과 근육의 통증, 과민성 대장 증후군도 알레르기 때문에 생기는 경우가 많다.

인체에서 벌어지는 어떤 화학적 반응이 치유 기능을 차단한다는 사실, 어쩌면 여러분이 이미 감지했을지도 모르는 이 문제에 대해 나는 이 책에서 과학적으로 설명하고자 한다. 그리고 알레르기의 근본적인 원인을 밝히고 건강을 되찾을 수 있는 자연적인 방법을 제시할 것이다.

그전에 먼저 우리가 어쩌다 이 지경이 됐는지부터 살펴보자.

최악의 상황

알레르기가 확산된 원인은 환경과 영양에서 찾을 수 있다. 환경의 영향은 야외, 실내, 그리고 체내(몸속의 환경)까지 세 단계로 구분할 수 있다. 이 중 어떤 환경에 독성 영향이 발생할 경우 결정타로 작용할 수 있다. 피부와 호흡기 내벽, 위와 장관 내벽 등 몸의 표면이 손상되면 원래는 아무렇지 않았던 물질과 접촉했을 때 알레르기 반응이 나타날 가능성이 커진다. 여러분이 먹는 음식과 몸의 영양 상태는 이 3가지 환경에서 인체의 반응에 영향을 준다.

오늘날 마트에서 장을 보는 일은 마치 지뢰밭 속을 거니는 것이나 다름없다. 사람들은 카트를 밀고 통로를 돌아다니면서 재빨리 선반 위아래를 훑으며 '무無 글루텐', '무無 유제품 성분'과 같은 문구를 찾는다. 만일 밀 알레르기가 있으면 아무리 좋아해도 피자나 파스타는 메뉴에서 제외된다.

한때는 생존을 책임졌던 가장 기본적인 것들이 우리에게 등을 돌린 것으로도 모자라 곳곳에서 새로운 위협이 나타난다. 이전 세대에서는 찾아볼 수 없었던, 아주 낯선 세계가 된 것 같다. 어쩌다 이렇게 됐을까?

영화 〈퍼펙트 스톰The Perfect Storm〉에서 배우 조지 클루니가 배역을 맡은 한 어선의 선장은 매사추세츠 주 글로스터를 떠나 항해를 시작한다. 만선의 꿈을 이루기 위해 바다를 돌아다니던 어선은 '최악의 상황'이라는 의미의 관용구로도 쓰이는 '퍼펙트 스톰(완벽한 폭풍)', 즉 허리케인에 폭풍우까지 더해진 기상 상황과 정면으로 맞닥뜨린다. 선장과 선원들은

21

도저히 감당할 수 없는 거친 파도와 높은 파도에 휩쓸려 결국 바다를 표류한다.

마치 이 영화에 등장하는 어선처럼 우리는 오염과 건강에 좋지 않은 식습관, 스트레스, 운동 부족에 항생제 과용까지 더해진 '퍼펙트 스톰'의 영향력에 노출된 채 살아왔다. 이 모든 요인들로 인해 인체 면역체계의 균형이 뒤흔들리고 알레르기 환자는 그 어느 때보다 증가했다.

여러분이 현재 알레르기에 시달리는 수백만 명 가운데 한 명이라면, 이 책이 다시 뭍으로 안전하게 돌아갈 수 있게 도와줄 등대가 될 것이다.

알레르기에 관한 새로운 정보

대부분의 사람들은 알레르기 증상을 약으로 치료해야 한다고 생각한다. 하지만 나는 이 책을 통해 여러분이 새로운 시각으로 알레르기를 살펴보고, 근본적인 원인을 이해함으로써 알레르기를 이겨낼 수 있도록 도울 것이다.

나는 환자들이 알레르기를 극복할 수 있는 힘을 키울 수 있는 특별한 프로그램을 개발했고 그 대상에는 이유를 알 수 없었던 건강 문제의 원인이 될 수도 있는 숨겨진 알레르기도 포함된다. 해마다 약에 의존하여 증상을 억제시키는 대신 원인을 바로잡는 방법으로 알레르기를 해결할 수 있다.

또한 나는 이 책을 통해 면역기능을 강화하고 알레르기 증상을 없애며 건강에 큰 변화를 가져올 수 있는 강력한 도구를 제시하고자 한다. 독자 여러분도 앞으로 내가 소개할 계획을 따른다면 지금보다 더 건강해지고,

날씬해지며, 집중력이 향상되고, 에너지도 보다 많아질 것이다.

뒤에 이어지는 각 장에는 알레르기가 발생하는 원인에 관한 흥미진진한 과학적 사실들과 더불어 여러분이 지난 몇 년을 통틀어 몸이 훨씬 가뿐해졌다고 느낄 수 있을 만한 아주 간단한 해결 방법들이 소개된다.

이 책에서는 너무나 오랫동안 의학계 논문들 속에만 묻혀 있던 지식이 처음으로 공개된다. 전 세계 곳곳의 대학과 의료시설에서는 알레르기에 관한 우리의 생각과 접근 방식을 바꾸어놓을 만한 놀라운 연구가 진행되어 왔다. 숨겨진 보물과도 같은 그 성과들은 거의 알려지지 않았지만, 이제는 상황이 달라질 것이다.

알레르기 솔루션의 시작

먼저 내 이야기부터 들려주고 싶다. 내가 뉴욕 시 교외 지역에서 어린 시절을 보낼 때만 해도 주변에 알레르기가 있는 사람은 단 한 명도 없었다. 땅콩버터와 잼을 바른 빵을 학교에 싸가지고 오면서 땅콩 알레르기를 고민해야 할 일도 없었다. 천식용 흡입기를 들고 다니는 아이 또한 한 번도 본 적이 없었다. 그 당시에는 한쪽 통로 전체가 각종 항히스타민제며 코막힘을 해결해주는 약들로 가득 채워진 약국도 없었다.

내가 10세였던 어느 날이었다. 학교 체육관에서 음악회가 열렸는데 당시 음악선생님이던 소렌센 선생님이 아들을 데리고 오셨다. 마침 체육관은 독한 세정제로 바닥 청소를 끝낸 직후였는데, 그 불쌍한 아이는 체육관에 들어서자마자 재채기를 하고 기침을 쏟아내더니 숨조차 제대로 못

23

쉬는 지경이 되고 말았다. 선생님이 얼른 천식 흡입기를 건넸지만 호흡이 심하게 가빠져서 흡입기를 입에 대고도 거의 들이키지 못했다.

아이는 상태가 급격히 나빠져 이내 얼굴이 새파랗게 질리기 시작했다. '저 아이가 곧 죽을 수도 있겠구나' 하는 생각마저 들었다. 태어나 그 순간만큼 겁을 먹은 적은 없었던 것 같다. 양호선생님이 부른 구급차가 도착하자 아이는 신속히 병원으로 옮겨졌고 다행히 목숨을 건졌다. 이듬해 소렌센 선생님은 알레르기 유발물질이 적은 환경에서 살기 위해 가족들을 데리고 애리조나 주로 이사를 갔다.

이후 수십 년 동안 상당히 많은 사람들이 알레르기에서 벗어날 수 있으리란 희망을 품고 사막 지역으로 거처를 옮겼다. 미국에서는 피닉스나 라스베이거스가 알레르기를 피하고픈 사람들이 모여드는 중심지가 되었다. 하지만 사는 곳을 옮긴다고 해서 그리 쉽사리 벗어나지는 못하고, 어딜 가든 알레르기가 따라다니는 경우가 대부분이다. 알레르기를 이겨낼 수 있는 비밀은 바깥이 아니라 바로 여러분 내부에 있기 때문이다.

나는 늘 내 자신이 활력이 넘치고 생산적인 사람이라고 생각하면서 살았다. 나를 한 마디로 표현해보라고 하면 '활력'이라고 답할 정도였다. 의과대학에 다니던 내내 밤새워 공부해도 별 문제가 없었다.

그런데 레지던트 과정을 밟는 동안 점점 아침에 일어나기가 힘들어졌다. 아침마다 하던 조깅도 도저히 할 수가 없었다.

그냥 피곤해서 그런 거라고, 시간이 지나면 모두 해결될 거라고 생각했지만 그렇지 않았다. 몇 주간 그 상태가 이어지자 슬슬 걱정이 되기 시작했다. 그래서 교수님 한 분을 찾아가 검진을 받고 혈액검사도 받았다. 그러나 역시 아무 문제가 없다는 결과가 나왔다.

그런데 어느 날 아침, 자고 일어나니 정말 아무 일도 없었던 것처럼 갑자기 몸이 말짱했다. 자연히 몸이 안 좋았던 일은 금세 잊어버리고 지냈다. 그런데 다음 해 비슷한 시기에 같은 증상이 또다시 나타났다. 다음 해도, 그 다음 해도 마찬가지였다. 매번 길을 가다 갑자기 트럭에 치인 것과 같은 피로감이 나를 짓눌렀다.

주기적으로 나타나는 증상을 분석해본 결과 나는 그것이 돼지풀 꽃가루 알레르기 반응이라는 사실을 깨달았다. 냉수에 몸을 담그고 운동을 하니 증상을 관리할 수 있었다. 항히스타민제를 먹는 것보다 그렇게 하는 쪽이 알레르기 증상을 없애는 데 훨씬 더 도움이 됐다.

그렇다면 어릴 때는 꽃가루 알레르기가 없었던 내가 왜 성인이 된 이후에 갑자기 그런 증상이 나타났을까?

문제는 대기오염이다. 연구를 통해서도 도심의 대기오염이 돼지풀에 어떤 영향을 주는지 밝혀졌다. 한 연구진이 볼티모어 도심과 시골에 각각 돼지풀 씨앗을 심었는데, 도심에 심은 돼지풀이 시골에 심은 것보다 2배 더 크게 자라고 꽃가루는 5배 더 많이 생성된 것으로 나타났다. 공상과학 영화에서는 지구의 미래 모습이 텅 빈 황무지로 그려지는 경우가 많은데 그보다는 오히려 오염된 공기로 인해 잡초와 덩굴이 엄청난 크기로 쑥쑥 자랄 가능성이 더 큰 것 같다.

내가 레지던트 과정을 밟은 곳은 뉴욕의 도심 한복판이었다. 그 시절 내가 살던 아파트 건물 옆에 공터가 하나 있었는데 여름마다 돼지풀이 크게 자라났다. 꽃가루 중에는 돼지풀의 꽃가루처럼 인체에 유독한 영향을 주는 종류가 있다. NOX라는 효소가 함유된 이러한 꽃가루는 코와 폐의 점막을 손상시킨다. 유독한 꽃가루에 과량 노출된 것이 내가 겪은 증상의 원인 중 하나였던 것이다.

증상을 촉발한 원인은 또 있었다. 나는 매일 병원 근처 빵집에 들러 갓 구운 바게트를 사곤 했는데 아내는 바게트를 먹지 않는 것이 어떻겠냐고 충고했다. 빵, 파스타, 쿠키 등 밀로 만든 식품을 일체 먹지 않고 운동을 하자 꽃가루 알레르기 증상이 수그러들었다. 돼지풀이 자라는 기간에 밀이 들어간 음식을 멀리했더니 신체 에너지와 생산성이 오히려 그 전보다도 더 좋아지는 것을 느낄 수 있었다.

레지던트 과정을 마치고 의과대학에서 학생들을 가르치기 시작하면서 나는 원인을 알 수 없는 피로나 어지럼증, 정신이 몽롱해지는 증상 등 나와 비슷한 문제에 시달리는 환자들이 많다는 사실을 알게 됐다. 과연 이들 중에 알레르기 환자는 몇이나 될까 궁금했다.

그 수수께끼는 몇 년이 지난 뒤에야 풀 수 있었다. 결과는 그러한 증상이 발생한 사람들 대다수가 알레르기 환자이고, 심지어 지구상에 알레르기가 널리 확산된 이후에도 드러나지 않은 희생자들이라는 사실이었다.

환자들을 돕기 위해 여러모로 노력하면서 나는 알레르기를 해소할 수 있는 과감하고 새로운 방법인 '알레르기 솔루션'을 개발했다. 이 책에서 상세히 소개할 것이다.

과감하고 새로운 접근법

"'무엇'에 알레르기가 있습니까?" 정통 의학에서는 환자에게 이런 질문을 던진다. 그리고 알레르기가 있는 사람들은 증상을 유발하는 물질을 피하고 약으로 증상을 억제하는 것을 기본적인 치료법으로 여긴다.

항히스타민제, 스테로이드제, 기관지확장제, 면역억제제 등 알레르기 증상을 관리하는 데 가장 많이 사용되는 이런 약물의 이름은 아마 여러분도 익숙할 것이다. 증상을 진정시키는 효과는 있지만 근본적으로 알레르기를 해결할 수는 없는 이러한 약물들은 피로감부터 면역기능 손상에 이르는 광범위한 부작용을 일으킬 수 있다.

나는 자연적이면서도 좀 더 강력하게 알레르기를 해소할 수 있는 방법이 있다고 믿는다. 통합 의학 분야에서 수십 년간 임상 의사로 일하면서 내가 깨달은 사실은, '무엇'에 알레르기가 있는지가 아닌 '왜' 알레르기가 생겼는가에 중점을 두어야 한다는 점이다.

이 의문을 해결하기 위해서는 환자 개개인의 세세한 모든 것, 생활 속에서 무엇이 몸을 아프게 만들거나 혹은 건강하게 하는지 찾아내야 한다. 나는 알레르기가 사람들의 삶에 어떠한 영향을 주는지 찾아내고 단지 증상을 억제하는 것이 아닌 근본적인 원인을 해결하여 최적의 건강 상태에 도달하도록 돕는 것이 나의 사명이라고 생각한다.

이러한 접근법은 한 가지 증상이나 몸의 어느 한 부분에 초점을 맞추고 문제를 그 부분마다 따로따로 해결하려고 하는 통상적인 알레르기 치료법의 좁은 시야를 폭로하는 것이기도 하다. 내가 채택한 '알레르기 솔루션'은 알레르기를 있는 그대로 드러내고 몸 전체 건강과 관련이 있는 면역계의 불균형 문제에 집중한다.

차차 설명하겠지만, 알레르기 반응은 민감 반응을 촉발하는 물질로 인해 발생한 영향을 우리 몸의 면역계가 증폭시키는, 일종의 자율 증폭에 의한 연쇄 반응이라 할 수 있다. 즉 원래 부적절한 면역 반응을 통제해야 하는 면역계의 일부 기능이 제대로 발휘되지 못해서 발생한 결과이다. 또한 면역력이 약화되면 과도한 염증 반응으로 이어진다.

알레르기 솔루션을 통해 얻을 수 있는 것

이 책에서 여러분은 많은 사람들의 사례를 접할 수 있다. 모두 여러분과 비슷한 증상과 문제를 겪은 사람들이다. 이미 수많은 전문가들을 만나봤지만 검사며 치료가 소용이 없었던 환자들이 대부분이다.

나는 '알레르기 솔루션'을 통해 이전까지 해결할 수 없었던 문제를 놀라울 정도로 간단하게 파악할 수 있는 방법을 설명할 것이다. 또한 알레르기 문제를 해결하는 동시에 건강을 회복하여 늘어난 체중은 줄이고 활기는 얻고 숙면을 취할 수 있게끔 도와줄 다양한 수단과 요령을 제공할 예정이다.

나는 통합의학 분야의 건강 교육자이자 열정적인 환경운동가인 내 아들 조너선 갤런드의 도움을 받아 이 책을 완성했다. 그는 통합 의학의 지혜를 활용한 건강 개선 방법을 전하는 일에 매진하고 있다.

조너선의 전문지식과 나의 지식을 결합하여 우리 두 사람은 현대사회의 서구식 식습관과 산업 오염, 가정과 일터에서 사용하는 용품이나 개인 위생용품, 대폭 늘어난 독성 화학물질, 그리고 항생제와 농약으로 인한 장내 세균 균형 상실로 알레르기가 어떻게 확산되었는지 그 경로를 추적했다. 더불어 우리 두 사람은 이와 같은 현대사회의 대대적인 문제를 영양 개선, 몸과 마음의 훈련, 우리의 건강과 지구의 건강 모두에 도움이 되는 친환경 생활방식으로 이겨낼 수 있는 간단하고 현실적인 방법을 알려줄 것이다.

이 책을 통해 여러분은 현대사회에 발생한 다음과 같은 알레르기 문제를 해결할 수 있는 '알레르기 솔루션'을 배울 수 있다.

문제 #1

알레르기는 패스트푸드와 영양소가 결핍된 가공식품을 섭취하는 식습관과 직접적인 관련이 있다.

알레르기 솔루션

영양소가 듬뿍 함유된 자연식품, 채소와 과일이 풍부한 식단은 면역기능과 체내 항산화물질의 상태를 개선하여 알레르기 증상을 예방하거나 회복을 돕는 것으로 밝혀졌다. 이 책에서는 강력한 식물영양소가 함유된 자연식을 통해 인체 해독 기능과 항산화물질의 상태를 개선하는 방법을 집중적으로 다룬다.

그중 핵심 프로그램인 '3일간의 파워 해독' 식단은 맛있는 스무디와 포만감을 주는 수프, 향긋한 차로 구성된다. 내가 직접 개발해서 매일 즐겁게 실천하고 있는 레시피를 여러분과 공유할 수 있게 되어 정말 기쁘다. 해독과 면역기능에 도움이 되는 영양소를 충분히 제공하는 것이 이 식단의 목표다. 전체 개선 프로그램 중 첫 번째 단계이기도 한 파워 해독 프로그램을 통해 알레르기 반응을 억제하는 플라보노이드라는 천연 성분을 풍부하게 섭취할 수 있다.

문제 #2

음식을 통해 항생제와 농약에 인체가 노출되면서 건강에 이로운 장내 세균이 사라지고 식이섬유 섭취량과 섭취 식품의 다양성이 감소하는 변화는 알레르기가 급증하는 새로운 원인으로 부각되고 있다.

알레르기 솔루션

프리바이오틱스와 프로바이오틱스로 장내 세균을 건강하게 유지하는 방법을 소개한다. 위장의 건강을 회복하여 습진을 예방하고 알레르기성 비염, 축농증, 또는 천식 증상을 악화시킬 수 있는 흥미로운 과학적 원리도 설명할 예정이다.

문제 #3

실내와 실외 오염은 모두 알레르기성 질환 증가에 영향을 준다. 오존, 산화질소, 디젤 배기가스에 포함된 입자는 호흡기관의 내벽을 손상시키고 산화적 스트레스를 높일 뿐만 아니라 알레르기 유발물질의 영향을 증대시켜 알레르기 반응을 일으키거나 더 악화시킨다.

알레르기 솔루션

먼저 오염, 화학물질과 알레르기의 관계에 대해 설명하고, 그와 같은 물질에 대한 노출을 제한하는 요령을 설명할 것이다. 이어 십자화과 채소와 비타민 C 함량이 높은 식품을 섭취하면 알레르기 반응으로부터 인체를 보호할 수 있다는 사실이 밝혀진 연구 결과를 살펴보고 여러분에게 도움이 될 만한 부분을 소개할 것이다.

나는 알레르기 분야에서 최근 밝혀진 과학적 사실을 제시하여 여러분이 위의 문제들을 포함한 다른 여러 문제들을 극복할 수 있도록 도울 생각이다. 이 책을 다 읽고 나면 다양한 알레르기 문제를 영양학적으로 해결할 수 있는 방법을 더 많이 알게 될 것이다. 또한 가정과 일터를 친환경적인 곳으로 만들고 위장의 건강을 회복하여 면역계를 치유하는 방법에 대해서도 배울 수 있을 것이다.

여러분이 의사에게 진료를 받을 때 이 책을 꼭 가지고 갈 것을 강력히 추천한다. 이 책에서 여러분이 알게 된 사실들을 이야기하고, 그중에 한번 시도해보고 싶은 부분이 무엇인지 상담하라. 담당 의사와 협력하여 내가 제시한 아이디어로 의사의 치료 계획을 보충할 수 있는 방안을 찾아보기 바란다. 단, 의사가 제시하는 전문가적 소견을 이 책에 나온 그 어떤 내용보다 우선적으로 받아들여야 한다.

오래전 잃어버린 나

알레르기와 건강에 대한 전 세계의 시각이 점차 변화하는 대대적인 흐름의 선두에 서 있다는 사실이 참으로 기쁘다. 또한 임상 경험을 통해 알레르기를 통제하고, 개선시키고, 예방할 수 있도록 개발한 프로그램을 여러분에게 소개하여 자신의 건강을 새로운 눈으로 살펴볼 수 있게 이끌고 있다는 사실도 매우 기쁘다.

이 책을 통해 여러분은 오랫동안 잊고 있던 또 다른 자신의 모습을 찾게 될 것이다. 눈 밑에 짙게 자리한 다크서클은 사라지고 새로운 활력을 얻게 될 것이다. 콧물이 줄줄 흐를 일도 없다. 호흡도 편안해진다. 피부는 붉고 가려운 대신 매끄럽고 편안해질 것이다. 늘어났던 체중도 어느 정도 빠지고, 잠도 더 푹 자게 될 것이다.

물론 여러분 자신이 다른 사람으로 바뀌지는 않겠지만, 기분은 훨씬 좋아질 것이다. 그리고 튼튼한 건강이라는 목적지를 향해 나아갈 수 있는 힘을 얻고 세상을 마음껏 살아갈 준비를 갖출 수 있게 될 것이다.

자연 건강에 관한 정보를 추가로 얻고 싶은 분들은 www.drgalland.com에 가입하거나 페이스북(facebook.com/leogallandmd), 트위터(@leogallandmd) 계정을 통해 확인할 수 있다.

chapter 1
알레르기의
다양한 얼굴

엘리베이터 문이 열리고, 나는 바닥이 반들반들하게 잘 닦인 로비로 걸어 나갔다. 〈투데이쇼〉라는 한 텔레비전 방송의 인터뷰를 마치고 병원으로 향하는 길이었다.

병원에 도착하자 그날의 첫 번째 환자가 대기실에 앉아 있었다.

3년간 13명의 전문가들을 만나고 온 줄리아라는 환자였다. 그 정도 노력에도 불구하고 명확한 병명조차 알아내지 못한 상태였다. 류마티스 관절염을 의심하는 의사도 있었고 섬유근육통일 가능성을 이야기한 의사도 있었다. 과민성 대장 증후군, 편두통, 라임병, 우울증이라는 이야기도 들었다. 우리 병원에 처음 예약하고 내 진료실을 찾은 날, 줄리아는 두께가 족히 2cm는 되는 두툼한 진료기록 파일을 가지고 왔다. 전부 아무 문제없다는 검사 결과로 가득한 문서들이었다.

내가 그간의 치료 기록을 받아들자 줄리아는 증상을 설명하기 시작했다. 관절과 머리, 목, 배가 아프고 팔다리가 저린 증상, 피로감과 함께 머리에 안개가 낀 것처럼 멍해서 정신을 집중하기 힘든 문제도 있다고 했다. 이러한 증상이 38세이던 3년 전쯤부터 갑자기 나타나 점점 악화됐다고 했다.

아프기 전 건강은 어땠냐고 묻자, 줄리아는 건강이 좋았던 적이 거의 없었다는 사실을 떠올렸다. 어릴 때는 천식이 있었고 10대 시절부터 위와 장에 증상이 나타나기 시작했다. 복통과 설사를 일으키는 음식이 많아졌지만 뚜렷한 패턴은 찾을 수 없었다.

엎친 데 덮친 격으로, 살을 빼려는 온갖 시도에도 불구하고 체중이 지난 20년간 18kg이나 늘어나 상황은 더욱 악화됐다. 나는 줄리아의 이야기를 들으면서 이 미스터리한 증상들을 모두 설명할 수 있는 패턴이 머릿속에 떠올랐다.

그간의 임상 경험을 바탕으로 봤을 때, 줄리아가 겪는 문제는 드러나지 않은 알레르기가 그 원인이고 평소 식생활에 포함된 어떤 음식에서 비롯됐을 가능성이 거의 확실해 보였다. 천식 증상을 호소하지는 않았지만 만성 천식이 줄리아가 이야기한 피로감과 팔다리의 저린 증상에 영향을 주었다는 생각이 들어서 간단한 호흡 검사를 실시했다. 검사 결과, 줄리아는 실제로 천식이 있는 것으로 확인됐다. 나는 염증 수치를 알아보기 위해 혈액검사를 해보자고 제안했다.

이와 함께 드러나지 않은 음식 알레르기를 찾아내는 아주 유용한 방법을 소개하고 줄리아에게 한번 시도해보라고 했다. 내가 '파워 해독'이라고 이름 붙인 이 방법은 체내에 남아 있는 알레르기 유발 식품을 제거하는 동시에 인체의 독소 제거 기능을 강화하는 효과가 있다. 이 방법은 나중에 상세히 소개하겠다.

줄리아는 건강을 회복하고픈 마음이 워낙 컸던 터라 내 지시를 그대로 따랐다. 그녀는 3일 동안 파워 해독의 첫 단계인 '제거 단계'로 몸에 활력을 주는 스무디와 맛있는 수프, 향긋한 차만 마셨다. 그리고 다음 단계인 '재섭취'가 시작되자 평소 좋아하던 음식 중 몇 가지를 다시 섭취하기 시작했다.

결과는 엄청났다. 일주일이 지날 때쯤 관절통이 거의 사라지고 머리도 훨씬 맑아진 데다 체중도 2kg 넘게 빠졌다. 이후 한 달간 줄리아의 식단에 포함된 음식은 닭고기와 생선, 오트밀, 감자, 각종 과일과 채소, 달걀, 향신료, 차, 커피 등으로 점점 늘어나 줄리아 자신은 먹는 것이 부족하다고 느끼지 않았지만 체중은 4.5kg이 추가로 빠졌다.

두통도 거의 다 사라지고, 소화기능은 지난 20년을 통틀어 가장 좋은 상태가 됐다. 그러나 한 번씩 관절통과 두통, 설사 증상이 갑자기 찾아와 하루나 이틀 정도 이어졌다. 그러한 증상은 줄리아가 직접 준비하거나 만들지 않은 음식을 먹을 때만 나타났다. 한 번은 화이트와인, 또 한 번은 감자 샐러드를 먹은 것이 탈이었다.

나는 줄리아가 먹고 난 뒤 증상이 나타난 음식들을 살펴본 결과 문제는 음식이 아니라 아황산염이라는 결론을 지었다. 아황산염은 흔히 보존료로 사용되는 식품첨가물 중 하나로 알레르기 반응을 유발하는 것으로 알려져 있다(www.drgalland.com에서 아황산염이 첨가된 식품을 확인할 수 있다). 아황산염은 보존료 외에도 마늘, 양파와 같은 음식에 극히 적은 양이 자연적으로 함유되어 있다. 아황산염으로 인한 과민반응은 보통 천식 증상이나 두통, 위장 증상, 관절통으로 나타난다.[1]

아황산염의 독성 영향을 해독하는 데 도움이 되는 영양소는 2가지가 있다. 바로 비타민 B_{12}와 무기질인 몰리브데넘이다. 몰리브데넘은 인체가 아황산염 산화효소라는 효소를 만들어서 아황산염을 분해할 때 효소 작용에 반드시 필요한 물질로 체내 아황산염 수치를 낮추는 역할을 한다. 비타민 B_{12}는 아황산염을 빨아들여서 제거한다.

한 연구에서 아황산염 노출 시 민감 반응이 나타나는 어린이 천식 환자들에게 비타민 B_{12} 보충제를 공급하자 80%가 아황산염에 대한 반응성이 개선된 것으로 나타났다.[2] 나는 이를 토대로 줄리아에게 매일 비타민 B_{12} 1mg과 몰리브데넘 300마이크로그램을 보충 섭취하도록 권고했다.

한 달도 지나지 않아 줄리아는 아황산염이 보존료로 사용된 말린 과일이나 식초를 먹어도 몸에 아무런 증상이 나타나지 않는 상태가 되었다. 또한 최초 검사에서는 체내에 염증 반응이 일어난 징후가 여러 형태로 발견됐지만 3개월 후 동일한 검사를 실시하자 염증 반응의 징후와 겉으로 나타나는 증상이 모두 함께 사라졌다.

알레르기의 패러다임을 바꿔놓을 4가지 진실

나는 오랫동안 의료계에 몸담고 살아오면서 매우 다양한 알레르기 문제에 시달리는 환자들을 치료해왔다. 원인을 알 수 없는 미스터리한 증상을 겪던 전 세계 환자들이 나를 찾아왔다. 그리고 그 드러나지 않던 원인은 알레르기로 밝혀지는 경우가 많았다.

임상에서 경험한 일들, 그리고 흔히 나타나지만 이전까지 진단이 내려지지 않았던 증상들을 해결하기 위한 내 연구 활동은 자연스레 새로운 탐구 영역으로 나를 이끌었다.

처음에는 자가면역질환이나 정신질환으로 진단을 받은 만성적인 증상들이 본질적으로 알레르기와 관련된 문제로 드러났고 학술지에도 내가 관찰한 사실을 입증한 연구 결과들이 발표됐다. 의학 논문들을 뒤지고 과학계 데이터베이스를 검색하고 어렵고 잘 알려지지 않은 교과서들을 읽으며 나는 탐정이 된 것처럼 그동안 내가 간과했던 증상들, 단서들을 하나하나 면밀히 분석하고 모았다. 그 결과 너무나도 흥미로운 사실을 발견할 수 있었다.

통상적인 알레르기 치료는 두 부분으로 나뉜다. 1) 환자가 무엇에 알레르기 반응을 보이는지 찾아서 그 물질을 피하게 하거나 알레르기 주사로 반응성을 약화시킨다(이것을 탈감작이라고 한다). 2) 약으로 알레르기 증상을 억제한다.

그런데 이러한 방법이 불완전한 이유는 '왜 알레르기가 생기는가?', '왜 알레르기가 점점 심해지는가?', '인체에 어떤 불균형이 발생하여 알레르기 증상이 발생하는가?'와 같은 질문에 답을 하지 못하기 때문이다. 알레르기라는 사건을 해결할 결정적인 단서, 숨겨진 그 단서를 알아내기 위해서는 이 의문을 해결해야 한다.

줄리아의 이야기에는 이 책의 핵심이자 알레르기의 진실을 푸는 4가지 열쇠가 담겨 있다. 나는 이 4가지 열쇠가 사람들이 건강을 생각하는 방식에 큰 변화를 일으킬 것이라 믿는다. 핵심 열쇠의 첫 번째는 현재 미국인 수백만 명이 시달리고 있는 엄청나게 다양하고 흔한 증상들이 알레르기로 인해 발생했을 가능성이 있으나, 보통 알레르기는 그 원인으로 거론되지 않는다는 사실이다. 두 번째는 알레르기가 다른 질병의 모습을 띠는 경우가 많다는 것, 세 번째는 알레르기 반응을 촉발시키는 원인물질을 명확히 정의하지 못할 수도 있다는 것이다. 그리고 네 번째 핵심 열쇠는 영양요법으로 알레르기를 해결할 수 있다는 것이다. 알레르기의 패러다임을 바꿔놓을 이 4가지 진실을 지금부터 하나씩 살펴보자.

1. 드러나지 않은 알레르기가 흔히 발생하는 각종 증상의 원인일 수도 있다

줄리아의 사례에서 통증과 피로감, 사고력과 집중력이 떨어지는 증상과 알레르기의 관계가 명확히 확인된 것처럼 원인을 알 수 없는 각종 증상이 알고 보면 알레르기 때문에 발생한 것일 수도 있다. 피부가 따가운 증상이나 콧물, 눈물, 재채기 등 우리가 보통 알레르기 증상으로 알고 있는 종류에만 국한되지 않는다. 이런 전형적인 증상 외에도 훨씬 더 많은 증상이 알레르기 때문에 발생할 수 있다. 실제로 수많은 연구를 통해 알레르기와 여러 가지 증상의 연관성이 밝혀졌다.

아래에 제시한 목록을 살펴보면서 혹시 숨겨진 알레르기가 여러분의 건강에 악영향을 주고 있는 건 아닌지 확인해보기 바란다.

• 피로감

알레르기와 피로감은 서로 깊은 연관성이 있다. 잘 알려지지 않았지만 흔히 발생하는 질병 중에 '알레르기성 긴장 피로 증후군'이라는 것이 있다.[3] 원인은 음식 알레르기인 경우가 많고 그중에서도 밀, 옥수수, 우유, 초콜릿 알레르기가 많은 부분을 차지하는 것으로 알려진다.

나는 스토니브룩대학교에서 가정의학을 가르치던 시절에 이러한 관련성에 관한 연구 결과를 처음으로 접하고 수많은 환자들을 통해 직접 확인해본 결과 그동안 뚜렷한 진단을 내릴 수 없었던 모호한 증상을 충분히 설명해준다는 사실을 알 수 있었다.

• 체중 증가

임상에서 만난 환자들을 통해, 나는 알레르기가 이유 없는 체중 증가를 유발하는 경우가 많다는 사실을 알게 됐다. 천식 환자들을 통해 비만과 알레르기의 관계는 이미 확인됐다.[4] 여성 천식 환자들을 대상으로 장기간 실시된 한 연구에서는 시간이 흐른 뒤 체중이 증가할 가능성이 높아지는 것으로 나타났다.[5]

미국 국가 보건·영양 조사에서는 항히스타민제 복용과 체중 증가 사이에 연관성이 있는 것으로 나타났다.[6] 항히스타민제의 부작용으로 체중이 증가할 가능성이 있으며, 이 약을 복용하는 사람들은 그렇지 않은 사람들보다 알레르기가 발생할 확률도 더 높다. 이 문제에 대해서는 9장에서 좀 더 자세히 설명할 것이다.

• 근육통

딱히 이유가 없는데 근육이 쑤시고 아프다고 호소하는 사람들이 많다. 드러나지 않은 알레르기가 이 불가해한 통증의 원인일 가능성이 매우 크다. 학술지에도 근육통과 알레르기의 관련성을 밝힌 증거가 점차 늘어나고 있고, 그 내용을 보면 내가 오랫동안 환자들에게서 관찰한 이 관련성이 사실이었음을 확인할 수 있다.

극심한 근육통과 만성 코막힘 증상의 연관성은 1992년에 처음으로 밝혀졌다.[7] 이후 학계에서는 음식과 금속(특히 니켈) 알레르기가 근육통의 원인이라는 설명이 나왔다.[8] 노르웨이 연구진은 천식과 습진, 근육통이 서로 연관되어 있다는 사실을 확인하고 알레르기는 일반적으로 알레르기 진단 시에는 고려되지 않는 신체기관과도 관련이 있는 전신 질환이라는 결론을 내렸다.[9]

나는 환자들을 진료하면서 심각한 근육통을 호소하는 환자들이 곰팡이 알레르기를 앓고 있는 경우가 매우 많다는 사실을 확인했다. 건물에서 곰팡이에 오염된 물에 노출된 사람들을 통해 실제로 이러한 연관성이 확인됐다.

• 관절통

최소 25년 전에 처음 밝혀진 알레르기성 관절염은 특정한 음식이 주된 원인으로 알려진다. 이후 맹검 방식으로 진행된 음식물 유발검사로 알레르기와 관절염의 관련성이 계속해서 확인됐다[10]('맹검'이란 실험 대상자가 자신이 검사받는 물질이 무엇인지 모르는 상태로 진행되는 과학적인 조사를 의미한다. 또한 '이중맹검'은 실험을 진행하는 연구자와 피험자 모두 해당 피험자에게 제공된 물질이 무엇인지 모르는 경우를 말한다). 알레르기성 관절염을 유발하는 가장 일반적인 원인 식품은 우유다. 그러나 동일한 음식도 사람마다 알레르기를 일으키는 기전은 다른 것으로 확인됐다.

• 두통

음식 알레르기가 두통을 유발한다는 사실은 수십 년 전부터 알려졌고 학술 문헌에도 그러한 사실이 수차례 보고됐다. 알레르기는 편두통과 일반 두통을 모두 유발할 수 있다.[11]

• 복통, 속이 더부룩한 증상

수시로 배가 아픈 증상은 여러 가지 원인으로 발생할 수 있지만 알레르기도 그중 한 가지에 해당된다. 음식 알레르기는 위나 장에 발생하는 염증과 관련이 있고, 이 염증이 통증으로 이어질 수 있다.[12] 또한 소화관에서 발생하는 알레르기 반응이 통증, 속이 더부룩한 증상과 관련이 있는 것으로 밝혀졌다.

• 속 쓰림

음식 알레르기는 속 쓰림 증상을 일으킬 수 있다. 호산구성 식도염으로 불리는 이 증상은 현재 전 세계적으로 확대되는 추세이다. 음식으로 섭취하는 알레르기 유발 성분을 없애면 이 증상도 해결할 수 있다.[13]

• 수면 문제

각종 알레르기는 밤에 잠들지 못하거나 숙면을 취하지 못하는 원인으로 작용한다. 영유아의 경우 배앓이와 같은 다른 증상과 별개로 우유 알레르기가 있을 경우 쉽게 잠들지 못하고 잠을 오랫동안 푹 자지 못한다.14) 알레르기가 있는 성인과 어린이는 천식 증상을 적절히 관리하지 못하거나 제대로 진단받지 못할 때, 또한 코막힘 증상이나 알레르기성 습진으로 인한 가려움증이 있을 때 불면증을 유발하는 중요한 요소로 작용한다.15)

• 우울증이나 기분장애

의학계 문헌에서는 알레르기와 정신건강 문제의 연관성이 충분히 입증되었다. 청소년 천식 환자는 천식을 앓지 않는 동급생들에 비해 전 생애 중 어느 시점에 우울증이나 양극성 장애가 발생할 가능성이 3배 더 높은 것으로 나타났다.16) 독일에서 진행된 한 연구에서는 의사를 통해 알레르기 진단을 받은 사람들은 모든 유형의 정신질환 발생률이 더 높은 것으로 확인됐고 이러한 영향은 알레르기 치료 시 감소하는 것으로 나타났다. 즉 알레르기 치료를 받은 경우 치료를 받지 않은 환자들보다 정신의학적 증상을 경험할 확률이 35% 감소했다.17)

이러한 결과에서 2가지 결론을 얻을 수 있다. 알레르기 자체가 정신의학적 증상을 유발하거나, 정신의학적 증상으로 인해 알레르기 환자가 치료를 피하게 된다는 것이다. 그간의 임상 경험을 토대로 할 때 나는 2가지 모두 가능한 결론이고 사람에 따라 다르다고 생각한다.

또 다른 연구에서는(이중맹검, 위약군 포함) 알레르기와 심리적 질환을 모두 앓고 있는 30명을 조사한 결과 위약에 노출된 사람들과 달리 알레르기 유발물질에 노출된 사람들에서 심리적 증상이 더 크게 발생하는 것으로 나타났다. 일부 경우 알레르기가 기분장애의 직접적인 요인이 될 수 있음을 암시하는 결과이다.[18]

• **탈모**

두피의 좁은 부위에서 머리카락이 빠지는 증상을 탈모라고 한다. 알레르기를 앓고 있는 사람들 가운데 이러한 탈모 증상이 나타나는 경우가 늘고 있다. 알레르기가 탈모 치료 후 재발 위험을 높인다는 결과가 오래전부터 확인된 것으로 볼 때, 알레르기는 어떤 식으로든 탈모에 영향을 준다는 사실을 알 수 있다.[19]

• **여성 생식기 가려움증, 분비물 증가**

나는 만성 질염이나 외음염에 시달리면서도 감염 치료로 별 효과를 보지 못하는 환자들을 많이 접했다. 실제 원인은 알레르기라 그러한 치료가 듣지 않았던 것이다. 즉 외음부 습진, 접촉성 피부염, 옻나무 등에 의한 피부의 알레르기 반응에 해당되는 경우가 있다.

실제로 알레르기를 유발하는 자극 물질에 노출되었을 때 알레르기성 질염이 증상으로 나타나는 여성들이 많다. 산부인과 연구에서도 이와 같은 사실이 확인됐다.[20]

• 소변 시 통증, 빈뇨

러시아 연구진은 알레르기가 과민성 방광 증후군의 요인이라는 연구 결과를 발표했다.[21] 나 또한 빈뇨 증상이 나타나던 여러 환자가 알레르기 치료를 받고 소변과 관련된 증상이 나아지는 경우를 직접 확인했다.

• 머릿속이 뿌연 상태

알레르기 유발물질에 노출되면 머릿속이 뿌옇게 흐려지는 것 같은 증상이 나타날 수 있다. 그로 인해 한 가지 일에 집중하지 못하고 기억력에 문제가 생기는 경우가 매우 많다. 특히 알레르기성 관절염이 나타나는 환자들이 호흡기의 알레르기 반응을 유발하는 물질에 노출되었을 때 이러한 증상이 나타날 수 있다.[22] 내가 치료한 환자들을 통해서도 음식이나 곰팡이에 알레르기가 있는 사람이 알레르기 유발물질에 노출되면 이러한 증상이 나타나는 경우를 빈번하게 목격했다.

보통 알레르기 증상으로 여겨지지 않는 위와 같은 증상들은 대표적인 알레르기 증상만큼 흔히 발생하며, 그러한 일반적인 증상과 함께 나타나는 경우가 많다. 나타나는 증상의 종류가 많고 증상의 심각성이 수시로 변한다면 실제 원인은 알레르기일 가능성이 높다.

이 책은 알레르기 증상이 뚜렷하게 나타나는 경우나 애매모호한 경우 모두 그 증상을 극복하도록 돕기 위해 마련됐다. 병원을 찾아갈 때 꼭 이 책을 가지고 가서 담당 의사와 현재 발생한 문제가 알레르기의 영향은 아닌지 함께 논의해보기 바란다.

2. 알레르기는 다른 질병과 비슷한 특징이 나타나는 경우가 많다

알레르기는 다른 질환으로 오인하기가 아주 쉬운 질병이다. 앞서 줄리아의 사례만 봐도 이전에 만난 전문가들 모두 그녀의 증상에 대해 각기다른 진단을 내놓았다.

특히 알레르기는 관절염, 기관지염, 신염(신장에 염증이 발생하는 질환), 대장염과 같은 염증성 질환과 유사한 면이 있다.[23] 또 편두통, 과민성 대장 증후군, 섬유근육통, 만성 피로 증후군, 주의력 결핍 장애, 구내염, 구강 작열감 증후군, 간질성 방광염, 외음부 통증, 불안감, 우울증과 동일한증상을 일으킬 수 있어서 잘못된 진단이 내려지기도 한다.[24]

위와 같은 질병 가운데 실제 원인이 알레르기라고 진단할 수 있는 비율은 매우 낮지만, 여러분이나 여러분과 가까운 누군가가 그 낮은 비율에 해당될 수 있다. 나는 그동안 수천 명의 환자들을 치료하면서 알레르기가 위와 같은 질병의 형태로 나타날 수 있다는 사실을 확인했다.

3. 알레르기 유발물질이 뚜렷하지 않은 경우도 있다

줄리아의 사례에서도 드러난 알레르기의 세 번째 진실은, 원인물질이명확치 않을 수도 있다는 것이다. 알레르기 유발물질을 찾으려면 의학적으로 세밀한 분석이 필요한 경우가 많고, 혈액검사와 피부 반응 검사만으로는 제대로 된 원인을 찾지 못할 수도 있다.

나는 줄리아를 치료할 때 다른 수많은 환자들과 마찬가지로 분석 검사결과에만 의존하지 않았다. 알레르기는 다양한 기전으로 발생하는데 현재 이용할 수 있는 검사로는 그중 한 가지 기전만 확인할 수 있기 때문이다. '가짓과 식물 알레르기' 사례인 다음 이야기가 이러한 특징을 보여주는 좋은 예가 될 것이다.

52세에 처음 내 진료실을 찾아온 코라는 잘 나가는 변호사였지만 일을 제대로 할 수 없을 만큼 몸이 좋지 않은 상태였다. 최소 일주일에 한 번은 구내염이 생기고 목의 분비선을 만지면 아플 정도로 퉁퉁 부어올랐다. 증상이 너무 심각해서 병원 응급실을 몇 번이나 찾아간 적도 있었다.

병원에 갈 때마다 감염 검사를 받았지만 아무것도 발견되지 않았다. 스테로이드의 일종인 프레드니손으로 치료를 받으면 괜찮아졌다가 이틀 안에 다시 증상이 나타나기 일쑤였다. 코라는 부작용이 많은 스테로이드 치료를 계속 받고 싶지 않았다.

코라가 내 병원을 처음 찾아온 날은 증상이 매우 심각한 상태였다. 퉁퉁 부어오른 목 부분을 살펴보았더니 림프절이 아니라 귀밑샘이 부어 있었다. 턱과 직각으로 위치한 곳에 있는 이 주요 침샘은 구강 기능이 원활하게 이루어질 수 있도록 다량의 침이 생성되는 곳이다. 코라에게 나타난 증상은 재발성 귀밑샘염(귀밑샘에 염증이 발생하는 질환)이라는 상당히 보기 드문 질병이었다.

치료 이력과 식생활에 대한 이야기를 나누던 도중, 코라는 피망과 가지를 먹지 않는다고 말했다. 먹고 나면 구내염이 생기고 속이 안 좋아지는 데다 설사 증상까지 나타난다는 것이 그녀의 설명이었다. 담배 연기에도 굉장히 민감하다고 했다. 흡연자 근처에만 가도 코와 입술에 종기가 생길 정도였다. 음식과 담배 연기에 관한 단서를 듣자 내 '알레르기 솔루션' 레이더에 불이 들어왔다. 알레르기가 원인일 가능성이 있다는 생각이 든 것이다.

고추류, 가지, 담배에는 공통점이 있다. 모두 '가짓과 식물'에 포함된다는 것이다. 토마토, 감자도 모두 가짓과 식물에 해당되는데, 코라는 살사 소스나 토마토 페이스트가 들어간 음식을 자주 먹는다고 이야기했다. 그래서 나는 토마토와 감자가 들어간 음식을 일체 먹지 말라고 했다. 그런데 토마토는 각종 소스에 너무나 광범위하게 사용되는 데다 감자는 미국에서 가장 많이 소비되는 채소니 사실 엄격하게 따르기가 다소 어려운 과제였다.

그러나 코라에게는 더 설득할 필요가 없었다. 그만큼 증상이 너무 심각하고 코라는 절박했다. 그렇게 가짓과 식물을 식단에서 모두 없애자 구내염이 나아졌고 귀밑샘염도 두 번 다시 발생하지 않았다.

나는 알레르기 검사를 통해 코라가 가짓과 식물에 민감 반응을 보이는지 확인해보았으나 검사 결과에는 그런 사실이 전혀 나타나지 않았다. 그러므로 알레르기 검사에서 음성이 나왔다고 해서 반드시 알레르기가 없다고 결론지을 수 없다는 사실을 꼭 기억해야 한다.

4. 영양 관리는 알레르기를 물리치는 강력한 해결책

앞서 소개한 줄리아의 경우 비타민 B_{12}와 몰리브데넘을 보충 섭취하자 아황산염으로 인해 발생하는 고통스러운 반응을 예방할 수 있었다. 이와 같은 방식으로 나는 오래전부터 환자들의 알레르기 반응도를 낮출 수 있는 다양한 영양 치료법을 개발해왔다. 이 책에서도 그 내용을 소개할 것이다.

나는 알레르기에 영양 관리가 중요하다는 사실을 밝힌 의학계 학술지의 연구 자료를 두루 검토했다. 특히 1) 영양 결핍과 알레르기의 연관성을 입증한 자료와 2) 인체 해독 과정에서 영양소의 중요한 역할을 밝힌 자료들을 집중적으로 살펴보았다. 이 2가지는 알레르기 솔루션에 포함된 영양 치료의 기본 토대이다.

면역기능에 영향을 주는 영양소는 몇 가지가 있다. 중요한 성과로 꼽히는 여러 연구를 통해 이러한 영양소의 결핍은 다음과 같이 알레르기와 직접적인 연관성이 있는 것으로 밝혀졌다.

- **비타민 D** 비타민 D의 결핍은 천식 발생률과 증상의 중증도, 음식 알레르기와 습진, 코에 나타나는 알레르기 증상(알레르기성 비염) 및 전반적인 알레르기 증상에 영향을 주는 것으로 나타났다.[25]
- **아연** 천식과 습진 환자 중 일부는 체내 아연 수치가 낮은 것으로 확인됐다.[26]
- **셀레늄** 천식 환자 가운데 일부는 체내 셀레늄 수치가 낮은 것으로 확인됐다.
- **마그네슘** 마그네슘 섭취량이 적으면 천식 발생 위험과 함께 전체적인 알레르기 민감도가 증가하는 것으로 나타났다.[27]
- **비타민 E** 천식 환자들은 체내 비타민 E 수치가 낮다. 또한 비타민 E 섭취량이 적으면 천식뿐만 아니라 전체적인 알레르기 민감도에 영향을 주는 것으로 밝혀졌다.[28]
- **비타민 C** 어린이 천식 환자가 비타민 C를 많이 섭취하면 천식 위험

이 감소하는 것으로 나타났다. 성인의 경우 음식으로 섭취하는 비타민 C의 양이 적거나 혈중 농도가 낮을 경우 천식 발생과 관련이 있는 것으로 확인됐다.[29]

- **필수지방산** 청년층에서 오메가-3을 많이 섭취하면 천식 발생률이 감소하는 것으로 나타났다. 내 다른 저서인 《우리 아이, 슈퍼 면역력을 키워라Superimmunity for Kids》에서도 소개했듯이 어린이의 경우 오메가-3 오일 섭취량이 증가하자 면역기능이 개선되는 것으로 밝혀졌다. 오메가-3을 충분히 섭취하면 면역력이 향상되고 염증과 알레르기가 감소한다는 사실은 여러 연구를 통해 입증됐다.[30]

이 책에서 나는 영양소가 알레르기로 인한 문제를 해결하는 데 얼마나 도움이 되는지 계속해서 설명할 것이다.

알레르기 솔루션에 포함된 영양요법에서 주목하는 중요한 치료 방법이 또 하나 있다. 바로 인체 해독 기능을 강화하는 것이다. 줄리아의 사례에서 비타민 B12가 아황산염 알레르기 증상을 해소하는 데 도움이 된 이유이기도 하다.

우리 몸은 환경에 존재하거나 몸속에서 생성된 독성물질에 끊임없이 노출된다. 독소를 제거해준다고 소개된 방법에는 여러 가지가 있는데 대부분은 효소를 이용해 일주일, 24시간 단위로 연달아 실시하는 방식으로 몸속을 정화한다.

연구를 통해 알레르기 환자는 납, 수은과 같은 중금속과 환경에 존재하는 농약, 기타 오염물질을 잘 해독하지 못하는 것으로 나타났다.[31] 인체에 미치는 독성물질의 영향은 노출 수준과 해독 기능에 좌우되는데 영양소를 제대로 공급하면 해독 기능을 크게 향상시킬 수 있다.

알레르기로부터 우리 몸을 지키는 항산화물질

우리 몸의 해독 기능에 매우 중요한 효소 중 하나가 글루타티온 S 전달효소다. 줄여서 GST로 불리는 이 효소는 글루타티온이라는 강력한 항산화물질을 독성물질과 결합시켜 몸 바깥으로 배출시키는 역할을 한다.

UCLA 연구진은 브로콜리 새싹을 섭취하면 GST 수치가 증가한다는 연구 결과를 발표했다. 브로콜리 새싹에는 글루코라파닌이라는 천연 성분이 다량 함유되어 있는데, 이 물질은 워낙 안정적이라 체내에서 활성화되지 못한다. 그러나 생브로콜리 새싹을 씹으면 싹에 있던 효소를 통해 글루코라파닌이 활성화된 파생물질인 설포라판으로 전환된다. 설포라판은 활성이 매우 강하지만 굉장히 불안정하므로 형성된 즉시 섭취해야 한다.

위의 연구진은 건강한 실험 자원자들을 대상으로 잘게 간 브로콜리 새싹을 3일간 섭취하도록 했다. 그 결과 참가자들의 코세포에 GST와 기타 해독 효소가 크게 증가한 것으로 나타났다.

브로콜리 새싹 추출물이 디젤 배기가스에 노출된 사람들의 코 분비물에서 발견되는 알레르기성 염증의 수치를 낮춘다는 사실도 확인됐다. 브로콜리 새싹은 GST의 작용을 강화하고, GST는 인체가 알레르기를 물리칠 수 있도록 돕는다. 6장에서 소개할 파워 해독 프로그램에 브로콜리 새싹 분말이 포함되어 있는 이유도 이 때문이다.

글루타티온은 해독 기능에 상당히 중요한 역할을 하는 물질이므로 반드시 기억하기 바란다. 글루타티온의 기능은 GST가 좌우한다. 다른 모든 효소와 마찬가지로 GST 역시 유전자에 담긴 계획에 따라 인체세포에서 만들어진다. GST는 몇 가지 종류로 나뉘며 천식이 있는 어린이는 그중 한 가지를 생성하는 유전자에 결함이 있는 경우가 많다.

여기서 짚고 넘어가야 할 아주 중요한 사실이 하나 있다. GST 유전자에 결함이 있는 어린이는, 담배 연기나 기타 대기오염물질에 노출되는 경우에만 천식이 발생한다는 점이다. 환경의 독성물질과 해독 기능에 생긴 문제가 결합되어 천식이라는 병을 유발하는 것이다. 그러므로 담배 연기를 없애고 승용차, 트럭 등에서 발생하는 오염을 줄이면 어린이 천식 발생률을 줄일 수 있다. 우리 모두가 조금은 더 수월하게 숨 쉴 수 있게 해줄 방법이기도 하다.

원인 불명의 두드러기

화창한 어느 2월의 아침, 프로야구 선수인 브루스가 운동장에서 2루에라도 진출하듯 내 진료실로 성큼성큼 들어섰다. 그는 지난밤에 아내와 함께 우리 동네에 도착했다고 했다.

그의 첫인상은 텔레비전이나 스포츠 잡지 표지에서 본 모습보다 훨씬 에너지가 많고 강렬했다. 하지만 브루스에게는 심각한 문제가 있었다. 피부가 너무 가려워서 집중력이 자꾸 흐트러지는 바람에 경기에도 지장을 줄 정도였다. 우리 병원에 예약을 한 것도 그 문제 때문이었다.

브루스의 사례는 알레르기가 얼마나 미묘하게 영향력을 나타내는지 잘 보여준다. 동시에 알레르기 솔루션이 통상적인 의학적 치료의 범위를 넘어서 설명하기 힘든 알레르기의 영향을 발견하고 근본 원인을 찾는 데 얼마나 효과적인지 보여준다.

내 책상 건너편 의자에 앉은 브루스는 거의 잠시도 가만히 있지 못했다. 나와 마주하자 특유의 미소를 지어 보이며 "안녕하세요, 선생님." 하면서 편안하게 인사를 건넸다.

그와 악수를 나눴는데 손힘이 아주 대단했다. 브루스는 바로 본론을 꺼냈다. "두드러기 때문에 돌아버릴 지경이에요." 그는 두드러기에 2년째 시달리고 있었다. 어떻게 그렇게 긴 세월 동안 가려움을 견딜 수 있나, 의아하게 들릴 수도 있겠지만 만성 알레르기성 피부질환을 앓는 경우 이런 일은 허다하다.

브루스의 경우 매일 두 종류의 항히스타민제를 복용하지 않으면 전신에 불그스름하고 가려운 덩어리가 마구 올라와서 견디기 힘든 상태가 된다고 했다. "약도 문제예요. 먹고 나면 정신이 멍해지니까요. 그렇다고 안 먹으면 두드러기가 생기니, 선생님. 이대로 오래는 못 버티겠어요." 그는 이렇게 호소했다.

브루스는 해결 방법을 찾아보려고 피부과 전문의 3명과 알레르기 전문가 2명을 만났다. 다들 하나같이 브루스가 겪는 문제는 두드러기이고, 알레르기 반응이라고 진단했다. 그러나 두드러기를 일으키는 그 알레르기 반응이 무엇 때문에 나타나는지 정확한 원인을 찾아내기 어려운 경우가 많아서 브루스가 만난 의사들 중 그 누구도 알레르기 유발물질을 찾아내지 못했다.

처방된 약을 먹어도 두드러기를 완벽하게 막을 수는 없었고 먹어도 안 졸린다는 약을 먹으면 이상하게 졸린 경우가 허다했다. 약물 치료를 받는 도중에 두드러기가 너무 심하게 올라와서 하는 수 없이 면역 억제성 스테로이드인 프레드니손을 단기간 복용해야만 했던 일도 두 번이나 있었다.

실제로 만성 두드러기를 앓는 환자들은 이런 경우가 많다. 이들 중에 알레르기 반응을 일으키는 원인이 밝혀지는 비율은 10~20%에 불과하고 대부분은 두드러기가 올라오지 않도록 약을 복용한다.[32]

나는 브루스와 상담하면서 모든 환자에게 던지는 질문을 똑같이 던졌다. "이런 증상이 시작되기 직전에 무슨 일이 있었습니까?"

그러자 곧바로 대답이 돌아왔다. 그에게는 상당히 기억에 남을 만한 일이 있었던 것이다. "중요한 경기에서 이겼어요. 다들 탈의실에서 축하를 하고 샴페인도 터뜨리고, 팀 전체가 들떠 있었어요. 그리고 저녁에는 전부 부부동반으로 시내에 나가서 스테이크에 고급 와인을 곁들여서 거하게 즐겼습니다." 브루스는 그 뒤 이어지는 주말 내내 경기 시즌이 끝난 기념으로 텔레비전도 보고 맥주를 마시면서 쉬었다고 말했다.

샴페인, 와인, 맥주를 마셨다는 말에 내 머릿속에 빨간불이 켜졌다. 환자에게 질문을 던지고, 답변 내용에서 중요한 단서를 찾는 일은 지금까지 내가 추구해온 의술의 핵심이기도 하다. 나는 부지런한 탐정처럼 사건의 세세한 부분까지 전부 알아내려고 한다. 그래야 이면에 놓인 원인을 추론할 수 있기 때문이다.

술을 마시면 소장 내벽의 투과성이 증가하여 '장 누수'라 불리는 증상이 발생한다. 소위 '장이 새는' 이 증상이 나타나면 외부에서 유입된 물질이 장 내벽을 통과하고 음식물의 단백질 성분이 일으키는 알레르기성 민감 반응이 촉발될 수 있다.[33]

맥주의 경우 보리와 효모 성분이 주요 알레르기 유발 성분에 해당된다. 나는 만성 두드러기를 앓는 환자들 가운데 효모가 주된 원인인 사례를 수 없이 치료했다. 이는 유럽의 연구진들이 발표한 자료에서도 이미 밝혀진 사실이다.[34] 나는 브루스에게 있는 그대로 이야기했다. "정말로 이 두드러기에서 벗어나고 싶다면, 술을 확실하게 끊어야 합니다. 와인도 안 되고, 맥주도 마시지 말아야 해요."

브루스의 얼굴에 다소 놀란 표정이 떠오르더니, 이내 침착한 대답이 돌아왔다. "봄 시즌 훈련이 오늘부터 바로 시작되는군요."

나는 브루스에게 효모가 들어 있는 식품을 전부 피하라고 권고했다. 맥주, 와인, 식초, 빵, 말린 과일, 시중에 판매되는 과일주스 등이 모두 그 대상에 포함된다. 더불어 장내 효모를 사멸시키는 효과가 있는 것으로 알려진 허브 추출물 베르베린을 복용하도록 했다.[35]

브루스는 내가 권고한 것을 잘 지켰고 두드러기는 2주 내에 사라졌다. 항히스타민제를 더 이상 복용하지 않아도 될 정도로 회복된 후 7년이 지난 지금까지 두드러기는 단 한 번도 재발하지 않았다. 내가 정통 의학의 한계를 넘어설 수 있었던 것은 브루스에게 두드러기가 생긴 상황을 면밀히 검토한 결과였다. 나는 영양과 위장의 건강, 알레르기, 피부 증상의 상호 관계를 따져본 뒤 서로 연관된 각각의 요소에 모두 작용할 수 있는 치료법을 마련했다. 이것이 내가 이 책에서 여러분과 공유하려는 치료의 원칙이다. 브루스 사례에서 이 원칙은 두드러기를 진정시키고 재발을 충분히 막을 수 있는 토대가 되었다.

알레르기가 뇌에 끼치는 영향

알레르기 반응이 뇌에도 직접적인 영향을 줄 수 있다는 문제만큼 이 분야 의사들 사이에서 논란이 되는 주제도 없을 것이다. 하지만 나는 오히려 이것이 논란이 된다는 사실이 놀라울 뿐이다. 어른 아이 할 것 없이 이제껏 내가 만난 수많은 환자들을 통해 실제로 알레르기가 뇌에 미치는 영향을 목격했기 때문이다.

증상은 정신이 멍해지는 수준부터 집중력 저하, 우울증, 불안감, 정신적인 혼란까지 다양하다. 나를 찾아온 뇌 알레르기 환자 중에는 주의력 결핍 장애나 과잉행동, 자폐증, 양극성 장애 진단을 받은 사람들이 많았다. 그러나 알레르기를 유발하는 원인이 제거되면 정신적인 증상 완화에 도움이 된다.

뇌 알레르기에 관한 연구 결과

뇌 알레르기를 최초로 밝힌 자료는 1943년 학술지 〈서던 메디컬 저널 Southern Medical Journal〉에 발표됐다. 애틀랜타에서 의사로 활동하던 할 데이비슨Hal Davison 박사는 이 자료에 자신이 관찰한 내용을 다음과 같이 전했다.

> 알레르기 환자들에게서 기이하고 이례적인 대뇌 증상이 나타난다는 사실은 오래 전부터 알려졌다. 이후 알레르기 증상이 개선되면 이러한 대뇌 증상도 개선되는 것으로 알려졌다. 추가적인 관찰과 실험 결과로 볼 때, 환자가 특정 음식을 섭취하면 때때로 대뇌 증상이 발생한다는 것을 알 수 있다. 또한 이보다 드물지만 약을 복용하거나 분말 물질을 흡입할 때, 심지어 냄새를 맡는 것만으로도 그러한 증상이 나타날 수 있다. 36)

이어 데이비슨 박사는 8년 동안 자신이 치료한 알레르기 환자 중 특정 음식이나 흡입 물질로 인해 일시적인 의식 상실, 불면증, 정신 혼란, 성격 변화와 같은 증상이 분명하게 나타난 87명의 사례를 설명했다. 모든 알레르기에서 나타나는 특징처럼 이 경우도 사람마다 알레르기를 유발하는 원인물질은 제각기 달랐다.

그가 제시한 사례 중 변호사인 한 환자는 두통으로 시작해서 가려움증, 두드러기로 이어진 후 시야가 뿌옇게 흐려지는 증상, 졸림, 언어 장애가 나타나다가 의식을 잃는 것으로 증상이 점점 진행됐다. 그에게 이런 증상을 유발하는 음식은 달걀, 게, 굴, 딸기였다. 이 음식을 먹지 않으면 증상도 깨끗이 사라졌다.

데이비슨 박사가 발표한 것과 같은 세밀한 임상 관찰 기록은 실제 사실을 담고 있고 되풀이될 수 있음에도 불구하고 오늘날 의학계 학술지에서는 이러한 자료를 거의 찾기 힘들다. 나는 1985년에 뉴욕대학교의 뇌 연구소 창립자인 로이 존Roy John 교수와 만나 하루 종일 이야기를 나눈 적이 있다. 뇌 활성을 전자 지도로 나타내는 기술을 개발한 선구자이기도 한 그는 환자들을 뇌 분석 장치와 연결시키고 알레르기를 유발하는 음식이나 곰팡이, 화학물질의 추출물을 주사하면 해당 환자가 처음 병원을 찾아 해결하고자 했던 증상이 다시 나타나는 동시에 뇌의 전기적 활성에 엄청난 변화가 나타난다고 내게 설명했다.

코 알레르기를 상세히 설명한 이 책 뒷부분을 보면 꽃가루에 노출될 경우 뇌 기능에 진정제나 알코올 노출에 버금가는 수준의 손상이 발생하는 것으로 밝혀진 유럽 연구진의 실험 결과를 확인할 수 있다.

알레르기와 주의력결핍 과잉행동장애(ADHD)

신경학자 에거Josef Egger는 음식 알레르기와 뇌의 관계를 분석한 중요한 연구 결과를 발표했다. 그가 발견한 것은 음식 알레르기가 주의력결핍 과잉행동장애ADHD를 유발할 수 있다는 사실이다.

에거 박사가 이끄는 연구진은 알레르기 솔루션의 파워 해독, 재도입 단계와 유사한 방법을 활용하여 심각한 ADHD를 앓고 있는 어린이 40명에게 특정 음식을 먹지 않도록 한 결과 행동 문제가 개선됐다고 밝혔다.[37] 실험에 참가한 어린이 중 절반은 내 동료인 렌 맥퀸Len McEwen 박사가 개발한 알레르기 탈감작 치료를 받았다. 저농도의 음식 알레르기 유발물질에 면역 반응을 자극하는 효소를 혼합하여 주사하는 방식이었다. 그리고 나머지 절반의 어린이에게는 알레르기 유발성분이 들어 있지 않은 용액, 즉 위약이 투여됐다.

6개월의 치료 기간이 끝나자 알레르기 유발물질이 투여된 어린이들 중 80%가 해당 음식을 먹어도 알레르기 반응이 발생하지 않았고 행동 문제에도 변화가 나타났다. 위약을 투여받은 어린이들의 경우 실험 기간 동안 먹지 않은 음식에 다시 노출되었을 때 알레르기 반응이 더 이상 나타나지 않는 비율은 20%에 불과했다.

알레르기는 인체 면역계가 특정 원인물질에 대해 과도한 반응을 보인 결과이고, 이 실험을 통해 이 알레르기는 음식으로 인해 ADHD가 발생하는 중요한 기전이라는 사실이 명확히 밝혀졌다. 에거 박사의 연구 결과는 전 세계적으로 가장 역사 깊은 의학 학술지이자 영국의 명망 있는 학술지로 꼽히는 〈란셋The Lancet〉에 게재됐다.

식생활이나 환경에서 노출된 물질로 인해 신경학적 증상이나 정신의학적 증상이 나타날 수 있다는 것은 과학적으로도 입증된 사실이다. 만일 그런 의심이 드는 경우, 여러분이 관찰한 내용을 충분히 존중하고 알레르기가 이처럼 빠르게 변화하는 세상에서 여러 가지 위장된 모습으로 나타날 수 있다는 사실을 잘 아는 의사를 찾아서 상담해보기 바란다.

〰〰〰 결론 〰〰〰

이번 장에서는 알레르기가 건강에 영향을 줄 수 있는 무수하고 놀라운 방식을 소개했다. 줄리아의 사례는 드러나지 않은 알레르기의 영향을 잘 보여준다. 그녀의 경우 음식에 함유된 아황산염이 그 원인이었고, 이러한 숨은 원인이 관절통이나 복통, 피로감, 집중력 저하로 이어졌다.

변호사인 코라의 사례에서는 토마토, 고추, 감자와 같은 가짓과 식물에 대한 알레르기 반응이 구내염의 원인이라는 뜻밖의 사실이 밝혀졌고, 그러한 음식을 먹지 않는 것으로 증상도 개선됐다.

프로야구 선수인 브루스의 인생에 커브볼로 작용하던 원인불명의 두드러기 증상은 맥주와 와인에 함유된 효모가 원인으로 드러났다.

이러한 사례는 건강을 개선하기 위한 접근 방식에 변화를 가져올 수 있다고 믿는 '알레르기에 관한 4가지 진실'을 잘 보여준다. 그러므로 여러분이 병원을 찾을 때 그 사실을 의사와 공유하는 것이 매우 중요하다. 궁극적으로는 이 책에 실린 정보가 치유를 향한 여정에서 어떤 역할을 할 것인지 평가하고 결정하는 사람은 여러분의 의사이기 때문이다.

chapter 2
우리는 어쩌다
이렇게 병들었나?

때는 지금보다 모든 것이 단순했던 1956년의 햇살 좋은 9월의 오후, 뉴욕 롱아일랜드에서 일어난 일이다. 깔끔하게 정돈된 똑같은 모양의 집들이 한 줄로 길게 늘어서 있고, 갓 심은 어린 나무들이 곳곳에 서 있다. 아이들이 뛰노는 푸른 잔디밭 옆으로는 커다란 미국산 자가용이 천천히 지나간다. 만들어진 지 얼마 안 된 콘크리트 도로 위로 태양이 내리쬐고 멀리서 개 짖는 소리가 들린다. 바쁘게 서두르는 사람이라곤 찾아볼 수 없는, 한적하고 평화로운 미국의 작은 마을 풍경이다.

그 시절에는 모두가 동네 슈퍼마켓에서 장을 봤다. 대형 마트나 건강식품만 전문적으로 파는 상점 같은 건 없었다. 스타벅스도 생기기 전이었다. 기다림이 당연시되던 시절이었다. 커피를 마시고 싶으면 직접 만들거나 음식점에 가서 머그잔에 따라주는 커피를 마셨다. 일회용 컵에 담아서 들고 나갈 수 있다는 생각은 아예 하지도 않았다.

알레르기도 흔하지 않았다. 한 번쯤 들어봤거나 꽃가루 알레르기가 있다는 누군가의 이야기를 접하는 경우는 있었다. 혹은 고양이 알레르기가 있는 사람이 주변에 있는 경우도 있었다. 그러나 지인 중에 알레르기가 있는 사람이 한 명도 없는 사람도 있을 만큼 드문 일이었다. 지금으로부터 불과 5, 60년 전 일이니 진화적 관점에서는 상당히 짧은 시간이다.

시간을 빨리 돌려 현재로 와보자. 알레르기 환자도 많고, 알레르기를 일으키는 물질도 대폭 늘어났다. 유럽 알레르기임상면역학회에 따르면 전세계 인구 가운데 10억 명의 사람들이 알레르기에 시달리고 있다.[1] 세계 알레르기학회에서는 선진국과 개발도상국 모두 알레르기 환자가 늘어나는 속도도 증가하고 있다는 분석 결과를 내놓았다.[2]

알레르기 유발물질도 꽃가루, 먼지와 같은 전통적인 원인물질과 함께 전에 없던 새로운 물질들이 다량 추가됐다. 일상적으로 먹던, 아무 문제도 없어 보였던 평범한 음식들이 수많은 사람들에게 큰 문제를 일으키는 원인이 되었다. 밀, 우유, 땅콩, 그밖에 수많은 음식들이 그 대열에 포함됐다.

유수의 의학계 학술지들에는 천식 확산과 비염 환자가 증가한다고 밝힌 결과들이 등장했다. 수백만 명이 재채기, 기침, 울혈, 눈이 따끔거리는 증상, 피부 가려움증에 시달리는 것으로 나타났다. 그보다 더 많은 사람들이 머릿속이 뿌옇게 흐려지는 증상과 피로감, 체중 증가, 불면증을 비롯해 앞장에서 살펴본 것과 같은 숨겨진 알레르기와 관련된 여러 증상을 경험하고 있다.

한 가지 분명한 것은, 우리가 살고 있는 이 변화하는 세상에서 사람들이 격렬한 알레르기 반응을 보이고 있다는 사실이다.

알레르기는 어쩌다 이렇게 심각해졌을까?

그렇다면 대체 언제부터 이토록 상황이 우려할 만한 수준으로 악화되기 시작했을까? 이토록 많은 물질에, 위험할 정도로 심한 알레르기 반응이 나타나기 시작한 건 언제부터였을까?

이 의문에 답을 찾아 나선 과학자들은 유전학적 변화로 인한 결과가 아니라는 데 뜻을 함께한다. 변화가 일어난 기간은 반세기 정도인데, 이는 DNA에 변화가 일어나기에는 너무 짧은 시간이다.3) 이에 과학자들은 우리가 살아가는 환경과 현대의 생활방식이 전염병처럼 번진 알레르기에 어떤 영향을 주는지 조사를 벌이고 있다.

앞에서도 설명했지만 알레르기는 영양 상태, 그리고 환경에서 비롯된다. 여기서 이야기하는 환경은 야외, 실내, 체내 환경으로 나눌 수 있다. 우리가 먹는 음식은 인체가 이 3가지 환경에서 알레르기 물질과 접촉했을 때 나타내는 반응에 영향을 준다. 이 책 전반에 걸쳐 현대사회의 서구식 식생활이 인체 면역 반응의 핵심 요소인 체내 조절 T세포의 기능을 약화시켜 염증과 알레르기 반응을 촉진시키는 과정에 대해 설명할 것이다.

점심 식사에 알레르겐이 사이드메뉴로 따라온다면?

연구는 이미 완료됐다. 데이터 분석도 끝났다. 과학은 우리가 입에 집어넣는 음식들이 건강에 엄청난 영향을 준다는 사실을 반복해서 알려준다. 특히 패스트푸드를 자주 섭취할수록 우리가 주문한 음식 외에 더 많은 것들이 우리를 따라온다.

고지방, 고나트륨, 고탄수화물이 특징인 패스트푸드는 오래전부터 미국인의 삶에 대표적인 음식으로 자리 잡았을 뿐만 아니라 전 세계로 퍼져 나갔다. 세계 각국의 연구진 144명이 참여한 대규모 연구 사업인 '아동기 천식·알레르기에 관한 국제 연구'에 따르면, 패스트푸드 섭취량 증가는 아동과 청소년의 알레르기 증가에 영향을 주었을 가능성이 있다.

이러한 결과는 31개국 어린이 18만 1천 명 이상, 51개국 청소년 31만 9천 명 이상에게서 수집한 데이터를 토대로 식생활이 천식, 비염과 결막염이 결합된 비결막염, 습진에 어떤 영향을 주는지 분석하여 도출된 것이다. 조사 대상 국가에는 선진국과 발전 수준이 상대적으로 낮은 국가들이 고루 포함되었으며 남여 모두 대상자로 선정되었다.

연구진은 청소년의 경우 일주일에 3회 이상 패스트푸드를 섭취하면 아래 증상과의 연관성이 나타났다고 밝혔다.

• 재채기, 심각한 천식 증상

- 중증 비결막염 증상
- 중증 습진 증상

마찬가지로 패스트푸드를 일주일에 3회 이상 섭취하는 어린이의 경우에도 습진을 제외한 나머지 증상과 관련이 있는 것으로 나타났다.

연구진은 패스트푸드의 영양학적 특성으로 그러한 문제를 설명할 수 있는지에 관한 연구를 진행했다. 그 결과 패스트푸드와 알레르기성 질환, 천식의 연관성은 다음 성분이 높은 패스트푸드의 특성과 관련이 있을 가능성이 있는 것으로 나타났다.

- 트랜스지방(이전 연구에서 천식과의 관련성이 밝혀진 요소)
- 포화지방
- 탄수화물
- 당류
- 염류
- 보존료

긍정적인 쪽을 살펴보면, 일주일에 과일을 3회 이상 섭취할 경우 청소년에게는 천식과 비염, 아동에게는 천식, 비염, 습진으로부터 인체를 보호하는 효과가 나타나는 것으로 밝혀졌다. [4]

체내 생태 환경의 변화도 영향을 준다. 세상에 태어나기도 전부터 우리 몸속에는 세균, 효모, 바이러스와 같은 미생물 군단이 자연스레 자리를 잡고 있다. 이 미생물들은 평생 체내에 존재하면서 면역계의 기능을 좌우한다. 사람마다 체내 미생물의 특성이 제각기 달라서 범죄학자들은 이 점에 주목하여 범죄자를 찾아내는 지문으로도 활용한다.

몸속에 서식하는 미생물의 비정상적 변화는 알레르기 발생과 관련이 있다. 스웨덴 연구진은 여러 명의 태아를 5세까지 추적 조사한 결과 특정 미생물이 체내에 존재하지 않을 경우 알레르기성 질환이 발생하는 전조로 해석할 수 있다고 밝혔다.[5]

이와 같은 연구는 이제 막 시작되었으나, 이 책 뒷부분에서 프리바이오 틱스로 불리는 유익균을 활용하여 다양한 알레르기 반응을 개선하는 방법을 연구한 결과도 소개할 예정이다. 실제로 프리바이오틱스를 알레르기 치료법의 일환으로 활용한 몇 가지 사례에 대해서도 논의할 것이다.

외부 환경은 어떨까? 숨을 쉬지 않고 살 수 있는 사람은 없으니, 공기 중에 존재하는 물질은 우리 모두에게 생물학적으로 가장 강력한 영향을 준다. 과학계에서도 알레르기와 천식이 증가한 원인으로 부적절한 식습관과 흡연, 운동 부족, 스트레스 증가와 함께 대기오염, 독성 화학물질과 농약 노출 증가를 지목한다.

차량에서 뿜어져 나오는 배기가스와 담배 연기, 공장 배출물질로 인한 대기오염은 산화적 스트레스를 일으키고 이는 호흡기 내벽에 악영향을 줄 뿐만 아니라 대기 중 알레르기 유발물질에 대한 민감 반응을 촉발한다. 교통량이 많은 지역에 거주하는 사람들은 특히 이러한 문제에 취

약하다.6)

음식과 물에서 발견되는 합성 화학물질은 인체 면역계가 스트레스에 반응하는 방식이 변화하도록 세포에 영향을 준다. 이는 면역 반응이 알레르기 반응으로 이어지는 요인이 된다.

이게 끝이 아니다. 화력 발전소와 승용차, 트럭, 산업 시설에서 주로 발생하는 이산화탄소 등 온실가스는 지구 온난화를 일으키고, 이로 인한 온실효과는 지구상에 존재하는 모든 생명에 영향을 준다. 인간에게 알레르기 반응을 일으키는 식물이 늘어나고, 알레르기 유발물질로 작용하는 화분(花粉, 종자식물 수술의 화분낭 속에 들어 있는 꽃가루. 벌이나 나비 같은 곤충이나 바람, 물 등에 의해 암술머리에 운반된다)이 만들어지는 식물이 증가하는 것도 그러한 영향에 포함된다.

세계보건기구 WHO의 공중보건 · 환경부에서 총괄책임을 맡고 있는 마리아 네이라 Maria Neira 박사는 이와 같은 문제의 심각성을 인지해야 한다며 다음과 같이 설명했다.

"대기오염은 우리 건강을 위협하는 여러 환경 요소 중 단일 요소로서는 가장 심각한 문제다. 2012년에만 실내외 오염물질로 700만 명이 넘는 사람이 목숨을 잃었다. 전 세계적으로 8명 당 1명이 피해를 입은 수준이다." 그리고 다음과 같이 덧붙였다. "2007년부터 기후 변화는 21세기 공중보건의 중대한 문제가 되었다."7)

자연의 알레르기 반응

과학자들은 지구 온난화가 어떤 방식으로 알레르기와 천식의 악화에 영향을 주었는지 밝혀내기 위한 연구를 이어가고 있다. 화분 발생 기간이 늘어나는 것, 과거보다 식물에서 생성되는 화분이 증대되는 것 등이 그러한 예다.

어쩌면 이번 장을 시작하면서 살펴보았던 1950년대, 전후 경제가 한창 성장하던 시기에 문제의 씨앗이 생겨났는지도 모른다. 이 시기는 전례 없는 산업화가 진행되면서 삶의 방식이 상당히 단시간에 광범위하고도 극적으로 변화했다.

전후 시대가 열리자 자동차와 트럭은 그냥 늘어난 수준이 아니라 수백만 대가 새롭게 등장했다. 1960년대 미국에서는 도로를 달리는 차량의 숫자가 이미 7,400만 대에 달했고 캐나다는 500만 대로 집계됐다. 2002년이 되자 이 숫자는 미국의 경우 2억 3,300만 대, 캐나다는 1,800만 대로 늘어났다.[8] 2010년 전 세계 도로를 달리는 자동차의 수는 10억 대를 넘어섰다.[9]

수십 억 배럴에 달하는 석유를 지하에서 뽑아낸 덕분에 저렴한 값으로 자동차 연료를 구하고 플라스틱, 각종 화학물질 등 석유에서 얻은 새로운 상품들도 등장했다. 화학 업계에서는 수십만 종의 새로운 물질을 생산했다. 농지로 사용되던 땅에는 빈 땅에 버섯이 쑥쑥 올라오듯 새로 지어진 집들이 들어서고 온 나라에 슈퍼마켓이 등장했다. 수천 가지에 달하는 새로운 가공식품도 대중매체를 이용한 마케팅과 함께 우리 앞에 나타났다.

태곳적부터 인류가 직접 만들어 먹던 빵은 이제 공장에서 생산되어 먹기 좋게 잘린 뒤 비닐 포장에 담긴 채 상점으로 보내진다.

믿기 어려울 만큼 다양한 종류의 쿠키, 사탕, 아이스크림, 탄산음료도 등장했다. 이제는 단것을 먹고 싶으면 설탕을 조금 더 넣는 대신 설탕이 잔뜩 함유된 식품들로 욕구를 마음껏 채울 수 있다. 마가린 섭취량도 급격히 늘어났다. 소비자들은 파이를 구울 때 버터 대신 마가린을 사용하고 토스트에 펴 발라 먹으면서도 건강에 위험한 영향을 줄 인공 트랜스지방을 먹고 있다는 사실은 전혀 인지하지 못하고 있다.

꽃가루 예보: 이중고

많은 미국인들이 새파랗고 풍성한 잔디밭을 가꾸며 사는 삶을 꿈꾼다. 그러나 비어 있는 공간마다 잡초처럼 마구잡이로 높이 자라는 야생 잔디에서는 다량의 꽃가루가 발생한다. 아마 여러분도 마치 뿌연 먼지로 만들어진 지팡이가 꽂혀 있는 것처럼 생긴 잔디 꽃을 본 적이 있을 것이다. 이러한 잔디 꽃에서 만들어진 꽃가루는 알레르기 항원성이 매우 높아서, 미국 전체 인구의 20%, 잔디 알레르기에 취약한 인구 중 40%에 해당하는 사람들에게 알레르기 반응을 일으키는 원인으로 작용한다.

하버드대학교와 매사추세츠대학교 애머스트캠퍼스 소속 연구진들은 향후 수십 년에 걸쳐 대기 중으로 뿜어져 나오는 이산화탄소가 계속 증가할 경우 잔디 꽃가루가 얼마나 늘어날 것인지 예측하는 연구를 진행해왔다. 그 결과, 화석연료를 연소하면서 발생하는 이산화탄소가 2100년까지 2배로 증가할 것이며 이렇게 증대된 이산화탄소가 엄청난 온실효과를 일으켜 꽃가루가 생성되는 잔디 식물의 수도 2배로 늘어날 것이라는 결론이 도출됐다. 그러한 식물의 숫자가 늘어날 뿐만 아니라 꽃 한 송이에서 생성되는 꽃가루의 양도 50%까지 늘어날 것이라는 예측도 나왔다.

"이산화탄소 증가가 사람의 건강에 영향을 준다는 사실은 명확하다. 이산화탄소가 증가하면 잔디의 꽃가루 생성이 촉진되어 대기 중 꽃가루 농도가 증가하고 잔디 꽃가루에 알레르기가 있는 사람들이 고통받게 될 것이다." 연구진은 이렇게 설명했다. 10)

환경 위기는 건강 위기로 직결된다

우리가 생활하고 일하는 공간부터 숨 쉬는 공기, 먹는 음식까지 모든 것이 변했다. 이제는 아무렇지 않게 느끼지만 사실 놀라울 만큼 인공적인 세상이 되었다. 지금 우리는 인류의 행위로 인해 완전히 바뀐 환경 속에서 살고 있다. 인구 대부분이 도시나 도심지에서 조금 벗어난 교외 지역에 거주하고, 자연과 비슷한 분위기라도 느끼려면 아주 멀리 떨어진 시골 통나무집을 찾아가야 한다. 그러나 그런 곳에서마저 수천 킬로미터 밖에서 날아온 오염된 공기를 들이킬 수도 있다.

지구는 너무나 오랜 세월 동안, 너무 많은 사람들에게 치이고 또 치이다 마침내 한계에 다다른 것 같다. 수시로 기록을 갱신하는 고온 현상, 해수면 상승, 야생동물의 대량 멸종, 한때 비옥했던 땅이 사막으로 변하는 현상은 인류가 환경에 저지른 폭력적 행위에 대한 자연의 격렬한 반응인지도 모른다. 자연의 방대한 알레르기 반응으로 해석할 수도 있을 것이다. 이렇듯 세상은 우리 건강에 직접적인 영향을 주는 혼란스러운 곳으로 변해버렸다.

대기오염으로 인한 천식과 알레르기

지금 우리가 겪고 있는 건강 문제는 하루아침에 난데없이 나타난 것이 아니라, 공기가 점차 오염되면서 생긴 결과물이다.

이탈리아 나폴리대학교에서 호흡기 의학과 호흡기 알레르기를 가르치는 젠나로 다마토 교수Gennaro D'Amato는 〈기후 변화와 도심지의 대기오염이 호흡기 알레르기와 천식의 증가 추세에 끼친 영향〉이라는 제목의 리뷰 논문에서 이 중요한 주제에 관한 과학적 기반을 마련했다.[11] 그는 유럽 알레르기임상면역학회와 유럽호흡기학회, 세계 알레르기학회에서 실시한 연구 결과를 전문가의 시각으로 검토하고 기후 변화와 대기오염이 알레르기, 호흡기질환과 서로 어떤 연관성이 있는지 설명했다.

다마토 교수의 리뷰 결과에 따르면, 비염과 천식은 지난 수십 년 동안 증가했고 그 원인을 찾기 위한 연구들은 실내외 공기 오염과 기후 변화를 지목했다. 대기오염이 호흡기 건강에 끼치는 악영향에 관한 연구에도 큰 관심이 쏠렸다.

알레르기 환자의 경우 대기오염이 알레르기 유발물질에 대한 기도의 반응을 촉발하는 것으로 나타났다. 또한 대기오염은 천식을 악화시키고, 기관지의 과민반응을 증대시키며, 약물 사용량, 병원 입원율, 응급실 이용 빈도를 늘리는 등 악영향을 주는 것으로 확인됐다.

최근 존스홉킨스대학교 의과대학과 임페리얼 칼리지 런던, 대만 국립 보건연구소 연구진은 대기오염이 천식과 알레르기로 어떻게 이어지는지를 밝히기 위한 검토 연구를 진행하고, 알레르기성 질환이 증가하는 추세는 대기오염으로 체내 염증 반응과 산화적 스트레스, 면역 반응이 증가하는 것과 직접적인 연관이 있다고 설명했다.[12]

이와 같은 문제에 영향을 주는 주요 오염물질 몇 가지를 살펴보자.

미세먼지, 그을음

미세먼지는 공기 중에 남아 있는 그을음과 먼지로, 대기오염의 주된 원인이다. 알레르기성 천식, 만성 기관지염, 호흡기질환, 심혈관질환의 악화, 입원율 증가와도 관련이 있는 것으로 나타났다.

여러 연구를 통해 미세먼지는 폐에 유입되어 염증을 일으키고 이것이 심혈관과 호흡기에 문제를 유발하는 것으로 확인됐다.

세계보건기구의 추정에 따르면 매년 미세먼지로 사망하는 인구는 50만 명에 이른다.

디젤 배기가스

주로 트럭과 버스의 디젤 엔진에서 뿜어져 나오는 배기가스는 수많은 도시에서 대기 중 미세먼지의 90%를 차지한다. 디젤 차량은 시커먼 입자로 이루어진 그을음이 가솔린 엔진이 장착된 차량과 비교할 때 이동거리 1마일 당 100배가량 더 많이 발생하는 경우가 많다.

디젤 배기가스를 마시면 폐 기능에 변화가 생기고 눈과 코, 목이 따가운 증상이 나타난다. 구역질, 피로감, 두통도 유발된다. 장기적으로 노출될 경우 기침, 폐 기능 저하, 가래 증상이 나타날 수 있다.

UCLA 의과대학 연구진은 실험 환경에서 디젤 배기가스와 돼지풀 꽃가루에 동시에 노출될 경우 알레르기 반응이 한층 더 강력하게 나타난다고 밝혔다. 이를 토대로 연구진은 "디젤 배기가스 입자와 자연에 존재하는 알레르기 유발물질이 호흡기의 알레르기성 질환을 증대시키는 핵심 원인임을 알 수 있다."고 결론지었다.[13] 나는 뉴욕 시민의 한 사람으로서 디젤 버스와 트럭에서 나오는 배기가스가 목을 따갑게 만드는 일상적인 문제라는 사실을 체감하고 있다.

오존과 스모그

오존은 LA를 비롯한 여러 대도시에 뿌연 안개처럼 짙게 내려앉은 스모그의 주된 성분이다. 태양복사가 자동차 등 각종 차량에서 나온 탄화수소, 이산화질소와 만나 화학반응이 일어나면 지표 높이에 오존이 형성된다. 예일대학교와 존스홉킨스대학교 공중보건 대학에서 실시한 연구에서 이러한 오존 성분은 캘리포니아 남부 지역에 생긴 스모그에서 처음 발견되어 미국 전역과 세계 여러 나라 대기오염의 원인으로 알려지기 시작했다.

두 대학의 연구진은 학술지 〈미국 의학협회 저널Journal of the American Medical Association〉에 게재된 논문에서 단기적인 오존 노출 시 응급실 방문율과 입원 치료율 증가, 폐 기능 저하, 천식 등 호흡기질환 악화와 같은 문제가 발생한다고 지적했다.

이와 함께 미국의 경우, 정부가 정한 오존 오염 기준을 초과하는 곳이 100군데가 넘는 실정이며, 도로 위를 달리는 차량의 숫자와 운행 거리가 모두 증가하여 오존 오염도도 높아졌다고 설명했다.[14]

이산화황

이산화황은 황 함량이 높은 석탄과 석유가 연소될 때 발생한다. 천식 환자가 이 화학물질을 흡입하면 급성 기관지 수축 증상이 발생하며, 심지어 단 2분 만에 그와 같은 영향이 나타나는 것으로 밝혀졌다. 또한 실험에서 이산화황은 다른 알레르기 유발물질 노출 시 발생하는 알레르기 반응을 증폭시키는 것으로 나타났다.

지구는 펄펄 끓고 사람들은 병이 든다

지구 온난화는 해수면이 상승하여 언젠가 뉴욕 항에 우뚝 서 있는 자유의 여신상의 목까지 물이 차오르는 날이 올 때쯤에나 일어날 법한, 아주 먼 미래의 일처럼 여겨질 수도 있다. 그러나 기온 상승이 건강에 끼치는 영향은 지금도 바로 느낄 수 있다.

미국 서부 지역에 사는 수백만 명의 사람들에게 필수적인 식수원인 로키 산맥의 거대한 빙하는 점점 줄어들고, 방대한 농작물 생산량을 자랑하던 캘리포니아의 농경지는 가뭄으로 말라가고 있다. 세계에서 가장 높은 산맥인 히말라야에서도 거대한 빙하가 줄고 있어 아시아 지역의 주요 식수원이 위협받는 실정이다. 해수 온도의 상승, 최악의 가뭄, 해빙, 허리케인이나 폭염과 같은 극단적인 기후 현상은 모두 지구 온난화의 결과이고 우리의 건강에도 이로 인한 실질적인 영향이 발생하고 있다.

먼 미래에나 일어날 법한 일이 아니다. 이미 우리는 위험지대로 가는 경계를 넘어섰고 더욱 뜨거워진 기온이 건강을 위협하고 있다. 특히 천식 환자들은 질적으로 악화된 대기 상태에 큰 영향을 받는다. 기온 상승으로 꽃가루가 날리는 시기가 길어지고 꽃가루의 양도 많아져 꽃가루 알레르기가 있는 사람들은 더욱 시달리고 있다. 모두 북미 대륙과 세계 곳곳에서 바로 지금 일어나고 있는 일이다.

호흡기질환을 악화시키는 기후 변화

과학계에서는 1960년대 초반부터 지구 온난화가 세계 여러 나라의 성인과 어린이의 천식 증가에 어떤 영향을 주는지 연구해왔다. 오늘날에는 의학계와 과학계 모두 지구 온난화로 인한 심각한 건강 문제가 주된 우려 사항으로 다루어지고 있다. 몇 가지 예시를 살펴보자.

호주 맥쿼리대학교 연구진은 천식 환자가 늘어나고 질병의 중증도가 악화되는 원인 중 상당 부분이 인간이 일으킨 기후 변화에서 비롯됐다고 밝혔다. 이들 연구진은 알레르기성 비염과 두드러기, 아토피 습진이 전 세계적으로 증가하는 추세이며 기온 상승으로 꽃가루가 날리는 시기가 늘어났다고 반복해서 강조했다.[15]

호흡기질환을 줄일 수 있는 방안을 강구하고 연구와 의료 활동, 공공 교육을 통해 폐 건강에 관한 정보를 알리는 전문 단체인 유럽호흡기학회와 호흡기질환에 관한 연구와 임상 관리, 공중보건 문제에 헌신하는 또 다른 전문 단체인 미국흉부학회 모두 지구 온난화가 천식을 포함한 호흡기질환자들의 건강에 끼치는 영향이 우려스럽다는 입장을 발표하고 그 근거가 되는 자료를 제시했다.

유럽호흡기학회의 자료를 보면, 온실가스로 인해 오존 농도가 높아지면 심혈관질환과 호흡기 증상이 증대된다는 내용이 담겨 있다. 또한 알레르기 유발물질과 곰팡이의 확산, 감염성 질환, 산불에서 발생한 연기가 호흡기 건강을 악화시키고 호흡기질환에 악영향을 준다고 한다.

해당 자료는 이와 관련해 다음과 같이 설명했다. "호흡기질환에 영향을 줄 수 있는 주요 기후 변화 요소로는 극심한 기온 변화(폭염, 한파), 대기오염, 홍수, 습도가 높은 주거 환경, 폭풍우, 알레르기 유발물질에 대한 민감도 변화와 해당 물질로 인한 알레르기, 산불, 황사 등이며 이러한 문제들이 단기적으로나 장기적으로 영향을 준다."[16]

미국흉부학회는 〈지구 온난화: 미국흉부학회 회원 모두가 해결해야 할 문제〉라는 제목의 자료를 발표했다. 이 자료에는 수십억 톤에 달하는 이산화탄소가 공기 중에 뿜어져 나오고 있으며 대부분은 전기 생산을 위한 석탄 연소와 차량의 가솔린, 디젤 연소로 인한 결과라는 사실이 포함되어 있다. 또한 세계보건기구 총장 마거릿 챈Magaret Chan의 말을 인용하여 다음과 같이 경고했다. "기후 변화라는 다섯 번째 기수가 이 땅을 가로질러 달려오고 있다. 이 기수는 전쟁, 기아, 전염병, 죽음으로 이루어진 앞선 네 기수의 영향을 증폭시킬 것이다."

미국흉부학회는 마거릿 챈 박사가 '다섯 번째 기수'라고 언급한 기후 변화가 "열과 극심한 기상 상황, 대기오염, 알레르기 질환, 수인성 질환과 음식으로 인한 감염질환, 매개체를 통한 질환과 인수공통감염병(사람과 동물 사이에서 상호 전파되는 병원체에 의해 발생되는 감염병으로, 특히 동물이 사람에 옮기는 감염병을 말함)을 통해 호흡기 환자들에게 직접적인 영향을 줄 것"이라고 밝혔다.[17]

위스콘신대학교 매디슨캠퍼스 지구보건연구소 연구진은 〈미국 의학 협회 저널〉에 실린 논문에서 "건강과 기후 변화는 불가분의 관계"라고 선언했다. 이들은 자연 재해로 이어질 수 있는 기온 상승이 온열 스트레스와 천식을 포함한 호흡기 및 감염성 질환, 우울증, 외상 후 스트레스 장애와 같은 정신건강 문제에 어떤 악영향을 주는지 조사했다.

그리고 "화석연료가 연소되는 양이 줄면 건강과 경제 모두에 상당히 긍정적인 변화가 일어날 수 있다."고 밝혔다. 또한 의료보건 분야 종사자들이 기후 변화가 건강에 미치는 영향과 온실가스 감축으로 얻을 수 있는 효과를 널리 알릴 것을 촉구하고, 온실가스 감소는 시급하고도 상당한 수준으로 이뤄져야 할 목표라고 결론지었다.[18]

미국 환경보호청은 지구온난화가 여름철 열파의 수준을 더욱 극심하게 만들고 열파 기간도 늘어나도록 만들 수 있다고 밝혔다. 열파에 가장 취약한 사람들로는 어린이, 노년층, 질병이 있는 사람들이 꼽혔다.[19] 열파로 인한 열사병과 탈수 증상은 치명적인 결과를 초래할 수 있다. 2003년 여름 유럽에 발생한 열파로 16개국에서 무려 7만여 명이 목숨을 잃었다.[20]

'사회적 책임을 다하는 의사회'와 '전미야생동물동맹'의 〈더욱 극심해진 폭염: 기후 온난화의 경고〉라는 제목의 보고서에 따르면 미국의 기온은 지난 50년간 꾸준히 올랐다. 이 보고서에는 폭염으로 천식 발작과 심장 발작, 뇌졸중 발생 위험이 높아진다는 내용이 포함되어 있다.

1995년 시카고 지역에서는 폭염으로 최고 기온이 41도에 달하고 엎친 데 덮친 격으로 습도와 대기오염도도 상승하여 총 739명이 목숨을 잃었다.[21] 이에 해당 보고서는 향후 폭염의 영향을 억제하기 위해서는 온실가스 배출량을 대폭 줄여야 하며, 이를 위해 화석 연료 대신 태양에너지와 같은 재사용이 가능한 에너지원을 활용할 것을 독려했다.

유럽호흡기학회European Respiratory Society도 기후 변화와 호흡기질환의 연관성을 분명하게 밝혔다. 기후 변화의 영향과 관련하여 해당 학회 측은 다음과 같이 언급했다. "우려되는 주요 질병으로는 천식, 비부비동염, 만성 폐쇄성 폐질환, 기도 감염을 꼽을 수 있다."

이 가운데 몇 가지를 예로 들어 발생 경위를 살펴보자.

기온 상승과 천식

공기는 더워지고 여기에 대기오염이 더해져 오존이 형성되면 천식은 악화된다. 미국 환경보호청은 기후 변화로 인한 온난화로 지상에 오존 농도가 건강에 해로운 수준으로 높아지는 기간이 더욱 늘어날 것으로 전망한다. 오존은 폐 손상 및 악영향을 일으키며, 천식 증상도 악화시킨다.[22] 도시에서는 인구 밀집 지역에 밤낮 없이 뜨거운 공기가 덮여 있는 열섬현상으로 천식 증상이 한층 더 악화되고 있다.

꽃가루 발생 기간의 확대

지구 온난화는 기온과 오염도를 높이는데 돼지풀은 이러한 환경을 좋아한다. 환경보호청은 지구 온난화로 인해 돼지풀이 번성하고 더 많은 꽃가루를 만들어낼 뿐만 아니라 그 어느 때보다 영향력이 강력한 꽃가루가 생성된다고 밝혔다.

산불에서 발생하는 연기

온도 변화에 특히 큰 피해를 입는 곳 중 하나가 숲이다. 예를 들어 기온이 상승하면 나무를 상하게 하는 곤충들이 고도가 더 높은 곳에서도 번성할 수 있고 서식지가 유례없는 수준으로 확대된다.

이러한 곤충들이 실제로 미국 서부와 캐나다 삼림 전체를 썹어 삼키는 일이 이미 시작됐다. 그리고 이들이 휩쓸고 지나간 자리에 남은 죽은 나무의 송진은 산불을 일으키는 원인이 된다. 거대한 산불이 발생하면 인근 주민과 소방관들이 목숨을 잃는 일이 벌어질 수 있고 시커먼 연기가 가득 발생하여 수천, 수만 킬로미터 떨어진 곳까지 영향을 줄 수 있다. 이러한 연기는 모두에게 직접적인 해를 주고 천식 증상을 악화시킨다.

곰팡이의 증가

허리케인, 홍수와 같은 극심한 기상 상황이 일어나는 빈도가 늘어나고 있다. 해수 온도가 상승하면 보다 강력한 허리케인이 형성되고, 이로 인해 해안가는 물론 허리케인이 지나가는 내륙 깊숙한 곳에도 피해가 발생한다. 폭풍우와 홍수로 수해를 입은 주택과 건물에는 곰팡이가 번성한다. 습도가 높은 주거 환경은 기침, 재채기, 천식과 관련이 있는 것으로 확인됐다.

넷플릭스에서 방영되는 TV 드라마 시리즈 〈이제는 오렌지가 대세 Orange Is the New Black〉에서도 곰팡이 오염 문제가 꾸준히 주제로 등장한다. 휴게실이 곰팡이 때문에 사용할 수 없는 지경이 된 상황도 등장하고 지붕이 무너져 유독한 먼지가 풀풀 날리고 예배당 안에 곰팡이가 발생한 이야기도 나온다. 심지어 배식된 음식에서도 곰팡이가 발견되고 음식물 속에서 자라기도 한다. 이렇듯 TV 프로그램의 단골 주제가 된 것만 보더라도 곰팡이가 우리 생활에서 얼마나 흔한 일이 되었는지 알 수 있다.

온실가스 감축을 위해 어떤 노력이 필요할까?

미국흉부학회 American Thoracic Society는 온실가스 감축은 학회 회원 전체가 해결해야 할 문제라고 밝혔지만 이는 우리 모두의 문제이기도 하다. 흉부학회 자료에는 다음과 같은 내용이 포함되어 있다.

지구 온난화와 기후 변화의 영향을 줄이기 위해서는 시민, 정부, 그리고 흉부
학회와 같은 전문가 단체와 과학계 단체의 헌신, 이 문제를 우선적으로 해결
하려는 의지가 필요하다. 미국에서 배출되는 이산화탄소와 기타 온실가스의
규모는 전체의 25%에 달하며 미국의 인구는 세계 인구의 4%를 차지한다.

미국을 제외한 세계 주요 국가들은 교토 의정서에 참여해왔다. 해당 의정서에는 미국이 2008년부터 2012년까지의 기간에 이산화탄소 배출량을 1990년도 배출 수준보다 7% 감축해야 한다는 내용이 명시되어 있다. 에너지, 교통, 토지개발, 농업 분야 정책에 환경적인 요소를 제대로 반영하면 기후 변화의 폭을 줄이고 공공 건강을 개선하는 효과를 얻을 가능성을 크게 높일 수 있다.

지구 온난화로 인한 최악의 영향을 피하려면 미국이 온실가스 배출 수준을 2050년까지 1990년 대비 80% 줄여야 한다. 이 목표를 달성하기 위해서는 미국 경제가 현재와 같은 탄소 기반 경제에서 벗어나 효율적이면서도 친환경적인 시스템으로 바뀌어야 한다.

교토 의정서 이후의 시대에는 이산화탄소 감축을 열정적인 목표로 삼고 이룰 수 있는 비전과 정치적 행동주의가 필요하다. 지역, 주, 국가 단위로 수립되는 이산화탄소 감축 노력을 지지하고 동참하는 것과 더불어 우리 스스로가 직장 내 탄소 발자국 발생을 줄이고 환자들, 그리고 공중보건 분야에서 함께 일하는 동료들을 대상으로 교육을 실시하는 한편 기후 변화로 발생한 사회적 위험을 줄일 수 있도록 노력해야 한다.

쓰나미처럼 몰려온 독성물질

학술지 〈알레르기·천식·면역학 저널〉에는 우리 건강을 해치는 여러 환경 독소가 알레르기 증가의 원인이라는 연구 결과가 게재됐다. 지난 수십 년간 소비재에 사용된 새로운 화학물질은 10만 종이 넘고 이러한 물질들이 환경으로 흘러들어갔다. 이처럼 쏟아지는 독성물질은 환경에 엄청난 부담으로 작용하고 건강, 특히 알레르기에 심각한 영향을 준다.

연구진은 다음과 같이 설명했다. "환경 중 독성물질에 노출될 경우 천식, 알레르기 발생률이 증가할 뿐만 아니라 질병의 증상 중 면역기능, 염증 반응과 관련된 여러 부분에도 악영향을 준다."[23]

호르몬을 교란시키는 화학물질

과학계는 환경 독성물질 중에서도 내분비 교란물질로 불리는 물질들을 알레르기와 천식을 유발하는 주요 원인으로 꼽는다.

일상 생활용품에도 사용되는 내분비 교란물질은 물, 식품, 토양 등 우리 주변 곳곳으로 흘러 들어간다. 우리 몸속으로 유입되면 여성 호르몬과 남성 호르몬, 갑상선 호르몬의 기능을 모방하거나 작용을 방해하고[24] 염증 반응을 촉발시키며 면역 반응과 알레르기 반응에도 영향을 줄 수 있다. 호르몬 교란물질은 인간은 물론 야생동물의 건강에도 위협 요소로 작용한다. 이러한 물질이 함유된 농약이나 다른 제품이 환경에 유입되면 어류, 조류를 비롯한 야생동물들에게 해를 끼친다.

"호르몬 교란물질로 불리는 광범위한 물질들이 생물의 호르몬 체계가 정상적으로 기능하지 못하도록 방해할 수 있다는 사실에 과학계, 환경 분야, 민간, 정부 모두 크게 우려하고 있다." 미국 어류·야생동물 관리국 산하 환경 질적 관리부 웹 사이트에는 이런 설명이 나와 있다.

그렇다면 이 호르몬 교란물질은 다 어디서 생겨난 것일까? 미국 환경 보건과학 연구소에 따르면, 호르몬 교란물질은 세제와 플라스틱 물병, 식품 포장에 이용되는 금속 캔의 내벽, 화장품, 장난감에서 발견된다.[25] 사실상 호르몬 교란물질은 우리 주변 어디에나 존재한다. 세계보건기구의 설명처럼 음식과 물을 통해 섭취하고, 먼지와 대기 중에 떠다니는 입자를 통해 흡입하고 피부를 통해 흡수된다. 일부 농약에도 포함되어 있어 일상적으로 농약을 접하는 사람들은 재채기, 기침, 기도 염증을 경험하는 일이 빈번하다. 농약을 다루는 일과 천식에 연결고리가 있다는 사실도 이미 입증되었다.[26]

호르몬 교란물질 중에서도 건강에 심각한 영향을 주는 프탈레이트는 특별히 엄격하게 관리되고 있다. 프탈레이트의 일종인 디에틸헥실프탈레이트DEHP는 공기 중에 섞여 있다가 먼지와 함께 호흡기로 유입될 수 있고 이는 아동의 재채기 증상과 관련이 있다. 호주 보건부에 따르면 플라스틱을 말랑말랑하게 만드는 용도로 사용되는 이 물질은 접착제, 코팅제, 합성수지, 장난감, 아동 위생용품, 화장품에서 발견된다.[27] 식품 포장용기에서도 디에틸헥실프탈레이트가 검출된 것으로 밝혀졌다.

만 명 이상의 어린이를 대상으로 실시된 연구에서 디에틸헥실프탈레이트와 부틸벤질프탈레이트 노출은 천식, 비염, 습진에 영향을 주는 것으로 나타났다. 부틸벤질프탈레이트는 플라스틱과 비닐 재질의 바닥재, 카펫의 뒷면 재료로 사용되며 세계보건기구 보고서에 따르면 공기에 방출된 후 인체에 유입될 수 있다.[28]

알킬페놀이라는 또 다른 호르몬 교란물질도 알레르기 반응을 일으키고 천식에 영향을 줄 수 있는 것으로 밝혀졌다. 체내에 유입되면 축적되어 염증 반응을 일으키고 알레르기 반응을 유발하거나 증상을 악화시킨다.

실내 공기 오염

해로운 독성물질은 바깥 공기나 물에만 존재하는 것이 아니다. 과학계에서는 집과 사무실, 학교, 상점, 기타 우리가 많은 시간을 보내는 여러 장소의 실내 공기 오염이 건강에 중대한 영향을 준다는 연구 결과가 계속해서 발표되어 왔다.

실내 공기오염의 주범은 극히 해로운 독성 화학물질의 원천인 담배 연기다. 천식의 원인이기도 한 담배는 공중보건의 재앙이라 할 수 있다. 어린이의 재채기 증상과 천식은 담배 연기 노출과 관련이 있다. 그럼에도 매년 4천만 명의 어린이가 담배 연기에 노출된 채 살아가고 있다. 간접흡연은 물론이고 심지어 두 사람을 거쳐 전달되는 2차 간접흡연까지도 어린이와 청년층의 재치기와 천식 위험을 최소 20% 높이는 것으로 밝혀졌다. 이러한 증상으로 병원을 찾은 어린이들은 혈액검사와 타액검사로 담배 연기에 노출된 사실이 드러나는 경우가 많다. 학계에서는 이를 토대로 "부모의 금연은 어린이 천식 예방에 중대한 영향을 준다."고 강조한다.

실내 공기오염의 또 다른 주된 원인은 포름알데히드다. 침투성이 매우 높은 이 화학물질은 코의 알레르기 증상과 피부염, 천식의 원인이자 증상에 영향을 주는 것으로 밝혀졌다. 포름알데히드는 휘발성 유기화합물에 해당된다. 즉 실온에서 기체로 존재한다는 의미다.[29] 따라서 이러한 물질이 함유된 제품에서 '배기'라 불리는 과정을 통해 휘발성 유기화합물이 공기 중으로 방출되면 우리가 흡입하게 되는 것이다.

가정, 사무실, 학교, 상점 등 실내 환경 어디에서나 무수히 많은 제품에 이와 같은 물질이 함유되어 있다. 합판과 같은 합성목재, 의류와 같은 직물 제조에도 흔히 사용된다. 미국 소비자제품안전위원회에 따르면 포름알데히드는 목재 바닥에 사용되는 마감재, 페인트, 벽지에서도 검출되며 레이저 프린터, 복사기, 개인용 컴퓨터에서도 발견된다.[30] 또한 연소 시에도 발생하는 물질로, 담배를 피울 때도 생성되고 천연가스, 석유, 목재가 연소될 때도 방출된다.

미국 소비자제품안전위원회는 실내 포름알데히드 오염도가 온도와 습도, 환기 상태, 오존 농도에 따라 달라질 수 있다고 설명한다. 온도와 습도가 높을수록 대기오염도가 높아지고 '오존 경보' 발생 가능성이 높아지는 것처럼 포름알데히드가 방출되는 양도 늘어난다고 위원회 측은 밝혔다.[31] 그러므로 지구 온난화가 계속된다면 향후 인체의 포름알데히드 노출 수준도 높아질 것이고, 알레르기와 천식도 늘어날 것임을 예상할 수 있다.

포름알데히드 노출과 알레르기, 천식의 관계

호주 보건부의 설명에 의하면 기화된 포름알데히드를 흡입하면 눈과 코의 신경이 자극을 받아 열감과 따가움, 가려움이 발생하고 목 안의 통증, 눈물이 맺히는 증상, 코막힘, 콧물, 재채기가 유발될 수 있다.[32]

다른 연구에서도 포름알데히드와 호흡기질환, 알레르기의 구체적인 연관성이 밝혀졌다. 한 예가 호주 모나쉬대학교에서 실시한 '가정 내 포름알데히드로 인한 아동 알레르기 위험 증가'라는 제목의 연구이다. 연구진은 호주 빅토리아 주에서 80곳의 가정을 대상으로 포름알데히드 수치를 측정한 결과 파티클보드 등 접착제가 사용된 목재 제품이 포름알데히드가 발생하는 주된 원천이며 침실과 거실, 부엌에서 포름알데히드가 야외보다도 훨씬 더 높게 검출됐다고 밝혔다.

해당 연구에서는 어린이가 저농도 포름알데히드에 노출될 경우 공기 중에 흔히 존재하는 알레르기 유발물질에 대한 알레르기 반응 민감도가 증대된다는 사실을 확인했다. 고농도의 포름알데히드에 노출되면 민감도는 훨씬 더 심각한 수준으로 악화됐다.[33] 연구진은 지난 수십 년간 알레르기 환자가 증가한 것은 각 가정의 실내에 포름알데히드가 방출되는 제품이 늘어난 것과 일치하는 경향을 보인다고 설명했다.

〈유럽호흡기학회지European Respiratory Journal〉에 게재된 또 다른 호주 연구진의 자료에는 천식과의 관계를 집중적으로 살펴본 결과 가정에서 일어나는 포름알데히드 노출이 "아동의 천식 위험을 크게 높인다"는 결과가 나와 있다. 해당 연구에서는 서호주 퍼스에 위치한 프린세스 마가릿 병원의 사고·응급실을 통해 아이가 천식으로 1차 진단을 받은 가정의 부모들을 찾아 연구를 진행했다. 연구진은 포름알데히드 수치가 계절에 따라 차이를 보이며, 겨울보다 여름에 노출 수준이 높아진다고 밝혔다.[34]

이러한 결과들은 앞서 언급한 우려를 더욱 증폭시킨다. 즉 전 세계적으로 온난화가 진행되고 기온이 높아지면 포름알데히드 수치도 높아질 가능성이 높다. 위의 연구진은 "어린이가 49ppb의 포름알데히드에 노출될 경우 그 정도로 노출되지 않은 아이들에 비해 천식 발생 위험이 39% 높아진다."고 밝혔다. 애리조나대학교 연구에서도 가정에서 60~120ppb의 포름알데히드에 노출된 어린이들은 노출 수준이 그보다 낮은 아이들보다 천식, 기관지염 발생 위험이 훨씬 높다는 비슷한 결과가 확인됐다.[35]

〰〰〰 결론 〰〰〰

이번 장에서는 알레르기가 전 세계를 휩쓸고 확산된 배경을 포괄적으로 살펴보았다. '우리가 왜 이렇게 병들었나?'라는 질문의 답을 찾기 위해, 삶의 가장 기본적인 요소들 중에서 건강을 크게 좌우하는 부분을 정리해보았다.

세계 곳곳의 대표적인 보건기관과 의료기관들은 대기오염 확산과 지구 온난화, 꽃가루 발생 기간의 연장, 담배 연기, 독성 화학물질, 먼지, 패스트푸드, 트랜스지방과 정제된 탄수화물, 설탕이 함유된 가공식품, 그리고 체내 미생물 생태계의 불균형 등 여러 요소를 알레르기 확산에 영향을 미치는 주된 원인으로 꼽는다.

　지구상에 존재하는 차량이 20억 대에 육박하고 거의 대부분이 독성 화학물질을 공기 중에 뿜어낸다면 오염된 공기로 인해 사람들이 병드는 건 당연한 결과가 아니겠는가? 독성물질에 대해서는 나중에 다시 다루고 개개인이 살아가는 환경에서 그러한 물질을 찾아내서 건강에 끼치는 악영향을 줄이는 방법부터 소개할 예정이다.

　이러한 과제를 해결하기 위해서는 지역사회 전체의 노력이 필요하며, 바로 그런 이유에서 여러분이 병원을 방문할 때 이 책을 가지고 가서 의사에게 보여주고, 우리 자신은 물론 지구의 치유를 위해 다 같이 노력해야 한다고 생각한다. 다음 장에서는 알레르기가 인체, 특히 면역계에 실제로 어떤 영향을 주고 병을 일으키는지 좀 더 상세히 살펴보자.

chapter 3
과민반응:
균형이 깨진 면역

어느 날 록 음악가이자 노련한 기타리스트인 플립이 내게 전화를 걸었다. "선생님, 제 몸이 기타에 알레르기를 일으키기 시작했어요! 전 이제 끝이에요. 제발 도와주세요." 그는 울먹이며 내게 말했다.

그날 플립이 병원을 찾아왔는데 통화하면서 한 말 그대로였다. 기타의 금속 줄과 닿은 곳마다 손가락 껍질이 벗겨져 벌겋게 부어올라 물집이 생기고 곳곳에 진물이 흘렀다. 상태를 보자마자 진단은 바로 나왔다. 플립의 증상은 알레르기성 접촉 피부염으로, 스테인리스스틸 재질의 기타 줄이 원인이었다. 스테인리스스틸은 철과 니켈을 합금해서 만들어지므로 반응을 일으킨 주범은 니켈일 가능성이 커 보였다.

니켈은 세계에서 가장 일반적인 접촉성 알레르기 유발물질이다. 니켈 알레르기가 있는 사람은 모조 장신구나 시계의 금속 테두리, 주방기구 등 스테인리스스틸로 된 물건과 접촉하면 피부가 붉어지고 껍질이 비늘처럼 벗겨지거나 물집이 생긴다. 니켈 알레르기가 있는지 여부는 작은 종이에 니켈 수용액을 바르고 피부에 붙여서 반응이 나타나는지 살펴보는 첩포검사로 확인할 수 있다. 피부가 니켈에 노출되었을 때 발생하는 이 알레르기는 피부를 관통하는 스테인리스스틸 귀고리를 즐겨 하는 사람들 사이에서 증가하는 추세다.[1]

놀라운 사실은 니켈이 각종 음식에서도 발견된다는 점이다. 대부분은 통조림 식품이지만, 통곡류와 콩류, 몇 가지 과일과 채소에도 니켈이 자연적으로 함유되어 있다. 스테인리스스틸 캔에 함유된 니켈은 음식으로 스며든다. 니켈에 민감 반응을 보이는 사람들은 이렇게 니켈이 함유된 음식을 섭취하면 피부 발진과 함께 복통 등 위장관의 이상 증상이 나타날 수 있다. 이러한 반응을 전신성 니켈 알레르기 증후군이라고 한다.[2]

플립은 10세 때 처음 록 기타를 연주하기 시작했다고 하는데, 어쩌다 30세에 갑자기 니켈에 알레르기 반응을 보이게 됐는지 나는 그 이유가 궁금했다. 먼저 그의 왼쪽 귀에 반짝이는 금색 귀고리가 보이기에 나는 귀를 뚫었냐고 물어보았다. 지난번에 왔을 때만 해도 본 기억이 없었기 때문이다. 플립은 그렇다고 대답하고는, 몇 개월 전에 귀를 뚫고 스테인리스스틸 귀고리를 했는데 염증이 생겨서 빼고 금 귀고리로 바꿨다고 설명했다. 또 살이 빠진 것 같기에 먹는 음식이 바뀌었냐고 묻자, 그는 건강관리를 좀 해야겠다는 생각에 몇 주 전부터 정제된 곡류나 육류를 식단에서 제외하고 통곡류와 현미, 알팔파(비타민과 미네랄, 단백질 등을 함유하고 있는 다년초) 싹을 먹기 시작했다고 이야기했다.

분석 결과 나는 플립의 삶을 바꿔놓은 니켈 알레르기가 다음 세 단계를 거쳐 발생했다는 결론을 내렸다.

- 스테인리스스틸 귀고리를 착용한 뒤 니켈에 민감 반응을 보이게 되었다. 이상 반응이 나타나 귀고리를 제거했지만 플립은 당시 귀에 생긴 발진이 알레르기 반응이었다는 사실을 알지 못했다. 그저 귀를 뚫은 부위에 감염이 생긴 것으로 생각했다.
- 몸에 좋은 식품을 먹기 시작하면서 전체적인 니켈 노출량이 늘어나 민감 반응이 더욱 심해지는 결과가 발생했다.
- 플립의 피부가 니켈과 닿는 부위에서 반응을 보이기 시작했는데, 하필 그것이 기타를 연주하는 손가락이었다.

이에 따라 나는 플립에게 2가지 해결 방안을 제시했다.

첫째, 3개월간 피부와 니켈이 접촉하지 말도록 했다. 기타는 나일론 줄이 달린 어쿠스틱 기타만 연주하고 시계나 장신구도 착용하지 말라고 했다. 둘째, 니켈 함량이 낮은 음식을 먹도록 했다. 식단을 바꾸자 며칠 만에 손가락 증상은 나아졌지만 플립은 3개월 동안 꾸준히 내가 권고한 방법을 지켰다.

그렇게 몇 개월이 지나자 플립의 니켈 알레르기는 완전히 사라졌다. 다시 록 기타를 연주하고 자연식품을 먹어도 피부에 발진이 생기지 않았다. 나는 장신구나 귀고리를 하고 싶으면 순은이나 14K 금 재질 제품으로 선택해야 피부가 니켈에 과도하게 접촉하는 일을 피할 수 있다고 알려주었다. 6년이 지난 현재까지 그는 아무 문제 없이 지내고 있다.

알레르기 반응이란 무엇인가?

알레르기 반응은 촉발 원인이 있을 때 시작되어 각종 증상이 연이어 발생하는 자가 증폭성 연쇄 반응으로 그 징후는 의사의 진단을 통해 확인할 수 있다. 촉발 원인은 셀 수도 없이 많고 증상도 미묘한 수준부터 치명적인 수준까지 다양하다. 반응이 증폭되는 과정에 면역계가 관여하면 알레르기로 발전한다. 세부적인 과정을 생략하고 기본적인 알레르기 발생 과정을 정리하면 다음과 같다.

촉발물질 노출 → 면역계의 관여로 반응 신호 증폭 → 증상 발현

촉발물질은 알레르기 유발물질 또는 항원으로 불린다. 알레르기 유발물질에 처음 노출된 시점에는 알레르기 반응이 나타나지 않는다. 면역계가 알레르기 유발물질을 기억해야 그러한 반응이 나타나기 때문이다. 우리가 다른 사람의 얼굴을 기억하려면 일단 본 적이 있는 사람이어야 한다는 것과 같은 원리이다. 알레르기 반응도 계속 그 물질에 노출될 때 나타나며, 두 번째로 노출될 때부터 알레르기 반응이 나타날 수도 있지만 때로는 수차례 노출될 때까지 잠잠한 경우도 있다.

알레르기 유발물질은 형태도 크기도 다양하고 우리가 숨 쉬고, 먹고, 만

지는 모든 것에 존재할 수 있다. 체내에서 알레르기 유발물질이 면역 세포의 수용체와 결합하여 면역계의 증폭 반응이 활성화되면 여러 단계로 이루어지는 알레르기 반응이 시작된다. 극소량으로 목숨을 위협할 만큼 극심한 면역 반응을 일으키는 알레르기 유발물질도 있다. 땅콩 알레르기가 그러한 경우에 해당된다.(102페이지 '땅콩 알레르기' 참조)

면역계의 총지휘자

보통 알레르기 반응은 면역계의 반응이 방향을 잘못 잡거나 과도한 반응을 나타낸 결과로 여겨지지만, 나는 면역계의 핵심 세포가 기능을 잃는 것이 원인이라고 생각한다. 다시 말해 나는 알레르기가 과잉 반응이 아닌 면역 결핍에서 비롯된 결과라고 본다.

대부분의 사람들은 면역계의 기능을 라디오와 비슷하다고 생각한다. 즉 라디오의 소리를 볼륨 다이얼로 키우거나 줄이고, 소리가 세게 나오게 하거나 약하게 나오도록 조절할 수 있는 것처럼 면역기능도 주로 그렇게 조절된다고 본다. 그러나 면역계는 라디오보다는 오케스트라에 훨씬 더 가깝다. 최종 결과물은 여러 부분으로 나뉘고 부분마다 나오는 소리가 조화를 이루도록 조절해야 한다. 현악기 소리가 묻히지 않도록 강조하려면 금관 악기의 소리를 줄이는 식의 조절이 이루어지는 것이다.

이렇게 면역 반응을 체계적으로 조율하고 일치시키는 역할은 림프구로 불리는 백혈구가 담당한다. 인체 면역계라는 오케스트라의 총지휘자인 셈이다.

알레르기가 있는 사람들은 이 림프구 중 특정한 종류가 전체와 조화를 이루지 못하는 것으로 보인다. 부적절한 면역 반응을 차단하여 염증 반응을 막는 조절 T세포가 바로 그 문제의 주인공이다. 수많은 연구를 통해 알레르기 환자들은 이 조절 T세포가 제대로 기능하지 못한다는 사실이 밝혀졌다. 그로 인해 알레르기의 대표적 증상인 불필요한 면역 반응이 나타나는 것이다.

　노르웨이의 한 연구진은 우유 알레르기가 있는 아이들 중 나중에 알레르기 증상이 사라진 아이들과 계속해서 우유에 알레르기 반응을 보이는 아이들의 면역 반응을 조사했다.[3] 연구에 참가한 모든 아이들은 평균 6개월 동안 유제품을 일체 섭취하지 않았다. 그러자 그 전까지 나타나던 설사, 구토, 부종과 같은 증상이 단시간에 사라졌다.

　다시 우유를 식단에 포함시키고 하루 섭취량을 약 120mL까지 조심스럽게 늘려 나갔다. 그러자 전체 어린이 중 절반 정도는 우유에 더 이상 이상 반응을 보이지 않았지만 나머지 절반은 다시 알레르기 반응을 보여 우유 섭취를 중단해야 했다. 일주일이 지난 뒤 혈액검사를 실시한 결과 두 그룹의 면역 반응에서 중요한 차이가 발견됐다. 우유 알레르기가 사라진 아이들은 그렇지 않은 아이들보다 조절 T세포의 혈중 수치가 더 높았다. 추가적인 검사를 통해, 이 조절 T세포가 알레르기 반응을 예방하는 역할을 한다는 사실이 밝혀졌다.

알레르기가 생기는 과정

알레르기의 영향, 즉 몸을 아프게 만드는 증상은 효과기세포effector cell 라 불리는 세포들과 이 세포에서 분비되는 특수한 화학물질인 매개물질로 인해 발생한다. 알레르기를 주로 일으키는 효과기세포는 비만세포와 호산구로 나눌 수 있다. 알레르기 치료에 사용되는 약물은 대부분 비만세포의 매개물질이 유발하는 영향을 차단한다. 가장 대표적인 예가 항히스타민제이다. 반면 스테로이드계 약물은 호산구를 사멸시키는 작용을 한다. 이 책에서는 알레르기를 일으키는 숨겨진 원인을 찾아 피하는 방법과 더불어 면역 작용이 증폭되는 현상을 차단하는 방법에 대해서도 이야기할 것이다.

우리가 알레르기 반응이라 부르는 영향이 효과기세포에서 비롯되는 것은 사실이나, 꼭 기억해야 할 점은 효과기세포가 존재한다고 해서 무조건 증상이 생기는 것은 아니라는 것이다. 우리 몸에서 효과기세포는 상처를 낫게 하고 피부를 재생시키는 과정에 핵심적인 역할을 하고 인체를 감염과 독성물질의 영향으로부터 보호한다.[4]

예를 들어 비만세포는 벌이나 뱀의 독이 몸에 유입되면 활성화되어, 물렸을 때 나타나는 부종과 통증을 일으킨다. 그러나 이와 같은 활성 작용은 물린 사람에게 해가 되기보다는 보호하는 역할을 한다. 또한 호산구의 중요한 기능은 기생충을 죽이는 것이다. 그러나 알레르기가 전 세계를 휩쓸 만큼 확산된 오늘날에는 알레르기 유발물질이 효과기세포의 기능을 장악하여 이러한 유익한 작용보다는 해로운 영향을 발생시킨다.

알레르기 반응의 개시 또는 초기 단계에 작용하는 효과기세포인 비만세포는 화학적 매개물질의 하나인 히스타민이 형성되는 주된 원천이다. 원시 동물에서도 발견될 정도로 역사가 깊은 비만세포는 실제로 그중 한 종류인 멍게에서 여전히 면역계의 중심 기능을 담당하고 있다.[5]

인체에서는 비만세포가 조직 곳곳에 드문드문 분산된 커다란 세포의 형태로 존재한다. 비만세포에서 만들어져 보관되었다가 분비되는 화학적 매개물질은 알레르기 증상을 유발하는 역할 외에도 호산구 등 다른 세포를 공격하여 알레르기 후기 반응을 일으킨다.

호산구는 혈액을 따라 몸속을 순환하다가 조직 내부로 쉽게 침투하여 여러 가지 독특한 매개물질을 분비한다. 연구를 통해 이 물질에는 종류와 상관없이 모든 세포에 상당한 손상을 일으키는 효소가 포함되어 있는 것으로 밝혀졌다.[6] 호산구의 조직 침투는 천식, 비염, 위장관질환을 비롯한 만성 알레르기 질환의 주된 특징에 해당된다. 또한 호산구는 면역 반응의 민감도를 증대시키는 방향으로 반응 패턴에 변화를 유도한다. 호산구가 활성화되면 더 극심한 알레르기 반응이 발생하고 반응이 더욱 증폭되는 악순환이 시작되는 것이다.

비만세포의 매개물질

비만세포에서는 알레르기의 징후와 증상을 유발하는 200여 가지의 매개물질이 생성된다. 알레르기의 약물 치료는 대부분 이러한 매개물질의 합성을 억제하거나 활성을 차단하는 방식으로 이루어진다. 가장 잘 알려진 비만세포의 매개물질은 아래와 같다.

- 히스타민: 전형적인 급성 알레르기 증상인 혈관 확장과 그로 인한 피부 붉어짐 현상, 열감을 유발한다. 히스타민은 혈관에 누수를 일으켜 혈장이 주변 조직으로 새어나가고 이는 부종이 발생하는 원인이 된다. 또한 재채기, 두드러기와 같은 여러 일반적인 알레르기 반응에도 영향을 준다. 따라서 항히스타민제는 알레르기 증상을 막는 일차적인 표준 치료법으로 활용된다.
- 세로토닌: 혈관을 수축시키고 위장관의 운동을 증대시킨다. 위경련과 설사를 유발할 수도 있다. 뇌에서는 기분 변화, 수면, 인지 기능과 관련된 다양한 기능에 영향을 준다. 일부 약물은 세로토닌의 기능을 차단하여 가려움증 등 몇 가지 알레르기 증상을 치료한다.
- 프로스타글란딘 D2(PGD2): 기관지 수축을 유발하고 천식 환자에서 나타나는 숨찬 증상을 일으키는 데 주된 역할을 한다. 또한 혈관을 팽창시켜 피부가 붉어지고 눈이 충혈되는 증상을 일으키기도 한다. 알레르기성 결막염 치료에 사용되는 점안액 중에는 눈에서 PGD2가 합성되지 않도록 차단하는 작용을 하는 것도 있다.
- 류코트리엔: 점액 분비량을 늘리고 기관지 수축을 유발한다. 천식과 꽃가루 알레르기로 인해 발생하는 극심한 증상에 영향을 준다. 처방약인 몬테루카스트(싱귤레어)와 같은 류코트리엔 길항제로 이러한 알레르기 증상을 약화시킬 수 있다.

과민반응의 4가지 유형

'알레르기'라는 용어는 오스트리아 비엔나에서 활동하던 소아과 전문의 클레멘스 폰 피르케Clemens von Pirquet가 1906년, 꽃가루에 노출된 어린이들이 재채기 증상을 보이는 상태를 설명하기 위해 처음 사용했다. 더 정확하게는 '반응성의 변형'이라는 뜻으로 해석된다. 그로부터 얼마 지나지 않아 알레르기가 면역계의 과잉 활성 또는 비정상적인 활성과 관련이 있다는 사실이 밝혀졌다.

20세기에 접어들어 과학자들은 체내 과민반응을 일으키는 면역 활성 상태를 4가지 유형으로 구분했다.[7] 알레르기 환자의 경우 이 4가지 반응 유형이 모두 나타날 수 있다.[8] 우선 4가지 모두 이전에 노출된 적이 있는 특정 알레르기 유발물질을 면역계가 인지해야만 발생한다. 제1형부터 3형은 과거 노출된 유발물질을 인지한 면역계가 해당 물질과 직접적으로 맞설 수 있는 항체를 생성하는 공통점이 있다. 면역계 구성 세포에서 만들어지는 단백질인 항체의 주된 기능은 면역성을 만들고 인체가 감염을 견디도록 돕는 것이다. 알레르기는 이와 같은 인체의 보호 작용이 몸에 해로운 방향으로 바뀌는 것이라 할 수 있다. 네 번째 유형은 니켈 피부염의 사례처럼 항체의 작용이 포함되지 않는 알레르기에 해당된다.

제1형 과민반응

가장 흔히 발생하고 일반적으로 '알레르기'라 불리는 제1형 과민반응은 IgE면역글로불린 E라는 항체가 형성되면서 발생한다. IgE는 알레르기 유발물질과 결합하고 이것이 비만세포를 자극하여 히스타민과 같은 매개물질이 분비되도록 한다. 분비된 매개물질은 조직에서 폭발적인 영향력을 나타낸다. 알레르기 표준 혈액검사에서는 특정 알레르기 유발물질에 대한 IgE 항체가 존재하는지 확인한다. 피부 검사로는 IgE 항체가 인위로 주입한 알레르기 유발물질과 결합할 때 나타나는 피부가 부풀어 오르는 증상을 통해 확인한다.

아나필락시스와 아토피 피부염, 두드러기, 꽃가루 알레르기, 알레르기성 천식 증상이 이 제1형 과민반응에 해당된다. 반응은 초기와 후기 두 단계로 구성된다. 초기 단계 증상은 비만세포에서 매개물질이 분비될 때 나타난다. 이 반응은 알레르기 유발물질에 노출되고 수초 만에 나타날 수 있으며 길게는 수 시간까지 지속된다. 비만세포의 일부 매개물질은 호산구를 자극하여 조직의 염증 반응을 유도한다.

후기 단계 반응은 호산구가 활성화되면서 나타난다. 호산구에서 분비되는 매개물질 가운데 가장 강력한 효소는 다른 세포를 손상시키고 기생충을 사멸시킬 수 있을 뿐만 아니라 인체의 조직에도 똑같은 손상을 일으킬 수 있다.

이와 같은 후기 단계는 수일간 지속될 수 있으며 그로 인해 조직과 면역계에 발생한 변화가 오랫동안 이어질 수 있다. 손상된 조직이 회복되는 과정에서 흉터가 생기고, 면역계에도 림프구에서 IgE 항체가 더 많이 만들어지는 변화가 일어날 수 있다. 이와 같은 단계적 반응을 통해 알레르기는 점점 통제하기 힘든 상태로 악화되므로 건강에 큰 위협이 된다.

아토피 피부염의 경우, 초기와 후기 단계에 나타나는 피부 반응에 차이가 있다. 알레르기를 일으키는 음식을 섭취하면 피부가 점점 붉어지고 약간 부어오르면서 심하게 가려운 증상이 나타난다. 이 초기 단계 반응이 가라앉으면 피부가 두꺼워지면서 껍질이 벗겨진다. 붉고 가려운 증상은 지속되지만 처음만큼 심하지 않다. 이러한 후기 반응이 길게 지속되면 피부가 원상태로 쉽게 복구되지 않는다.

제2형과 제3형 과민반응

제2형과 제3형 과민반응에는 IgG면역글로불린 G라는 또 다른 종류의 항체가 관여한다. 알레르기 신호를 증폭시키는 이 항체는 혈액을 따라 인체를 순환하는 주요 항체이기도 하다. 백신 접종을 받으면 인체는 백신에 포함된 항원에 대한 IgG 항체를 만들어낸다. 일반적인 면역 반응에 반드시 필요한 구성요소이므로 IgG가 제대로 생성되지 않는 사람들은 세균 감염에 반복적 혹은 만성적으로 시달린다. 제2형과 제3형 과민반응은 주로 약물 알레르기로 인해 발생하며, 일부 경우 음식 알레르기로도 나타난다. 편두통, 복통, 관절염이 주된 증상이다. [9]

식품이나 약물로 발생하는 이 2가지 유형의 과민반응을 탐지하기 어려운 이유는 다음과 같다. 첫 번째는 IgE가 이 반응에 관여하지 않으므로 IgE를 검출하는 알레르기 표준검사로는 IgG로 인한 알레르기를 확인할 수가 없다. 두 번째는 알레르기 유발물질에 인체가 노출된 후 알레르기 반응이 나타나기까지 긴 시간이 소요되는 경우가 많고, 때로는 24시간 이상 지연되는 특징 때문이다. 그러므로 제2형과 제3형 과민반응 여부를 파악하기 위해서는 굉장히 정밀한 분석이 필요하다. 지연성 과민반응으로도 알려진 제4형 과민반응도 마찬가지다.

제4형 과민반응

제4형 과민반응에는 항체가 관여하지 않는다. 알레르기를 일으키는 유발물질에 노출된 후 면역세포를 활성화시키는 역할은 '도움 림프구'가 담당한다. 이 림프구는 자체적으로 반응을 증폭시키고 '살해 림프구'를 항원이 발견된 곳으로 이끈다. 살해 림프구의 조직 손상 기능은 호산구만큼 강력하다.

결핵과 같은 여러 감염질환에서 나타나는 이 제4형 과민반응은 감염이 확산되지 않도록 차단하는 기능을 한다. 또한 류마티스 관절염이나 크론병, 제1형 당뇨, 다발성 경화증, 하시모토 갑상선염 등 일부 자가면역질환으로 발생하는 손상에도 영향을 준다.

제4형 과민반응의 가장 대표적인 예는 옻나무 속 식물의 오일에 피부가 노출되면서 발생하는 알레르기성 발진 반응이다. 또한 알레르기성 접촉 피부염(앞서 록 음악가 플립이 경험한 니켈 알레르기 등)도 제4형 과민반응에 해당된다. 일부 경우 이 유형에 해당되는 반응으로 천식이 발생하기도 한다. 12장에서 다시 설명하겠지만, 천식 증상의 최대 15%는 바로 이 제4형 과민반응에 속한다. 음식 알레르기의 경우 특히 위장관이나 피부에 나타나는 반응이 제4형 과민반응과 관련이 있다.

아나필락시스: 목숨을 앗아갈 수 있는 알레르기

아나필락시스라는 용어는 1913년 노벨생리의학상을 수상한 프랑스의 과학자 샤를 리셰Charles Richet가 처음 만들었다. 리셰는 면역 반응과 상반되는 과민증이라는 새로운 개념을 표현하기 위해 이 단어를 사용했다.

아나필락시스 반응이 일어나면 인체는 영향이 발생한 조직이 즉각적으로 엄청나게 부풀어 오르고 혈관 확장, 기도와 장 내벽을 이루는 평활근 수축, 신경 말단 자극을 유발하는 화학물질이 넘쳐흐르는 상태가 된다. 혀와 목, 호흡기에 반응이 발생할 경우 호흡이 불가능해질 수도 있다. 또 순환계가 영향을 받으면 혈압이 심하게 떨어져 아나필락시스 쇼크가 발생한다. 얼굴과 입술, 눈과 함께 피부 일부가 부어오르는 동시에 재채기, 위경련, 설사 외 증상이 발생하는 경우도 있다.

아나필락시스를 일으키는 일반적인 원인은 벌레에 물리거나 땅콩 등 특정 음식, 페니실린과 같은 약물이다. 반응이 나타나면 응급조치가 반드시 이루어져야 한다. 먼저 아드레날린을 주사하여 혈압을 높이고 혈관 수축과 기관지 확장을 유도할 수 있는 조치가 필요하다. 과거 아나필락시스 반응이 발생한 적이 있는 사람은 아드레날린을 신속히 자가 투여할 수 있는 도구를 항상 소지해야 하며, 주치의와 비상상황 발생 시 어떻게 대응할 것인지 미리 계획을 마련해두어야 한다.

지난 10년간 아나필락시스 반응이 나타난 사례는 2배로 늘어나 미국에서는 매년 1,500명이 이로 인해 숨지는 것으로 추정된다. 그러나 미국의 각 병원에서 아나필락시스로 응급 치료를 받은 대부분의 환자들이 퇴원 시 아드레날린 자가 주사기를 지급받지 못하고 알레르기 전문의와의 연결도 제대로 이루어지지 않아 향후 동일한 반응이 다시 발생할 수 있음에도 불구하고 예방할 기회를 얻지 못하는 실정이다.[10]

다른 나라에서 진행된 조사에서도 동일한 결과가 확인됐다. 아나필락시스 반응이 발생할 수 있는 사람들이 아드레날린을 제대로 준비하지 않은 채로 살아간다는 것이다. 목숨까지 위협할 만큼 심각한 증상임에도 여전히 진단과 보고, 치료가 적절히 이루어지지 않는 상황이다.[11]

땅콩 알레르기

아나필락시스를 일으키는 주된 요인 중 하나는 땅콩 알레르기다. 땅콩에는 알레르기를 일으키는 단백질이 최소 12가지가 함유되어 있고 그중 2가지에 민감 반응을 일으키는 사람들은 아나필락시스 반응이 발생할 수 있다.[12] 1997년 미국에서 4,000곳의 가정을 대상으로 실시한 전화 조사에서는 땅콩이나 견과류 알레르기가 있다는 응답자가 1.1%를 차지하는 것으로 나타났다(미국 인구를 감안하면 대략 300만 명에 해당된다).[13] 5년 뒤 후속 연구를 실시하자 땅콩 알레르기가 있는 어린이의 숫자가 2배로 늘어났다.[14] 그리고 2007년 조사에서는 미국 초등학생 중 땅콩 알레르기 환자의 수가 3배로 늘어나 연구진은 이렇게 환자가 늘어난 상황을 '유행병'이라는 단어로 표현했다.[15]

1990년대에 영국에서 초등학생을 대상으로 땅콩 추출물에 대한 피부 알레르기 반응 테스트를 실시한 결과 민감 반응이 나타난 어린이의 비율

이 3배로 늘고 임상학적으로 땅콩 알레르기 반응이 확인된 아동의 숫자도 2배 늘어난 것으로 확인됐다.16)

땅콩 알레르기가 왜 증가했는지 그 이유는 명확히 밝혀지지 않았다. 아이들의 경우 땅콩에 처음이라고 생각하는 노출이 일어나자마자 즉각적으로 알레르기 증상이 나타나는 경우가 대부분이다. 그러나 이러한 반응이 나타나려면 이미 땅콩에 노출된 적이 있고 면역계가 땅콩의 알레르기 유발물질에 민감 반응을 보이게 된 과정이 있어야 한다.

영국의 임페리얼 칼리지 런던 소속 연구진은 땅콩 알레르기가 있는 것으로 확인된 아이들과 다른 알레르기가 있는 아이들, 알레르기가 없는 아이들의 차이점이 무엇인지 밝히기 위한 연구를 진행했다. 가장 뚜렷한 차이는, 땅콩 알레르기가 있는 아이들은 그렇지 않은 아이들에 비해 땅콩유('낙화생유'로도 알려짐)가 함유된 스킨케어 제품의 사용 비율이 2배 더 많았다는 점이다.17) 미국과 영국에서는 스킨케어 제품과 영유아용 피부 관리 제품에 땅콩유가 일반적으로 많이 사용된다. 바르는 제품 중에는 귀지 제거용 왁스인 세루몰, 피부 보호 크림인 시오펠, 아연과 피마자유(아주까리기름)가 함유된 연고, 칼라민 로션, 치료가 힘든 습진에 바르는 강력 스테로이드 크림인 더모베이트 연고, 나셉틴 크림 등이 땅콩유가 포함된 제품에 해당된다.18)

위의 영국 연구진은 가족 중에 땅콩을 먹는 사람이 있으면 땅콩알레르기가 발생할 가능성이 더 높다는 사실도 확인했다.19) 그리고 피부가 땅콩의 알레르기 유발성분에 노출되는 것이 땅콩 알레르기를 일으키는 주된 위험요인이라는 이론을 수립했다. 습진이 있는 아이들이 땅콩으로 인한 아나필락시스 반응이 발생할 위험이 더 높은 이유도 설명할 수 있는 이론이다. 습진으로 인해 피부에 염증이 생기고 표면이 갈라지면 땅콩에 함유된 알레르기 항원이 피부로 침투하여 흡수될 확률도 높아진다. 현재까지는 땅콩 알레르기를 없앨 수 있는 특별한 치료법이 없는 실정이다.

경구 내성의 미스터리

유아기에 어떤 방식으로 항원에 노출되느냐에 따라 그 물질에 대한 반응성, 즉 친구가 될 것인지 적이 될 것인지가 결정될 수도 있다. 아이가 음식을 섭취하면, 그것도 아주 많은 양을 섭취하면 면역계는 그 음식을 안전하다고 인지하고 '경구 내성'이라 불리는 반응을 나타낸다. 그 음식을 '친구'로 여기는 것이다.

그런데 유아가 피부를 통해 동일한 항원에 노출되면 경구 내성 반응은 나타나지 않고 알레르기성 과민반응이 발생할 수 있다. 쥐를 대상으로 한 실험에서도 피부를 땅콩 단백질에 노출시키자 땅콩에 함유된 알레르기 유발성분으로 인한 알레르기 반응이 나타나고 뒤이어 해당 쥐가 땅콩을 섭취하자 반응이 더욱 격렬하게 발생하는 것으로 확인됐다.[20]

음식에 대한 경구 내성과 장내 세균은 식품 알레르기와 셀리악병소아 지방변증, 크론병, 궤양성 대장염과 같은 장의 염증성 질환을 예방하는 작용을 한다. 경구 내성이 생기기 위해서는 이번 장의 앞부분에서 다루었던 조절 T세포라는 특수한 림프구가 발달하여 무해한 항원에 건강에 위협이 될 정도의 과민한 반응이 발생하지 않도록 차단하는 과정이 반드시 이

루어져야 한다. [21]

적색육 알레르기의 원인은 진드기

2009년, 의학계 학술지에 새로운 현상이 보고됐다. 평생 적색육을 잘 먹던 사람이 느닷없이 쇠고기나 돼지고기, 양고기를 먹고 두드러기나 아나필락시스 반응이 나타나는 사례가 발생한 것이다. 이런 경우 다른 음식에는 어떠한 이상 반응도 발생하지 않았다. [22]

그런데 이 같은 적색육 알레르기는 대부분 참진드기에 물린 다음에 일어난 것으로 확인됐다. 버지니아대학교에서 처음 이 같은 설명이 나오고 얼마 지나지 않아 미국과 멀리 떨어진 호주, 북유럽, 스페인, 중국에서도 이처럼 희한한 사례가 보고됐다. [23]

버지니아대학교 연구진은 음식 알레르기는 문제를 일으키는 물질이 대부분 단백질인 데 반해 적색육 알레르기가 나타난 사람들의 경우 진드기로 인해 제1형 과민반응이 발생하여 IgE 항체가 생성되고 이 항체는 인체에는 없지만 적색육에 함유된 알파갈락토오스라는 당류에 반응한다는 사실을 발견했다.

참진드기는 알파갈락토오스를 보유하고 있다가 사람을 물면서 피부에 이 성분을 주입한다. 일부 경우, 인체의 림프구가 이 알파갈락토오스 성분을 외래 물질로 인지하고 면역 반응을 일으켜 없애려고 시도한다. 원래 잠재적인 음식 알레르기 유발물질에 노출되면 인체는 경구 내성 반응을 보이지만 이러한 면역 반응으로 인해 그 과정이 제대로 이루어지지 못한다. 결국 다음에 적색육을 또 섭취하면 방향이 잘못 잡힌 인체 보호 반응이 일어나 알레르기를 일으키고 가려움증, 피부가 타는 듯한 화끈거림, 두드러기, 목이 붓는 증상, 심지어 아나필락시스 쇼크까지 나타날 수 있다. 일반적으로 제1형 과민 반응은 원인물질에 노출된 직후 나타나지만 알파갈락토오스가 유발하는 적색육 알레르기 반응은 섭취 후 수 시간이 지나도록 발현되지 않을 수도 있다. [24]

진드기로 인한 적색육 알레르기는 원인물질에 피부가 노출됨으로써 경구 내성 반응이 무효화되고 음식 알레르기에 대처하는 인체의 자연적인 방어 기능이 사라지는 또 하나의 예라고 볼 수 있다.

〰〰〰 결론 〰〰〰

이번 장은 록 음악가인 플립이 기타의 금속 줄에 극심한 알레르기 반응을 보인 사례를 소개하는 것으로 문을 열었다. 플립의 사례는 "알레르기란 무엇인가?"라는 질문에 적절한 답을 찾는 데 도움이 된다. 알레르기는 반응을 촉발시키는 원인물질로 인해 시작되고 면역계가 신호를 증폭시키면서 그로 인한 영향인 증상이 발현되는 순서로 이어진다.

앞서 설명한 것과 같이 면역계는 오케스트라에 비유할 수 있고, 조절 T세포로 불리는 백혈구는 음악이 균형 있게 연주되도록 관리하는 지휘자 역할을 담당한다. 이 책에서는 이 조절 T세포의 기능을 강화하여 알레르기 반응을 줄일 수 있는 여러 가지 방법에 대해서도 소개할 것이다.

더불어 이번 장에서는 4가지 과민반응을 살펴보고, 세포 수준에서 알레르기의 특성을 확인하기 위해 효과기세포와 비만세포의 매개물질에 대해서도 알아보았다. 이러한 물질과 치료의 관계를 고려하여, 여러분이 알레르기로 병원 진료를 받을 일이 있을 때 이러한 내용을 반드시 담당 의사와 논의할 필요가 있다. 알레르기는 복잡한 질환이고 위험한 알레르기 반응이 따를 수 있으므로 반드시 전문가의 의견을 따르는 것이 중요하다.

알레르기 반응이 일어날 때 우리 몸에서 어떤 일이 벌어지는지 자세히 알아봤으니 이제 무엇이 그러한 반응을 유발하는지 살펴볼 차례다. 문제를 바로잡으려면 문제를 일으키는 요소부터 알아보는 것이 우선이다.

chapter **4**

암호 해독: 숨어 있던
알레르기의 정체를 밝혀라

"작년 전까지는 피로라는 걸 전혀 모르고 살았어요. 남편보다 훨씬 더 바쁘게 지냈고요." 케이트는 이렇게 말했다.

"직업이 그래픽 디자이너라 하루에 10시간씩 일하면서 두 아이들을 키우고, 매일 아침 일을 시작하기 전에 조깅도 했어요… 죄송해요, 저도 모르게 눈물이 나네요." 눈물이 가득 고인 눈으로 케이트는 말을 이어갔다. "제 인생이 사라져버렸어요. 운동도 못하고, 회사에 가도 좀비가 된 것 같아요. 우리 아이들 생활에도 지장을 주고 있어요. 댄스 대회나 축구 경기에 가야 할 일이 생길 때마다 정말 몸이 너무 힘들거든요. 그냥 가만히 누워서 쉬고 싶은 마음뿐이에요. 머릿속은 흐릿하고, 아주 사소한 일인데 엄청 노력을 해야만 해낼 수 있어요. 이건 예전의 제가 아니에요."

수많은 여성들이 그렇듯 케이트도 늘 다른 사람들을 챙기며 살아왔다. 항상 가족과 고객을 먼저 생각하는 삶이었다. 이렇게 몸이 안 좋은 상황에서도 남들에게 피해를 주면 안 된다는 것이 케이트의 주된 고민이었다.

"이 병을 뭐라고 불러야 할지도 모르겠어요. 암에 걸린 것도 아니고 심장에 병이 난 것도 아니잖아요. 기분이 우울한 건 맞지만, 안 그런 사람이 있을까요?"

케이트의 증상은 서서히 시작됐다. 나를 찾아온 많은 환자들은 대부분 비슷한 고민을 한다.

- "일을 너무 많이 했나봐. 휴가라도 다녀와야겠어."
- "나이가 들면 원래 이런가?
- "바이러스에라도 감염된 건가… 아니면 빈혈인가?"
- "갑상선 기능에 이상이 생겼나?"
- "우울증일 수도 있어."
- "대체 내가 왜 이러는 거지?"

케이트는 주말에 외출할 일을 만들지 않았다. 전에 없던 그런 패턴들이 하나둘 생겨났다. 하지만 한 주가 지날 때마다 상태는 점점 더 악화됐고 주말 내내 가만히 쉬면서 회복될 수 있도록 애를 썼다. 일요일 밤쯤 되면 몸은 한결 나아졌지만 완전히 가뿐해지지는 않았다. 내과를 찾아가 검진을 받고 혈액검사도 받았지만 모든 결과는 정상이었다. 안심하면서도 한편으로는 좌절감을 느낀 결과였다.

나는 케이트와 처음 만나 상담을 하면서 주 단위로 나타나는 증상 패턴을 주목하는 것이 좋겠다고 생각했다. 그러자 케이트가 겪는 증상에서 가장 중요한 특징이 드러났다. 직장에만 나가면 몸이 늘 안 좋다는 것이다.

케이트는 작년 8월 2주간 휴가를 내고 가족들과 미국 북부 지역으로 여행을 다녀왔다고 했다. 하루는 텅 빈 들판에서 불을 피우다가 옻나무 연기를 들이켜는 일이 있었다. 하루가 지나자 얼굴이 벌겋게 달아오르더니 붓고 가렵기 시작했다. 때마침 몇 킬로미터 떨어진 곳에 긴급의료시설이 있어 급히 진료를 받았고 의사는 5일 치 스테로이드제를 처방해주었다.

증상은 놀라울 정도로 빠르게 개선됐다. 피부 발진이 사라졌을 뿐만 아니라 만성적으로 나타나던 증상까지 가라앉았다. 피로감도 사라지고, 기분도 한결 좋아졌다. 그다음 주말에는 아이들과 함께 애디론댁 산맥으로 등산을 떠났다. 그때만 해도 케이트는 의기양양한 상태였다.

그러나 휴가를 마치고 직장에 돌아오자 모든 것이 다시 무너지기 시작했다. 평소대로 일한 지 며칠 만에 증상이 점점 악화되는 악순환이 시작되고 심지어 몸 상태가 이전보다 훨씬 안 좋아지는 양상이 나타났다. 담당 의사는 일에서 받는 스트레스가 원인이라고 결론짓고 심리치료를 받아보라고 했다. 그러나 심리치료사는 케이트와 상담을 마친 후 스트레스가 원인이 아니라 몸에 뭔가 문제가 있다고 판단하여 내게 진료를 받아보라고 했다.

나는 케이트가 옻나무로 인해 이상 증상이 나타났을 때 약을 복용하고 증상이 빠르게 개선된 이유가 무엇인지 다양한 가능성을 떠올려보았다. 그중 가장 신빙성이 크다고 생각된 점은 직장에서 무언가가 케이트에게 알레르기 반응을 일으켰다는 것이다. 2주 동안 회사를 떠나 있었고 스테로이드제를 복용하면서 건강 상태가 거의 정상으로 돌아왔다는 점이 단서였다. 만약 직장에 케이트의 건강을 악화시킨 어떤 요인이 존재한다면 휴가를 떠나는 것으로 평소에 나타나던 증상이 개선됐을 것이고, 스테로이드제로 알레르기 증상이 일시적으로 가라앉은 것으로 추정할 수 있었다. 이 2가지가 모두 여행 기간에 케이트의 건강이 회복된 요인이라는 생각이 들었다.

또한 케이트는 단순한 알레르기가 아닌 것 같았다. 가령 고양이털에 알레르기가 있는 사람이 고양이를 기르는 친구 집에 놀러 가면 눈이 따끔거리고 눈물이 흐르는 증상과 함께 재채기, 숨을 쌕쌕거리는 증상이 나타나기도 하는데 대부분 고양이에 노출된 직후 바로 이러한 증상이 시작된다. 그리고 친구 집에서 나오면 몇 시간 안에 증상이 다 사라진다. 그러나 케이트는 알레르기 반응이 지연되어 나타났다. 이는 곰팡이 알레르기에서 전형적으로 나타나는 특징이다.

확실한 정보가 필요했기에, 나는 케이트에게 2가지를 요청했다.

- 먼저 회사 사무실에 물이 새거나 고여서 넘친 곳이 있는지 확인하고, 침수된 징후나 벽, 천장에 색이 변한 부분이 있는지 잘 살펴보라고 했다.
- 두 번째로 한두 주 정도 사무실에 출근하지 않고 집에서 일할 수 있는지 회사에 알아보라고 했다.

대형 그래픽아트 업체인 케이트의 회사는 시내 중심가 사무용 건물에 위치해 있었다. 사무실 벽과 천장을 꼼꼼히 둘러본 케이트는 자신의 책상과 가까운 곳에 있는 냉난방용 환기구가 깨끗한 흰색이 아니라 시커멓게 변해 있다는 사실을 확인했다. 잠깐의 조사로 곰팡이 발생원으로 추정되는 곳도 찾아낼 수 있었다. 바로 사무실로 공기가 유입되는 배관이었다.

업무가 대부분 컴퓨터로 이루어지는 특성상 케이트는 일주일간 집에서 일할 수 있게 되었다. 그러자 악순환을 돌던 증상이 개선되기 시작했다. 일주일 만에 컨디션이 완전히 정상으로 돌아간 것은 아니지만 금요일이 되자 월요일보다 나아졌다. 사무실에 나가지 않아 증상의 패턴이 사라진 것은 좋았지만 케이트는 출근해서 동료들과 함께 일하고 싶다고 했다.

사무실 배관을 검사해본 결과 모두 8종의 곰팡이가 발견됐다. 배관 청소와 더불어 관끼리 만나는 부분에 습기가 쌓이지 않도록 환기 시스템 전체의 균형을 바로 잡는 작업까지 마친 후에야 겨우 문제가 해결되었다. 실내 공기가 얼마나 좋아졌는지 직원 전체가 느낄 정도였다. 다시 출근한 케이트도 기운을 쭉 빼놓는 증상들이 반복되는 일 없이 책상에 앉아 일할 수 있게 되었다. 그러나 몸 상태가 완전히 좋아지지는 않았다.

곰팡이 오염은 시작에 불과했다. 나는 케이트가 원래대로 활기를 찾으려면 2가지 요인을 해결해야 한다고 판단했다. 내적인 문제인 알레르기와 독소가 그 대상이었다.

평소 곰팡이에 과도하게 노출된 상태로 오랫동안 생활하면서 곰팡이 알레르기는 케이트에게 심각한 문제를 일으켰다. 사무실 외에 또 어디에서 곰팡이에 노출되고 있는지 찾아야 했다. 게다가 사무실 공기 배관에서 발견된 곰팡이 가운데 두 종은 면역기능에 영향을 주는 독소를 만들어내는 종류로 확인됐다. 이러한 독소는 노출원이 사라져도 체외로 배출되지 않는다. 간에서 담즙으로 보내진 독소는 소장으로 분비되고, 그곳에서 다시 혈류로 흡수되어 몸속에서 계속 돌아다니는 것이다. 케이트에게 필요한 건 해독이었다.

이 책 뒤에서 다시 소개할 몇 가지 단계에 따라 케이트는 생활환경을 바꾸었다. 가정에서 곰팡이에 노출되지 않도록 곰팡이가 자라기 쉬운 욕실과 싱크대 뒤쪽의 습기를 제거했다. 내가 '면역 균형 식단'으로 이름 붙인 식이요법도 실천했다. 모두 음식으로 섭취하는 곰팡이를 줄이고 해독을 돕기 위한 노력이었다. 이와 함께 나는 해독 과정을 촉진해줄 2가지 식이보충제를 권했다.

- **N-아세틸시스테인** 아미노산의 일종이자 항산화물질로, 해독에 도움이 된다.
- **코코넛 숯** 숯은 독성물질을 흡수하는 특징이 있다. 섭취하면 장의 독성물질을 포집해서 혈류로 흡수되지 않도록 체외로 배출시킨다.

한 달여의 기간을 거쳐 케이트는 완전히 회복됐다.

케이트가 건강을 회복한 과정을 통해 우리는 숨겨진 알레르기가 의심될 때 반드시 따져봐야 할 문제를 3가지로 정리할 수 있다.

- 원인을 알 수 없는 증상이 있다면 혹시 알레르기가 원인은 아닌가?

- 먹는 음식이나 환경에 제거해야 할 알레르기 유발물질이 존재하지는 않는가?
- 알레르기 반응이 왜 나타나는가? 알레르기를 유발하는 요소 중 직접 처리할 수 있는 부분이 있는가?

이번 장에서 나는 환자들을 치료하면서 필요한 답을 얻기 위해 내가 던지는 질문들을 여러분과 함께 생각해보고자 한다.

알레르기 솔루션의 핵심은 발견

이제부터 우리는 여러분 자신과 생활환경에서 전혀 몰랐던 새로운 영역을 들여다보는 멋진 탐사 여행을 떠날 예정이다. 여러분 삶에 결정적으로 중요한 기회가 될 가능성이 크다. 몸에서 나타나는 증상을 여러 질문을 통해 검토하고, 이를 통해 건강을 찾을 수 있는 숨겨진 단서를 발견할 수 있을 것이다. 관절통이 있는지, 또는 머릿속이 뿌옇고 멍해지는 증상이 있는지와 같은 질문처럼 금방 답을 할 수 있는 부분도 있고 후각이나 미각이 평소와 다른지와 같은 다소 모호한 질문도 포함되어 있다. 이 질문들은 여러분 자신과 생활환경은 물론 여러분의 내부 상태에 관한 극히 중요한 정보를 수집하기 위해 마련되었다.

이 과정을 통해 여러분 스스로를 중심에 둔 상태로 건강을 전혀 새로운 관점에서 볼 수 있게 된다. 질문 항목마다 제각기 다른 사항을 상세히 다룬다는 인상을 줄 수 있지만 아주 작은 단서가 건강을 회복하기 위한 미스터리한 여행에서 중요한 단서가 될 수 있고, 알레르기 반응을 일으키는 요인과 그 요인이 삶에 어떤 영향을 주는지 확인할 수 있을 것이다.

다음에 제시된 질문 중에는 많은 생각을 하게 하는 내용도 포함되어 있고 여러 가지 감정이 들 수도 있으니 너무 놀라지 않았으면 한다. 지금 여러분에게 나타나는 증상이 삶에 얼마나 영향을 주고 있는지, 잠시 멈춰서서 생각해보고 깨닫는 기회가 될 것이다.

드러나지 않았던 알레르기를 발견하는 과정은 네 단계로 진행된다.

첫 단계는 '알레르기 솔루션 증상 체크리스트'를 활용하여 현재의 건강 상태를 점검하고 기록한다.

두 번째 단계는 '증상 정도 파악하기'로, 주어진 질문에 답을 하면서 몸에 나타나는 증상의 중증도와 빈도, 지속 기간을 분석한다.

세 번째 단계인 '유발물질 찾기'에서는 증상이 발생하는 시점과 패턴을 생각해보고 이것이 생활환경과 어떤 관계가 있는지 따져볼 수 있는 질문들이 제시된다. 현재 나타나는 증상이 무엇 때문에 발생하는지 찾는 데 도움이 될 것이다. 또한 이 단계를 통해 알레르기를 좀 더 상세히 이해할 수 있다.

네 번째 단계 '원인 찾기'에서는 알레르기와 연관된 주된 문제를 살펴본다.

이 네 단계를 모두 마치고 나면 여러분 자신과 건강에 관한 새로운 정보를 많이 얻게 된다. 이렇게 수집한 정보는 담당 의사와도 반드시 공유할 것을 권한다. 의사와 생산적인 대화를 나눌 수 있는 계기가 되어 새로운 치료 아이디어를 떠올리고 좀 더 살펴볼 만한 새로운 부분이 무엇인지

고민해볼 수 있을 것이다. 여러분은 물론 여러분을 치료하는 의사도 건강을 되찾기 위한 여정을 더욱 세부적으로, 더 많이 파악할 수 있고 숨어 있던 알레르기를 찾아내는 놀라운 성과도 얻을 수 있다.

알레르기 솔루션 증상 체크리스트

먼저 현재 문제가 되는 증상을 목록으로 작성해보자. 증상이 정리되면 얼마나 심각한지 평가하는 단계가 이어지고, 증상을 없애기 위한 노력도 진행될 것이다. 현재 몸에 나타나는 증상이 너무 많아서 다 기억나지 않는 사람은 아래 목록을 보고 기억을 되살려보기 바란다. 일단 쭉 기록하고 분석은 나중에 하기로 하자.

아래 목록은 내가 수많은 알레르기 환자들에게서 발견한 증상들이다. 목록에 없는 증상이 있을 경우 맨 마지막에 직접 기입하기 바란다.

증상 목록

□ **피로감 – 신체 또는 정신**
　• 피로감 때문에 중단해야 했던 일이 있었나?

□ **전체적으로 컨디션이 좋지 않고 언짢은 상태**
□ **체중 문제**
　□ 체중 감량이 어려움

□ 체중을 늘리기가 어려움

□ 음식에 대한 갈망

□ 과도한 식욕

□ **통증**

　□ 두통

　□ 귀 통증

　□ 인후통

　□ 코막힘과 압박감

　□ 흉통

　　• 가슴 부위 중 어느 부분에 통증이 느껴지는가?

　　_____

　□ 속 쓰림

　□ 복통

　　□ 배꼽 윗부분

　　□ 배꼽 아랫부분

　□ 요통 또는 목통증

　□ 관절통

　　• 어떤 관절에 통증이 느껴지는가?

　　_____

　□ 근육통

　　• 어떤 근육에 통증이 느껴지는가?

　　_____

117

□ 기타 부위의 통증

  • 어느 부위에 통증이 느껴지는가?

  _____

□ **수면 문제**

  □ 잠들기가 어려움

  □ 잠든 상태를 유지하기가 어려움

  □ 아침에 일어나도 개운하지 않음

□ **기분 문제**

  □ 우울한 기분

  □ 불안감

  □ 급격한 기분 변화

  □ 과민성

□ **인지적인 문제**

  □ 머릿속이 뿌옇고 멍함 – 집중하기가 어려움

  □ 기억력 감퇴

  □ 혼란스러움

  □ 과잉흥분

□ **어지럼증**

  □ 머리가 몽롱하거나 균형을 잡기가 힘든 느낌

  □ 머리가 빙빙 도는 느낌

□ **가려움증, 피부 부어오름, 피부 붉어짐**

  □ 얼굴

□ 눈

    □ 끈적거리는 느낌이 있는가?

□ 귀

□ 인후

□ 손 또는 발

□ 두피

□ 항문

□ 생식기

    □ 분비물이 있는가?

□ 신체 다른 부위

    • 어느 부위인가?

□ 전신

□ **콧물, 재채기**

    □ 콧물이 코 뒤로 넘어가는 증상(후비루), 잦은 헛기침

□ **후각 또는 미각 이상**

    □ 후각 또는 미각 감퇴

    □ 후각이 과도하게 민감해지는 증상

□ **기침**

    □ 마른기침

    □ 젖은기침 - 가래 발생

□ **호흡곤란**

☐ 숨을 쌕쌕거리는 증상

☐ **가슴 두근거림**

☐ 비정상적인 심박

☐ 빠른 심박

☐ 크게 쿵쾅대는 심박

☐ **가스 발생**

☐ 복부 팽만감

☐ 트림

☐ 속이 부글거림

☐ **설사**

☐ **변비**

☐ **피부가 건조하고 각질이 발생하거나 껍질이 벗겨지는 증상**

☐ **여드름**

☐ **탈모**

☐ **그밖에 경험한 증상**

_____

_____

증상을 설명해보자

알레르기 증상은 보통 변동이 심하고 알레르기 유발물질에 노출되는 방식에 어느 정도 좌우된다. 의사들은 '중증도', '빈도', '지속 기간'을 기준으로 이러한 차이를 설명한다. 중증도는 증상이 얼마나 심하게 나타나는지와 해당 증상이 환자의 생활에 전반적으로 주는 영향의 수준으로 나뉜다. 빈도와 지속 기간은 증상의 패턴을 나타낸다.

위에서 여러분이 선택하거나 직접 기입한 각 증상마다 아래 질문을 던져보자.

증상은 항상 나타나는가, 아니면 있다가 없다가 하는 편인가?

□ 항상 나타난다 – 완전히 사라진 적이 없다.

□ 있다가 없다가 하는 편이다 – 어떨 때는 아무런 증상이 없다.

증상이 나타나면 상태가 크게 바뀌는 편인가?

□ 매번 증상의 정도는 동일하다.

□ 어떨 때는 다른 때보다 심하고 때로는 약하게 나타나기도 한다.

특정 증상이 최악으로 나타나는 시간을 비율로 따지면 어느 정도인가?

10, 20, 30, 40, 50, 60, 70, 80, 90

특정 증상이 가장 약하게 나타나는 시간을 비율로 따지면 어느 정도인가?

10, 20, 30, 40, 50, 60, 70, 80, 90

특정 증상이 아예 나타나지 않는 시간은 어느 정도의 비율을 차지하는가?

  10, 20, 30, 40, 50, 60, 70, 80, 90

아무런 증상도 나타나지 않는 시간을 비율로 따지면 어느 정도인가?

  10, 20, 30, 40, 50, 60, 70, 80, 90

  자신에게 나타나는 증상의 패턴을 파악했다면 이제 평가할 차례다. 위의 체크리스트에서 선택했거나 직접 기입한 각 증상에 대해 아래 질문을 던져보자. 증상이 어떤 상태로 진행되고 있는지 추적할 수 있는 질문들로, 뒤에 6장에서 소개할 '파워 해독'에도 이와 같은 정확한 기록이 도움이 된다. 각각의 질문에 대해 답해보자.

• 해당 증상이 생활에 얼마나 영향을 주는가?(전체적인 중증도)
  1. 약간
  2. 보통
  3. 많이
  4. 견딜 수 없을 정도

• 증상의 정도가 자주 바뀐다면, 가장 악화됐을 때 어느 정도로 심한가?(최대 중증도)
  1. 약간 신경 쓰이는 정도
  2. 다소 힘듦

3. 매우 심함

4. 극도로 고통스러움

• 해당 증상이 얼마나 자주 나타나는가?

1. 한 달에 한 번 미만

2. 한 달에 한 번 정도

3. 한 달에 두세 번

4. 일주일에 한 번 정도

5. 일주일에 두세 번

6. 하루에 한 번 정도

7. 하루 한 번 이상

8. 계속 나타남

• 해당 증상이 한 번 나타나면 얼마나 지속되는가?

1. 몇 초간 – 중증도와 상관없이 잠깐 나타났다 사라짐

2. 몇 분간

3. 최대 한 시간까지 지속되나 그 이상 이어지지는 않음

4. 최대 몇 시간까지 지속되나 하루 종일 나타나지는 않음

5. 거의 하루 종일

6. 며칠간 지속됨

7. 일주일 이상 지속됨

8. 매번 너무 달라서 설명할 수 없음

증상 기록과 평가

아래 표를 활용하여 여러분을 괴롭히는 증상을 기록하고 다음 기준에 따라 평가해보자.

- 전체적인 중증도(해당 증상이 생활에 얼마나 영향을 주는가?)
- 최대 중증도(최악일 때 얼마나 심각한가?)
- 빈도(얼마나 자주 발생하는가?)
- 지속 기간(한 번 발생하면 얼마나 지속되는가?)

증상	전체적인 중증도 (1~4점)	최대 중증도 (1~4점)	빈도 (1~8점)	지속 기간 (1~8점)

원인물질 찾기

알레르기는 원인물질을 찾는 수색 과정이 필요하다. 알레르기를 일으키는 원인을 찾아 없앴을 때 몸 상태가 전체적으로 호전되는 것만큼 극적인 변화를 관찰할 수 있는 예도 드물다. 물론 원인을 전부 없애는 것은 불가능하다. 그러나 무엇이 원인인지 안다면 개개인에게 맞는 치료 프로그램을 계획하는 데 큰 도움이 된다.

증상이 즉각 나타나고 노출이 단편적으로 이루어져서 원인을 뚜렷하게 알 수 있는 경우도 있다. 고양이털이나 땅콩 알레르기가 이처럼 원인이 명백한 유형에 해당된다. 그러나 이 책에서 다루는 대부분의 사례들을 보면 알겠지만, 원인이 분명하게 드러나지 않아 세밀한 탐색이 필요한 유형도 있다. 이처럼 알레르기를 유발하는 원인물질이 뚜렷하지 않은 경우 분석에 활용할 수 있도록 아래 목록을 준비했다.

위의 체크리스트에서 여러분이 선택하거나 직접 기입한 각 증상에 대해 다음 질문의 답을 생각해보기 바란다. 증상의 중증도나 발생 빈도가 일정하지 않은 경우 적용할 수 있는 질문들이다. 가장 일반적인 원인물질을 고려하여 작성한 목록이며, 모든 원인을 포괄하지 않는다는 점을 미리 밝혀둔다.

□ 증상의 발생 빈도나 중증도에 패턴이 있는가?

□ 증상이 밤중에 더 악화되거나 아침에 자고 일어났을 때 더 안 좋은 편인가?

- 잠자리에 들기 전에 먹은 음식이 원인일 수 있다.
- 침실에 있는 무언가가 원인일 수 있다.

  □ 침실에 존재하는 가장 흔한 알레르기 유발물질은 먼지와 집 먼지진드기다. 주로 카펫, 장식용 덮개, 베개, 매트리스, 책, 봉제인형에 숨어 있다.

□ 시트를 세탁할 때 사용한 세제 또는 섬유유연제가 원인일 수 있다.

□ 침실에 설치된 욕실에서 물이 새거나 넘쳐흐른 적이 있는가?

□ 압축된 목재나 파티클보드로 된 가구가 많은 편인가? 이러한 가구를 새로 들이거나 가구에 습기가 차면 알레르기 유발물질이자 자극 성분인 포름알데히드가 기체로 방출된다.

□ 카펫이나 덮개를 새로 장만했거나 페인트를 새로 칠했는가? 모두 휘발성 유기화합물이 기체로 발생할 수 있는 원인이며, 알레르기나 독성물질로 인한 증상을 유발할 수 있다.

□ 매트리스를 새로 구입했거나, 너무 오래된 매트리스를 사용하고 있는가? 2가지 모두 휘발성 유기화합물질이 발생하는 원인이 될 수 있다.

□ 애완동물과 함께 자는가?

□ 아침에는 증상이 괜찮았다가 저녁 혹은 시간이 갈수록 점점 악화되는 편인가?

• 매일 섭취하는 특정 음식이 원인일 수 있다.

□ 증상이 주중에 더 심한 편인가?

• 회사나 학교에 원인물질이 존재할 수 있다.

□ 증상이 주말에 더 심한 편인가?

□ 주말에 주중에 먹거나 마시지 않는 음식이나 음료를 섭취하는가?

□ 주말에 즐기는 특별한 취미 활동이 있는가? 어떤 장소에서 실시하는가?

□ 생리 전에 증상이 더 심해지는가?

- 프로게스테론으로 인해 알레르기 증상이 나타날 수 있다. 배란 후에는 체내 프로게스테론 수치가 크게 상승한다. 알레르기 전문의를 찾아 이 가능성을 확인할 수 있는 검사를 받아보기 바란다.
- 효모 알레르기일 가능성이 있다. 생리 전에 프로게스테론 상승으로 인해 체내 효모가 증대될 수 있다.

□ 봄에 증상이 더 심한 편인가?

- 꽃가루 알레르기일 가능성이 있다. 최대 증상이 발생하는 시점에 생활환경 중 꽃가루 수치가 얼마나 되는지 확인해보자.

□ 늦여름이나 초가을에 증상이 더 심한 편인가?

- 꽃가루 알레르기일 가능성이 있다. 최대 증상이 발생하는 시점에 생활환경 중 꽃가루 수치가 얼마나 되는지 확인해보자.

□ 가을이 한창일 때, 혹은 늦가을에 증상이 더 심한 편인가?

- 곰팡이 알레르기일 가능성이 있다. 생활환경의 곰팡이 포자 오염도를 점검해보자.

□ 난방을 시작하면 증상이 더 심해지는 편인가?

- 난방기구의 오염도를 점검해보기 바란다. 곰팡이, 먼지, 기타 오염물질이 없는지 확인해야 한다.

□ 냉방기를 이용할 때 증상이 더 심해지는 편인가?

- 에어컨이나 냉방기구의 오염도를 점검해보기 바란다. 곰팡이가 원인일 가능성이 가장 높지만 찬바람 때문에 이상 증상이 나타나는 사람들도 있다.

□ 날씨가 꽁꽁 언 한겨울에 증상이 한결 나아지는 편인가?

　• 곰팡이나 꽃가루가 원인일 가능성이 높다.

□ 장소와 상관없이 여름에 증상이 나아지는 편인가?

　• 음식 알레르기는 여름철에 증상이 호전되는 경우가 많다.

□ 증상이 유독 자주 발생하거나 증상이 악화되는 특정한 장소가 있는가?

　□ 실내: 실내 공간의 곰팡이, 먼지, 집먼지진드기 오염, 그밖에 주거지나 일하는 공간에 오염이 발생하지 않았는지 살펴보자. 원인이 될 수 있는 후보는 굉장히 많다.

　□ 야외: 실외에 존재하는 곰팡이, 꽃가루, 대기오염 물질

　□ 시골 지역: 곰팡이, 해당 지역에 존재하는 꽃가루나 농업 오염 물질

　□ 도시: 자동차 배출물질, 디젤 매연, 드라이클리닝에 사용되는 세제, 기타 도시에서 찾을 수 있는 원인물질

　□ 자동차

　　• 새 자동차는 휘발성 유기오염물질이 과량 존재할 가능성이 있다.

　　• 오래된 자동차는 곰팡이나 배기 장치에 새는 부분이 없는지 살펴보자.

　□ 기차나 비행기: 청소용품에서 방출된 휘발성 유기오염물질이 원인일 수 있다.

　□ 호텔

- 새로 지어졌거나 새로이 보수공사를 마친 호텔인 경우 청소 용품과 가구, 건축자재로부터 휘발성 유기화합물이 방출될 수 있다.
- 오래된 호텔인 경우 곰팡이나 먼지가 원인일 수 있다.

☐ 증상의 발생 빈도가 줄거나 상태가 덜 심하게 나타나는 특정 장소가 있는가?

  ☐ 휴가지? 집이나 업무 공간에 있는 무언가가 알레르기 유발물질일 가능성이 있다.

  ☐ 시골 지역, 산, 해변? 도시의 공기에 존재하는 오염물질이 원인일 가능성이 있다.

  ☐ 도시? 실외에 존재하는 곰팡이 포자가 원인일 가능성이 있다.

☐ 특정한 환경에 따라 증상이 유독 자주 발생하거나 증상이 악화되는가?

  ☐ 습한 날씨? 야외에 존재하는 곰팡이 포자가 원인일 가능성이 있다.

  ☐ 폭풍우가 불기 전? 야외에 존재하는 곰팡이 포자가 원인일 가능성이 있다.

  ☐ 맑고 바람이 많이 부는 날씨? 야외에 존재하는 곰팡이 포자가 원인일 가능성이 있다.

☐ 특정 활동을 할 때, 혹은 해당 활동을 마쳤을 때 증상이 유독 자주 발생하거나 증상이 악화되는 편인가?

  ☐ 집 청소? 먼지가 원인일 수 있다.

□ 정원 손질? 곰팡이가 원인일 수 있다.

□ 음식 섭취? 음식이 원인일 수 있다.

□ 특정 약물을 복용하면 증상이 더 악화되는 편인가?

□ 항생제? 항생제 알레르기가 아니라면, 항생제로 인해 위에 서식하는 효모가 생장하여 알레르기 반응이 발생했을 가능성이 매우 높다. 항생제 복용으로 균이 사멸되면 위장관에 효모가 과잉 증식한다.

□ 특정 약물을 복용하면 증상이 호전되는 편인가?

□ 항히스타민제? 몸에 나타나는 증상이 알레르기 반응일 가능성이 높다.

□ 스테로이드제? 복용 시 알레르기 증상을 가라앉히는 효과도 있지만 알레르기와 무관한 염증을 약화시키는 효과도 있다. 그러나 스테로이드제 복용 시 매우 심각한 부작용이 따른다.

□ 항생제? 대체로 세균 감염에 도움이 되지만 일부 경우 항생 효과와 별개로 항염증 효과가 있다. 3가지 가능성을 생각해볼 수 있다.

• 항생제를 복용하면 개선되는 증상은 알레르기로 인해 발생한 염증으로 세균 감염이 일어난 결과일 수 있다.

• 세균에 감염되고 그로 인해 알레르기 증상이 나타날 수 있다.

• 항생제의 효과와 무관하게 증상이 개선될 수도 있다. 이 경우 증상이 호전된 이유를 다른 곳에서 찾아야 한다.

근본 원인 조사

알레르기를 파악하고 증상에서 벗어나려면 어떤 경로로 알레르기가 발생했는지 알아야 한다. 유전적인 요인도 영향을 주지만, 지난 40년간 알레르기가 대폭 증가한 것은 유전적인 변화보다는 환경적인 요인에 의한 것으로 볼 수 있다. 유전자는 단지 취약성을 결정할 뿐이다.

앞서 1장에서 설명했듯이 해독 작용을 하는 효소인 GST의 유전자에 결함이 있는 아이들도 담배 연기나 디젤 배기물질과 같은 환경 독소에 노출된 경우에만 천식이 나타난다. 이는 환경에서 담배 연기나 디젤 배기가스를 없애려는 노력이 왜 필요한지 잘 설명해준다.

무엇이 알레르기를 일으키는가?

건강의 균형을 깨트리는 요인이 무엇인지 알면 그 부분을 관리하여 다시 건강을 회복할 수 있다. 나는 이러한 요인을 '선행 요인'이라 칭한다. 임상 경험을 토대로 할 때, 알레르기로 이어질 수 있는 가장 일반적인 선행 요인은 아래와 같다.

- 환경 독소 노출
- 곰팡이나 꽃가루에 과도하게 노출
- 감염
- 체내 유익균 결핍

- 영양 결핍
- 소화기능 이상
- 극심한 스트레스(심리적 또는 신체적)

각각의 선행 요인에 대해서는 이 책 전반에 걸쳐 상세히 설명할 것이다. 우선 알레르기의 근본 원인을 더 자세히 파악하기 위해서는 아래와 같은 상황에서, 혹은 아래 상황이 종료된 후에 증상이 시작되는지 생각해보자.

- 가정이나 직장의 보수공사, 또는 집이나 회사가 새로 지은 건물이나 보수공사가 실시된 건물로 이사를 갔는가? 건축자재와 마감재에서 방출된 유독한 휘발성 유기화합물이 선행요인으로 작용할 수 있다.
- 교통이 혼잡하거나 산업체가 밀집한 지역에 거주하는가? 대기오염 물질이 선행요인이 될 수 있다.
- 습도가 높은 환경 또는 누수나 침수가 발생하여 습한 건물이나 공간에 거주하거나 그러한 공간에서 일하는가? 곰팡이나 집먼지진드기가 선행요인일 수 있다. 집먼지진드기로 인한 알레르기는 주로 진드기에서 생성된 효소가 호흡기 내벽에 직접적인 손상을 일으키면서 발생한다.[1] 집먼지진드기에 인체가 노출될 경우 독소에 대한 알레르기 반응이 나타날 수 있다. 특정 꽃가루도 동일한 방식으로 영향을 준다.
- 항생제를 복용하는가? 체내 유익균이 결핍되고 효모와 기회감염의 원인 세균이 과잉증식하면 선행요인으로 작용할 수 있다.

- 소화불량이나 궤양 치료 중인가? 의학적으로 이 2가지 증상은 주로 위산 생성을 억제하는 약물로 치료한다. 그러한 약물은 항생제와 마찬가지로 장관에 서식하는 유익균에 악영향을 준다. 실제로 이것이 음식 알레르기 발생 가능성을 높인다는 사실이 입증되었다.
- 극단적인 다이어트 중인가? 단기간에 체중이 줄면 인체의 필수 영양소가 결핍되고 면역기능이 망가질 수 있다. 8장에 소개할 '면역 균형 식단'은 면역력 향상을 위해 영양소를 보충할 수 있도록 고안된 방법이다.
- 스트레스 상태인가? 인체에 나타나는 스트레스 반응은 우리가 위험을 인지하고, 대처하고, 피할 수 있도록 해주는 보호 반응이라 할 수 있다. 대신 그 대가가 엄청나서, 만성 스트레스는 면역 불균형의 주된 요인이 되고 이는 알레르기로 이어질 수 있다.
- 급성 질환이 발생했는가? 급성 질환이 발생한 이후 알레르기가 시작되었거나 원래 있던 알레르기 증상이 악화된 경우 다음 가능성을 생각해보자.
  - 해당 질병으로 인해 식생활이 바뀌었거나 체중 변화가 일어났나?
  - 해당 질병 치료를 위해 어떤 약물을 복용했나? 약물로 인한 알레르기 반응일 가능성은 없는가?
  - 병은 완전히 치유되었나? 아직 해당 질병의 여파가 남아서 몸이 안 좋은 상태인가?

사건 해결

지금부터는 한 여성을 거대한 폭풍처럼 덮친 알레르기 사례를 살펴보면서, 여러 가지 선행요소가 한 사람에게 어떤 영향을 줄 수 있는지, 그리고 어떤 탐색 과정을 거쳐 이 사건이 해결될 수 있었는지 짚어보겠다.

44세의 건축설계기사인 다프네는 세계 곳곳을 방문하며 고위층 고객들이 의뢰하는 각종 건축 사업을 진행했다. 5년 전 어느 날, 다프네는 동남아시아에 사는 한 친구로부터 결혼식 들러리를 맡아 달라는 요청을 받고 혹독한 다이어트를 시작했다. 3달 만에 16kg을 감량한 그녀는 극심한 복통에 시달렸는데, 아플 때는 일반 의약품으로 판매되는 제산제를 사서 먹으면 좀 나아지곤 했다.

예정된 결혼식에 참석하고 집에 돌아온 뒤, 다프네는 평상시 먹어도 아무 이상이 없었던 대부분의 음식들이 위와 장에 불쾌한 증상을 일으킨다는 사실을 깨달았다. 끼니마다 구역질과 트림이 올라오고 속이 더부룩해서 무척이나 괴로웠다. 설사도 잦았다. 그런 상태가 쭉 이어져 의도치 않게 체중도 줄었다.

소화기내과 전문의를 찾아간 다프네는 위궤양과 위염을 일으키는 주된 원인인 헬리코박터 파일로리균에 감염됐다는 진단을 받았다. 의사는 결혼식 참석차 방문한 동남아시아에서 감염된 것 같다고 추정했다. 그리고 2가지 항생제를 처방하여 감염을 성공적으로 치료했다. 그러나 감염이 해결된 후에도 증상은 거의 나아지지 않았다. 계속해서 속에서 올라오는 느낌, 트림 증상이 나타나고 매일 속이 더부룩했다. 설사도 빈번해서 급기야 다프네는 자포자기 심정이 되고 말았다. 그러다 난생 처음으로 축농증까지 생겼다. 그것도 몇 주 단위로 계속 재발했다. 그로 인해 얼굴에 압박감이 느껴지고 볼 주변이 퉁퉁 붓고 콧물이 코 뒤로 넘어가는 증상이 나타났다. 호흡기에도 이렇게 문제가 생기자 소화기 증상은 더욱 견디기가 힘들었다.

의사의 권유로 알레르기 전문의를 찾아간 다프네는 집먼지진드기와 여러 가지 꽃가루에 알레르기가 있다는 진단을 받았다. 이후 1년 동안 알레르기 주사를 맞았지만 아무 소용이 없었다. 그러다 우유를 마시면 콧물이 나고 눈에 유독 눈물이 많이 고인다는 사실을 스스로 깨달은 다프네는 유제품을 일체 먹지 않기로 결심했다. 그러자 축농증과 소화기 문제는 어느 정도 나아졌다.

내 병원에 찾아오기 1년 전쯤 다프네는 신축건물 사업에 새로 참여하게 되었다. 11월까지 더운 날씨가 이어졌고 다프네의 축농증 증상도 재발했다. 컨디션이 나빠진 이유를 직접 찾아보기로 결심하고 조사에 나선 다프네는 건물의 단열재가 폴리에틸렌 폼 재질이고 자신이 업무에 참여하기 직전에 스프레이 접착제로 설치됐다는 사실을 발견했다.

또한 폴리에틸렌 폼 접착제를 뿌릴 때 나오는 이소시아네이트라는 성분이 강력한 알레르기 유발물질이고 직업성 천식의 원인으로 널리 알려져 있다는 사실도 알게 되었다. 실제로 30cm 두께의 폼에 얼굴을 가까이 대면 눈물이 고이고 콧물이 흐르고 얼굴이 부어올랐다. 다프네는 원인을 찾았다고 생각했다.

신축이 아닌 지은 지 좀 된 건물에서 일을 하자 축농증은 나아졌지만 잠시뿐이었다. 그제야 다프네는 환경에 존재하는 다른 화학물질, 특히 용제와 청소 용액이 자신에게 폴리에틸렌 폼과 동일한 영향을 준다는 것을 알아챘다.

나를 찾아오기 두 달 전부터는 다리에 활활 타는 듯한 강렬한 통증이 나타나고 주체할 수 없는 피로감에 시달리기 시작했다. 다시 알레르기 전문의를 찾아가서 진찰을 받아보니, 라텍스 알레르기가 생겼다는 진단과 함께 보통 라텍스에 알레르기가 있는 사람들은 바나나에도 알레르기가 있다는 사실을 알게 됐다.

집과 일터에서 라텍스가 들어 있을 만한 물건은 전부 치우고 라텍스와 교차반응을 일으킬 수 있는 음식도 피했지만 증상은 나아지기는커녕 점점 악화됐다. 누구보다 늘 열정적으로 일해온 다프네는 거의 일을 할 수 없는 지경에 이르자 결국 병가를 내고 일을 쉬기로 했다.

첫 상담에서 나는 병의 근본 원인을 찾아내려는 그녀의 결단력과 그간 알레르기를 해결하려고 노력해온 점에 대해 찬사를 보냈다. 그러나 병이 생긴 핵심 원인이 간과된 것 같다는 생각과 함께 보이지 않는 곳에 원인이 숨어 있을 거란 생각이 들었다.

우선 알레르기가 점점 심해진 복합적인 진행 단계는 다프네가 동남아시아로 여행을 갔을 때 시작됐다. 또한 다프네의 알레르기는 크게 2가지 중요한 변화와 관련이 있었다. 바로 단기간에 살을 빼는 다이어트와 제산제 복용이다. 모두 영양 결핍을 야기하고 그로 인해 면역계가 제 기능을 하지 못하며 위장관에 감염이 발생할 위험도 커질 수 있다. 내과 전문의가 세균에 감염됐다는 사실을 밝혀냈지만 당시 치료로 소화기 증상이 사라지지 않았다. 이는 레이더망에 걸려들지 않은 또 다른 감염이 발생했다는 의미로 해석할 수 있다.

그리고 실제로 그런 것으로 드러났다. 내가 검사해보니 다프네는 '이질아메바'로 불리는 아메바와 회충, 2가지 기생충에 감염된 상태였다. 따라서 그에 맞는 항생제로 치료를 시작하자 놀라운 반응이 나타났다.

처음 며칠 동안은 모든 증상이 더 심해져서 다리와 얼굴 통증이 더 심해지고 얼굴도 더 퉁퉁 부어올랐다. 코에서 생기는 점액이나 콧물 양도 늘어났다. 그러다 2주가 채 못돼 모든 증상이 나아지기 시작했다. 몸에 에너지도 충분해지고, 음식을 먹을 때 나타나던 과민반응도 사라졌다.

기생충이 치료되자 알레르기 증상도 나아졌지만 영양 상태를 확인해볼 필요가 있었다. 설사 등 위와 장에 여러 증상이 생기는 바람에 영양소가 다량 빠져나가 결핍 상태로 보였기 때문이다. 가장 기본적으로 먹는 족족 제대로 소화되지 않으니 음식을 먹어도 영양적으로 아무런 보탬도 되지 못했다.

다프네가 정상적으로 음식을 섭취할 수 있게 된 후, 나는 충분한 영양을 공급받을 수 있도록 '면역 균형 식단(8장 참고)'대로 식단을 구성해보라고 권했다. 그러자 통증과 얼굴이 붓는 증상, 콧물이 전부 사라졌다. 축농증도 해결됐다. 다시 건강을 찾은 다프네는 무척이나 기뻐했다.

타고난 탐정 기질이 있는 다프네는 예전에 일하던 곳에 다시 찾아가 폴리에틸렌 폼과 청소용 용매를 접하면 어떻게 되는지 스스로 시험해보았다. 이번에는 어떠한 이상 반응도 나타나지 않았다.

〰〰 결론 〰〰

이번 장에서는 원인을 알 수 없어 혼란을 가중시키는 숨겨진 알레르기의 정체를 밝히는 과정에 대해 살펴보았다. 그래픽 디자이너로, 엄마로 늘 에너지 넘치게 살던 케이트는 미처 알레르기인 줄 몰랐던 증상 때문에 온몸에 기력이 뚝 떨어졌다. 범죄 수사를 맡은 형사가 단서를 쫓아가듯 우리는 케이트에게 증상이 나타난 과정을 세밀하게 검토했다.

그리고 회사에 나가지 않으면 증상이 대부분 사라진다는 사실을 발견하고, 사무실에서 알레르기를 일으키는 일반적인 환경 요인 중 하나인 곰팡이를 찾아냈다. 케이트의 사례는 자기 자신과 증상에 관한 정보를 수집하고 퍼즐을 맞춰가는 '알레르기 솔루션'의 해결 과정을 잘 보여준다.

전 세계를 누비며 활동하는 설계기사 다프네는 수수께끼 같은 복통과 축농증에 시달렸다. 기생충 감염이 발견되어 이 문제를 해결하고 '면역 균형 식단'으로 영양 공급을 강화하자 증상은 사라졌다.

알레르기라는 퍼즐을 맞추기 위해서는 부지런히 탐색하는 노력이 필요하다. 나는 환자들에게 필요한 정보를 수집하는 데 도움이 될 만한 방법을 제시해왔다. 자신에게 나타나는 알레르기 증상을 집중적으로 분석하고 그러한 증상을 일으켰을 가능성이 가장 높은 요인을 찾고 나면 증상을 없애고 다시 건강을 찾을 수 있는 중요한 단계로 들어설 수 있다.

나는 그와 같은 상세한 정보야말로 한 사람의 건강을 제대로 이해하기 위해 반드시 필요하다고 생각한다. 그러므로 여러분 또한 '알레르기 솔루션 증상 체크리스트'를 작성하고 직접 수집한 귀중한 자료들을 담당 의사와 함께 심층적으로 분석해볼 필요가 있다.

책 뒷부분에는 드러나지 않은 알레르기에 영향을 주고 컨디션이 완전히 회복되지 않는 요인으로 작용할 수 있는 요소를 식생활에서 완전히 배제하는 방법을 소개한다. 그전에 먼저 생활환경에서 독성물질 노출을 줄여야 한다. 우리 모두가 제거해야 하는 이러한 독성물질은 알레르기와 건강에 영향을 준다.

chapter **5**
해독 미션

자, 이제 집먼지진드기를 피하고, 화학물질을 없애고, 실내 공기를 깨끗하게 만들어보자. 그런 다음 눈과 귀와 코의 감각을 십분 발휘하여 주변 환경에 독성물질이 영향을 미치지는 않는지 항상 살펴보아야 한다. 새로 페인트를 칠한 벽, 디젤 차량에서 나오는 배기가스, 마트의 세탁세제들이 진열된 선반이 있는 쪽 등 모두 포함된다.

물론 우리가 공기방울에 갇힌 것처럼 모든 걸 차단하고 살 수는 없다. 설사 그런 일이 가능하다 해도 별로 좋을 건 없을 것이다. 그보다는 알레르기 위험을 높이고 건강에 악영향을 주는 독성물질 노출을 최소화하려는 노력이 필요하다.

방안에 버티고 서 있는 코끼리, 독성물질

2.6초마다 새로운 화학성분이 만들어지거나 분리된다. 미국 화학협회의 데이터베이스에는 전 세계에서 사용되는 5천만 종 이상의 화학물질 정보가 담겨 있는데, 대부분 우리가 생활하고, 일하고, 공부하고, 장보는 곳에 존재한다. 그중 일부는 건강에 심각한 악영향을 주고, 특히 알레르기나 천식 환자들은 크게 영향을 받는다.

트럭과 버스에서 방출되는 디젤 매연, 청소 세제로 사용되는 용매, 그리고 레이저 프린터와 복사기 등에서 나오는 스티렌, 크실렌 등 미세입자와 화학물질은 현대사회에서 인체가 맞닥뜨리는 무수한 독성물질 중 단지 몇 가지에 불과하다. 먼지에 섞여 확산되는 종류도 많은데 이 경우 오래전부터 인체에 자극을 일으키는 물질로 알려졌다.

이런 독성물질에 노출되면 배출시키기 위해 보통 재채기나 기침, 가려움증 등의 알레르기 반응이 나타난다. 그러나 유독한 물질이 과도하게 존재하면 인체 방어 기전이 감당할 수 없는 지경에 이를 수 있다.

환경에 존재하는 독성물질은 방안에 살금살금 들어와 숨을 곳을 찾으려는 거대한 코끼리와 같다. 놀라운 것은 이토록 거대한 존재가 보통 사람들의 시선을 피해서 정말로 숨을 수 있다는 사실이다. 대부분의 사람들은 수많은 독성물질을 주변에 두고도 일상적으로 사용하는 일에 익숙해져서 그게 어떤 물질인지 별로 주의를 기울이지 않는다. 갓 칠한 페인트에서 나오는 냄새, 기타 유독한 물질과 맞닥뜨리고도 '별로 거슬리지 않았다'고 이야기하는 환자들을 얼마나 많이 만났는지 모른다.

개개인의 건강은 일상생활에서 접하는 독성물질에 큰 영향을 받는다. 그러나 이런 물질들은 왼쪽과 오른쪽, 위와 아래 어디서든 우리를 따라다닌다. 호흡을 통해 코와 폐로 독성물질이 유입되고 피부를 통해서도 흡수되고 눈으로 들어오거나 음식, 물과 함께 삼켜지기도 한다.

독성물질의 공격은 아침에 일어나면서부터 시작된다. 집 바깥으로 나가기 전에, 전날 잠자리에 들면서부터 기대했던 모닝 커피를 잔에 따르면서부터가 시작이다. 유기농 커피가 아닌 이상 그 속에는 농약이 산뜩 들어 있다. 실제로 커피나무는 세계에서 농약이 가장 많이 살포되는 식물 중 하나로 꼽힌다.

샤워를 하러 들어가면 샴푸를 덜어서 머리카락에 문지른다. 시중에 판매되는 샴푸 제품은 대부분 소듐라우릴설페이트와 같은 세정 성분이 함유되어 있다. 피부 자극물질로도 알려진 이 물질은 피부 건강을 해치고 홍조와 접촉성 피부염을 일으킨다.

면도 크림은 어떨까. 크림에 첨가된 향에만 3천여 가지 화학물질 중 몇 가지가 사용된다. 특히 많이 사용되는 트리에탄올아민은 샴푸에 들어 있는 소듐라우릴설페이트처럼 피부와 호흡기에 자극을 준다. 이런 물질이 전부 여러분 손을 거쳐 곧장 얼굴로 향하는 것이다. 아직 하루 일과가 거의 시작되지도 않았는데 일어나는 일들이다.

이와 같은 독성물질은 엄청난 영향을 준다. 내가 만난 환자들에게 나타난 이해하기 힘든 증상들 가운데 상당수가 독성물질 노출이 원인인 것으로 파악됐다. 청소용 스프레이, 페인트 냄새, 포름알데히드, 인공향, 향이 첨가된 세탁용품, 기타 1천여 가지 제품을 비롯해 노출원이 한 가지가 아

닌 경우가 대부분이다. 많은 사람들은 독성물질이 차곡차곡 누적되다가
한계점을 넘어서면 몸이 아프다고 느끼는 것이다.

이번 장에서는 여러분이 해야 할 미션이 있다. 나와 내 가족이 일반적
인 여러 독성물질 노출을 줄이는 데 도움이 될 전략을 소개할 테니, 여러
분도 이 전략을 활용하여 지금 짊어지고 있는 독성물질의 부담을 덜고 해
독에 성공해야 한다.

회피 전략

우리 집에서 채택한 전략의 핵심은 유연성이다. 독성물질에 노출될 일
이 생기면 최대한 피할 수 있는 방안을 마련하는 것이다. 가령 아래와 같
이 해결한다.

- 평소 자주 방문하는 미술관이 대규모 새로운 전시를 앞두고 준비하
  는 과정에서 벽에 새로 페인트를 칠했다. 작품이 내걸리고 모든 것
  이 완벽해 보이지만 공기 중에 떠다니는 페인트 냄새가 너무 지독하
  다. 이런 상황에서 여러분은 무엇을 할 수 있을까? 간단하다. 거기서
  나오면 된다.
- 단골 카페로 향하는 길, 그런데 카페 바로 앞에서 보도 공사가 한창
  이다. 인부들이 잭 해머로 오래된 콘크리트를 부수고 산업용 디젤 엔
  진이 장착된 공사 차량이 가동되면서 공기 중으로 매연을 뿜어내고
  있다. 이런 경우에는 어떻게 해야 할까? 이날은 다른 카페를 이용하

고, 공사가 끝나면 다시 찾아오자.

- 마트에서 카트를 끌고 세제 코너에 들어섰다. 각종 세제 제품에서 강한 향이 풍겨 나온다. 이제 무엇을 해야 하는지 여러분도 잘 알 것이다. 카트를 밀고 얼른 다른 곳으로 가라. 나 역시 그렇게 한다.

이러한 전략은 익숙해지려면 다소 시간이 필요할 수도 있다. 게임이라고 생각하는 것도 한 가지 방법이다. 또는 모험을 한다고 여겨도 된다. 그러나 엄연히 현실에서 일어나는 일들이다.

청결은 곧 알레르기 솔루션

드라마 〈메드맨Mad Men〉에는 주인공 돈 드레이퍼가 한 고객을 상대로 가정용 세제에 관한 아이디어를 펼치는 장면이 나온다. 그는 세제를 쓰면 얼마나 많은 장점이 있는지 고객이 상상의 나래를 펼치도록 이끈다.

그러나 칙칙 뿌릴 수 있는 병에 화학물질이 가득 담긴 가정용 세제나 인체를 자극하는 물질이 들어 있는 바닥 청소용 세정제, 인공 성분인 동시에 알레르기를 유발할 수 있는 물질로 냄새를 덮어버리는 공기청정 제품으로는 진정한 청결을 기대할 수 없다.

여러분이 사용할 제품, 여러분이 노출될 화학물질을 광고가 결정하도록 내버려둬서는 안 된다. 집 안에 혹은 사무실이나 학교에 있는 알레르기 유발물질은 다 없애려고 노력하면서 화학물질을 새로 들일 이유는 없지 않을까?

나는 전혀 새로운 시각으로 청결을 바라볼 것을 제안한다. 내게는 먼지와 알레르기 유발물질, 화학물질을 한꺼번에 싹 제거할 수 있는 방법이 있다! 여러분이 해결해야 할 미션은 생활공간에서 독성물질을 제거하되, '알레르기 솔루션'에 맞는 방법으로 제거하는 것이다. 이 미션을 마칠 수 있도록 지금부터 3가지 방법을 알려줄 생각이다. 하나는 먼지와 곰팡이, 다른 하나는 실내 공기오염, 마지막은 스프레이 병에 들어 있는 화학물질을 없앨 수 있는 방법이다.

먼지와 곰팡이 없애는 법

먼지는 외부에서 집 안으로 유입된다. 아무 소리 없이 문이나 창문을 통해 둥둥 뜬 상태로 들어와서 갈라진 틈 곳곳에 가만히 자리를 잡는다. 수건, 옷, 애완동물, 심지어 우리 몸까지 이미 집 안에 있는 것에서부터 먼지와 기타 알레르기 유발물질이 발생하기도 한다. 치우고 돌아서면 다시 그 자리에 있는 먼지, 그야말로 사방 곳곳에 먼지가 '먼지처럼' 쌓여 있다. 먼지는 공기 중 떠다니는 독성물질이자 집먼지진드기와 같은 해충의 집합지다.

반면 곰팡이는 습한 장소에서 자라나 앞서 4장에서 다뤘던 케이트의 사례처럼 건강에 엄청난 파괴력을 발휘할 수 있다. 그러므로 생활공간에서 독성물질을 제거하고 이와 같은 주요 알레르기 유발물질로부터 스스로를 보호하기 위해서는 우선 먼지와 곰팡이부터 최소화해야 한다.

먼지와 알레르기 유발물질이 있어야 할 곳은 바깥

앞에서 설명한 것처럼 먼지는 바깥에서 유입된다. 그러므로 마음대로 집 안에 들어오지 못하게 하는 조치가 필요하다.

신발은 집 안에 들어오기 전에 벗자. 형형색색 운동화와 구두, 플랫슈즈, 로퍼, 무릎까지 올라오는 부츠, 작업용 신발 등 모든 신발은 먼지와 독성물질, 알레르기 유발물질을 집 안에 들이는 경로가 될 수 있다.

애리조나대학교에서 실시한 연구에 의하면 신발에는 무수한 세균이 존재하는 것으로 드러났다. 대장균 등 분변 물질과 접촉했음을 나타내는 세균이 다량으로 발견되어 연구진은 공중화장실이나 동물 분비물이 오염원일 것으로 추정했다. 이후 실시된 다른 연구를 통해서 밖에서 신던 신발이 깨끗한 타일과 닿으면 신발에 있던 세균의 90%가 타일로 옮겨간다는 사실이 밝혀졌다.[1]

그런데 어떤 야외 활동을 했는지에 따라 집에 들어올 때 신발과 함께 벗어야 할 것이 또 하나 있다. 만일 정원에 나가 흙을 파거나 잔디를 깎았다면 옷에도 먼지와 나무, 풀에서 생긴 알레르기 유발물질이 묻어 있을 가능성이 있으므로, 옷도 갈아입고 작업할 때 입은 옷은 세탁해야 한다.

좋은 균과 나쁜 균

위생 가설이란 어린 시절에 감염균과 장내에 존재하는 세균 또는 기생충 등에 노출되는 기회가 적은 사람은 자연적으로 형성되는 면역체계의 형성이 어려워 성인이 됐을 때 알레르기성 질환에 더 잘 걸린다는 역학조사를 근거로 하는 가설이다. 명칭은 상당히 부적절하지만, 이 이론은 오늘날과 같은 알레르기 확산의 원인을 설명하는 유명한 이론이다.

위생 가설은 몇 가지 관찰 결과를 바탕으로 수립된다. (1) 알레르기는 경제적으로 발전된 나라들보다 위생 수준이 낮은 개발도상국에서는 그리 흔한 병이 아니다. (2) 대가족과 함께 살거나 어릴 때부터 애완동물을 키운 아이들은 가족 구성원이 적거나 애완동물을 키우지 않는 가정에 비해 알레르기가 발생할 가능성이 낮다. (3) 제왕절개로 태어난 아이들은 자연 분만으로 태어난 아이들보다 알레르기가 생길 가능성이 높다.

위생 가설이 나온 이후 생애 초기에 세균과 다른 미생물에 노출되면 면역계가 알레르기 발생을 막을 수 있지만 위생을 과도하게 강조하는 현대사회에서는 이러한 보호 기능이 발달하지 않아 알레르기가 확산됐다는 이론이 등장했다. 나는 개인적으로 이것이 불완전하고 오해를 일으킬 수 있는 가설이며, 문제 해결의 관점에서도 아무 도움이 되지 않는다고 생각한다. 결국 위생 수준을 낮춰야 알레르기 위기를 해결할 수 있다는 의미가 담겨 있기 때문이다.

이번 장을 비롯해 이 책 전체에서는 균으로 인해 알레르기가 발생할 수 있다는 사실을 설명하는데, 위생가설은 이를 무시하고 있다. 생체조직을 파괴하는 독성물질, 인체가 손상으로부터 스스로 보호하는 기능에 악영향을 주는 영양 결핍의 문제도 알레르기의 원인으로 작용한다.

세포가 손상되고 회복되는 고된 과정에는 '좋은 균'이 관여한다. 평소 건강한 몸에 서식하고, 우리가 생활하고 일하는 공간에도 이런 균이 존재한다. 뒤에서 이 유익한 균들의 기능에 대해 다시 설명할 것이다. 유익한 미생물이 우리 몸을 건강하게 지켜줄 수 있도록 우리가 도울 수 있는 방법을 찾는 일도 내가 지금까지 연구해온 분야이다.

먼지를 붙드는 집 안 잡동사니 정리하기

거실의 테이블, 주방의 조리대와 같이 평평한 표면은 먼지를 끌어당기는 자석이나 다름없다. 뿐만 아니라 봉제인형이나 액자 틀, 수공예품, 기타 장식품과 각종 가정용품은 먼지가 숨어 있기에 완벽한 공간이다. 이런 잡동사니에 쌓인 먼지는 제거하기가 힘들다. 그렇다면 공기 중에 떠다니는 먼지와 물건에 쌓인 먼지를 '알레르기 솔루션'에 맞는 방식으로 없애려면 어떻게 해야 할까?

주방의 조리대나 거실 테이블, 침대 옆 탁자 위에 올려놓은 물건이 적을수록 먼지와 알레르기 유발물질을 훨씬 빠르고 수월하게 닦아낼 수 있다. 잡동사니를 다 치우고 나면 한번 닦아볼까 싶은 생각이 더 많이 들고, 그러다 보면 더 자주 표면 곳곳을 닦게 되면서 집 안이 과거 어느 때보다 깨끗해진다.

먼지를 제거할 때는 청소하면서 방안에 날리지 않도록 젖은 걸레를 사용하는 것이 좋다. 청소하는 동안 마스크를 착용하는 것도 먼지를 마시지 않는 한 가지 방법이다.

집먼지진드기를 키우지 마라

먼지를 잘 관리해야 하는 중요한 이유가 또 한 가지 있다. 손이 잘 닿지 않는 먼지 쌓인 선반부터 침대 밑 깊숙한 공간에 쌓인 먼지에는 아주 작은 벌레, 여러분도 짐작이 갈 만한 그 벌레가 서식한다. 바로 집먼지진드기다. 우리는 이 진드기를 직접 볼 수 없고 진드기도 우리를 볼 수 없다. 원시적인 이 작은 생명체는 다리가 8개에 눈은 없고 거미와 생물학적으로 관련이 있다. 집먼지진드기는 사람과 애완동물의 피부에서 떨어져 나온 각질을 먹고 산다. 먼지 1g에 이런 진드기가 100마리에서 500마리까지 존재한다.

먼지 알레르기는 대부분 이 집먼지진드기 때문에 발생한다. 다시 말해 먼지 알레르기는 사실상 집먼지진드기가 배출한 물질과 진드기의 몸체에 대한 알레르기 반응이다.[2] 게다가 진드기는 인체 호흡기의 내벽을 직접적으로 손상시킬 수 있는 해로운 효소를 만들어내므로 공기 중에 존재하는 자극 성분과 알레르기 유발물질이 체내에 침투하기 좋은 환경을 제공한다.

우리 몸에서는 진드기의 이러한 독성 효소로 인한 손상을 억제할 수 있는 효소 억제물질이 보호 작용으로 만들어지지만 실내 공기 오염물질이 이 억제물질의 작용을 차단한다.³⁾ 즉 집먼지진드기와 실내 공기 오염물질이 결합하여 발생하는 악영향은 알레르기성 천식과 직결된다.

사실 집먼지진드기는 명칭이 잘못 붙여졌다. 먼지가 없어도 얼마든지 살 수 있기 때문이다. 속이 채워진 이불 같은 침구처럼 어느 정도 습기가 있고 포근한 장소만 있으면 된다. 그러므로 진드기를 가장 효과적으로 잡는 방법은 헤파HEPA 필터가 달린 진공청소기를 이용하는 것이다. 일반적인 청소기는 진드기를 빨아들이지 못하고 방안 다른 곳으로 날려버린다. 먼저 젖은 천이나 걸레로 바닥을 닦아서 먼지를 가라앉힌 뒤 집먼지진드기를 닦아내야 한다. 건식 청소는 진드기를 사방으로 퍼지게 할 뿐이다.

침실 바닥 전체를 덮는 카펫이나 러그는 가능한 한 제거하고 원목이나 타일로 교체하자. 이로써 진드기 서식지 한 곳은 없앨 수 있다. 매트리스와 베개, 이불은 진드기 발생 방지 처리가 된 제품을 사용하고 최소 일주일에 한 번은 진드기를 사멸시킬 수 있도록 침구 전체를 뜨거운 물로 세탁해야 한다.⁴⁾ 더불어 집과 회사 모두 습도를 낮게 유지하자.

2014년 하버드 의과대학에서는 가정에서 알레르기 유발물질을 최소로 줄일 수 있는 방법을 조사한 여러 연구들을 검토한 뒤 가장 효과적으로 집먼지진드기를 줄이는 전략을 밝혔다. 자주 청소하기, 진드기 발생 방지 처리가 된 침구 이용하기, 일주일에 한 번 침구 세탁하기, 습도를 50% 이하로 유지할 것, 그리고 카펫이나 봉제인형 없애기가 바로 그 방법이다.⁵⁾

곰팡이 없애기

곰팡이가 생겼다는 사실은 퀴퀴한 냄새나 눈에 보이는 허연 곰팡이 형태로 알 수 있다. 그러나 습하고 어두운 곳, 따뜻한 곳이면 어디든 곰팡이가 자랄 수 있다. 곰팡이도 집먼지진드기처럼 습도가 높은 환경을 좋아한다. 습도가 높은 곳, 젖은 곳, 물에 가득 잠긴 곳에서 번성하고, 습도가 70%를 넘어서면 빠르게 증식한다. 그러므로 집안 습도는 이보다 낮은 수준으로 늘 유지하도록 하며 특히 30~45%가 가장 이상적이다.

집에서 샤워를 하고 생기는 습기와 욕실 가득 피어난 증기를 떠올려보자. 이렇게 과잉 발생한 습기는 어딘가로 가야만 한다. 집 안을 철옹성처럼 꽁꽁 밀폐된 상태로 만들면 안 되는 이유이기도 한다. 집을 밀폐하기보다는 공기가 어느 정도 통할 수 있도록 하여 물이 고이지 않도록 해야 한다. 이를 위해서는 적절한 환기가 필요하고 특히 습도가 높은 곳의 환기를 신경 쓰자. 깨끗하게 잘 관리된 제습기, 에어컨도 습도를 낮추는 데 도움이 된다.

냉장고도 곰팡이가 숨어 있는 또 다른 공간이므로 정기적으로 청소해야 한다. 보관된 음식을 모두 살펴보고 곰팡이가 발견되면 전부 폐기해야 한다. 먹고 남아서 냉장고에 넣어둔 음식이나 음료에도 곰팡이가 생길 수 있으므로 냉동하거나 바로 폐기해야 한다.

바퀴벌레 없애기

바퀴벌레는 알레르기를 더욱 악화시킬 수 있다. 크기가 결코 작다고 할 수 없는 이 해충의 피부와 타액, 분비물은 심각한 알레르기 유발물질이다. 집 안에서 바퀴벌레를 없애는 방법은 아래와 같다.

- 부엌을 아주 청결하게 유지하자. 음식은 바퀴벌레가 접근하지 못하도록 잘 보관해야 한다. 수백만 년 동안이나 먹고 사는 법을 익힌 존재들임을 절대 잊지 말고, 바퀴벌레가 먹어 치울 수 있는 건 한발 앞서서 먼저 치워야 한다.
- 쓰레기는 봉투에 모아서 바로바로 처리하자.
- 바퀴벌레를 한 곳으로 몰아서 한꺼번에 없애는 덫을 이용하라. 이때 장갑을 덫으로 삼아도 좋다. 라텍스에 피부가 민감 반응을 보이는 사람은 라텍스 성분이 없는 장갑을 이용하면 된다.

실내 공기 오염을 해결하는 법

우리가 실내에서 보내는 시간이 아주 긴 만큼 알레르기 솔루션의 핵심 목표는 실내를 청결하게 유지하는 것이다. 먼지와 곰팡이를 제거하는 한편 실내 공기의 질을 악화시키는 다른 문제도 해결해야 한다. 여기서 그중 중요한 문제를 몇 가지 살펴보겠지만 더 많은 요인들이 존재하므로 각자가 처한 실내 공기의 문제를 직접 파악하고 대응해야 한다.

집 안은 금연구역으로 지정하자

담배는 완전히 끊자. 흡연은 사람의 생명을 앗아가고 지구를 오염시킨다. 2차 흡연도 마찬가지다. 게다가 담배 연기에 섞인 독성 잔류물질이 카펫과 벽, 가구에 스며서 발생시키는 3차 흡연도 문제가 된다. 최근 캘리포니아대학교에서 발표한 연구에서는 실제로 3차 흡연이 폐와 간에 심각한 피해를 발생시킨다는 사실이 밝혀졌다.6)

집에서는 절대 담배를 피우지 못하게 하고 집 주변에서도 흡연을 금지해야 한다. 창문이나 대문으로 담배 연기가 들어오거나 바닥에 떨어진 담배꽁초, 재로 인해 2차 흡연 문제가 생기는 것을 원하는 사람은 없을 것이다. 담뱃불을 끄더라도 이러한 것들이 알레르기를 유발할 수 있다.

실내에서 불을 피우지 말 것

공기를 깨끗하게 하려면, 난로나 벽난로에서 통나무나 장작, 석탄을 태우지 말아야 한다. 모두 실내는 물론 실외 공기도 오염시키기 때문이다. 나무를 태울 때 나는 연기는 그을음으로 더 많이 알려진 고체상 물질의 주된 원천으로 여겨진다. 과학계에서도 이러한 연기가 천식 등 질병의 위험요인이라는 사실이 밝혀졌다.7)

호주 남부 해안에서 멀리 떨어진 섬 태즈메이니아에서는 나무를 연료로 쓰는 난로가 흔히 사용된다. 이곳에서 실시된 한 연구에서, 목재 연기에 노출된 성인과 중증 천식의 연관성이 확인됐다. 집에서 나무를 태우는 사람들은 물론 자신의 집에서는 태우지 않지만 이웃집 굴뚝으로 나온 나무 연기에 노출된 사람들에서도 이러한 결과가 나타났다. 연구진은 나무 연기가 호흡기를 자극할 수 있다는 점과 함께 염증이 늘어나는 것도 천식을 악화시키는 요인이라고 추정했다.[8]

장작 난로와 벽난로는 사용하지 말고, 실내외 공기를 오염시킬 수 있는 목재 연기도 가능한 한 없애야 한다.

침실 공기는 항상 쾌적하게 유지하자

집에서 우리가 가장 긴 시간을 보내는 공간은 아마도 침실일 것이다. 그러므로 침실은 휴식하고 재충전할 수 있는 특별한 공간이자 긴 하루를 보내느라 지친 몸과 마음의 긴장을 풀 수 있는 곳이 되어야 한다. 최대한 평온한 공간으로 만들기 위해서 침실에는 전자기기를 되도록 적게 둘 것을 제안한다. 텔레비전에서 터져 나오는 소리들, 요란스레 울려대는 전화기는 어수선한 분위기를 만든다.

또한 먼지를 자석처럼 빨아들이는 잡동사니를 없애고 인쇄물의 화학물질이 공기 중으로 방출되는 신문과 잡지도 침실에 두지 않으면 공기를 더 깨끗하게 만들 수 있다. 프린터기는 어떨까? 누구도 들이마시고 싶지 않을 화학물질이 발산되는 프린터기 역시 무슨 일이 있어도 침실에 두지 말아야 한다. 또한 벽난로와 일반 난로는 물론 양초까지 연소기구는 침실에서 모두 없애도록 한다.

이렇게 오염원과 알레르기 유발물질이 제거된 편안하고 안전한 곳에서 여러분은 제대로 된 휴식을 취할 수 있다.

차는 집과 멀리 떨어진 곳에, 차고는 독성물질 없는 곳으로

집과 생활환경에서 독성물질을 없애려고 힘들게 노력한다면 오염을 가장 많이 발생시키는 기계장치인 석유로 달리는 자동차도 차고에서 제거해야 하지 않을까? 배기가스와 타이어의 오염물질, 브레이크와 엔진에서 나오는 분진은 모두 좁은 공간에 독성물질과 알레르기 유발물질을 축적시키는 원인이 된다. 차에서 내리면서 바로 흡입한 이런 독성물질은 폐로 유입된다. 또한 차고가 집과 붙어 있으면 이러한 독성물질이 얼마든지 집 안까지 흘러갈 수 있다. 따라서 원활한 호흡을 위해서는 가급적 집과 떨어진 곳에 주차해야 한다.

뒷마당에 숨겨진 대기오염원

여러분이 사는 동네에 숨겨진 대기오염원이 있다면, 아마 모두가 무엇인지 궁금할 것이다. 심지어 바로 근처에 존재한다면? 자리에서 벌떡 일어나 어디에 있냐고 두리번거리는 사람도 있을지 모른다. 그런데 그 오염원이 바로 여러분 집 뒷마당에 있다면? 당장 없애고 치우고 싶을 것이다.

워싱턴대학교 연구진은 전례가 없었던 새로운 유형의 연구를 통해 놀라운 결과를 발견했다. 미국 전역 수백만 채의 집 뒷마당에서 대기를 오염시키는 해로운 화학물질을 방출한다는 사실을 확인한 것이다. 자가용이나 트럭에서 나오는 오염물질도 아니고, 벽난로나 장작 난로에서 나오는 연기도 아니다. 과학자들이 찾은 문제의 오염원은 아무 문제도 없어 보이는 물건, 바로 평범한 빨래 건조기다. 보다 상세히 말하자면 건조기 자체보다는 뒷마당으로 연결된 배관을 통해 뿜어져 나오는 물질이 건강을 위협한다.

위싱턴대학교 연구진은 체계적인 방식으로 이 문제가 어디서 발생하는지 추적했다. 그 결과 향이 첨가된 세탁세제와 시트 형태로 된 섬유유연제가 원인으로 밝혀졌다. 세제와 섬유유연제에 함유된 화학물질이 건조기 안에서 가열되고 그 상태로 배관을 통해 뒷마당으로 나오면서 유독한 화학물질이 대량 방출되는 것이다. 그중에는 미국 환경보호청이 유해물질로 분류한 종류도 포함되어 있다.

이쯤 되면 대체 그러한 세탁용품에 어떤 화학물질이 함유되어 있는지 궁금할 것이다. 그러나 위싱턴대학교 연구진도 밝혔듯이 첨가되는 향이 수백 가지 화학물질로 구성되고 그 성분을 모두 제품 라벨에 표기하지 않아도 되므로 정확히 어떤 물질인지 찾아내기란 쉽지 않다. 그래서 연구진은 일반적인 건조기에서 배출되는 물질에 정확히 어떤 성분이 포함되어 있는지 확인할 수 있는 검사법을 마련했다.

실험은 시애틀의 두 가정집에서 이틀간 정상적으로 작동되는 건조기 2대를 대상으로 실시됐다. 모두 외부로 공기가 배출되는 제품이었다. 연구진은 1) 세탁용품을 사용하지 않은 경우, 2) 향이 첨가된 빨래 세제만 사용한 경우, 3) 향이 첨가된 빨래 세제와 시트형 섬유유연제를 사용한 세 경우로 나누어 실험용 빨래를 실시하고 건조기에서 나오는 기체를 표본으로 채취했다.

그 결과 여러분을 깜짝 놀라게 할 만한 사실이 드러났다.

세제만 이용해서 빨래를 한 경우, 두 대의 건조기에서 아세트알데히드, 아세톤, 벤즈알데히드 부탄알, 도데케인, 헥산알, 리모넨, 노나날, 1-프로파날, 2-부탄온 등 21종의 휘발성 유기화합물이 검출됐다. 2장에서도 언급했지만 휘발성 유기화합물은 독성물질로 눈과 피부를 자극한다. 그중에서도 아세트알데히드는 연구진의 설명처럼 환경보호청이 '안전한 노출 수준이 없는' 발암성 공기오염물질로 분류한 물질이다. 9)

빨래 건조기에서 나오는 물질들은 드라마 〈브레이킹 배드Breaking Bad〉에서 주인공 월터가 쓰는 방독면이라도 빌려야 할 만큼 해로운 대기오염물질이다.

그런데 이게 끝이 아니다.

향이 첨가된 세제와 시트형 섬유유연제를 모두 사용한 실험에서는 아세트알데히드는 물론 아세톤, 벤즈알데히드, 부탄알, 도데카인, 헥산알, 리모넨, 노나날, 옥타날과 더불어 테트라메틸프로필리딘 시클로프로판이라는 휘발성 유기화합물이 검출됐다. 그밖에도 이 분야 교수님 정도는 되어야 완전히 이해할 수 있을 만한 복잡한 화학명을 가진 물질들이 검출됐다. 한편 세제를 사용하지 않은 실험에서는 이 두 실험에서 검출된 휘발성 유기화합물이 나오지 않았다.

이 연구를 통해 알 수 있듯이 향이 첨가된 빨래세제와 시트형 섬유유연제는 우리의 건강을 위협하므로 대신 무향 제품만 사용하도록

157

한다. 여러분이 사는 집, 그리고 주변 지역의 공기를 깨끗하게 만들 수 있는 해결책이니 동참하기 바란다.

화학물질 없애기

듣기 좋게 걸러서 얘기하지 않겠다. 여러분이 이번 장에서 해결해야 할 미션 중에서도 이 부분은 경각심이 필요하다. 이미 수천 가지 화학물질이 우리가 일상적으로 쓰는 제품에 들어 있고 더 많은 화학물질들이 속속 유입되는 상황이라 해결할 수 있는 속도보다 더 빨리 또 다른 문제가 생겨나는 지경이다. 이 문제를 해결하고자 천연 물질을 사용할 때 얻을 수 있는 장점을 꼽자면, 일단 경제적으로 도움이 된다는 점이다!

먼저 청소용품부터 이야기해보자.

가정용 스프레이 세제는 천식과 관련이 있으므로 이런 제품은 사용하지 않는 것이 바람직하다. 인공향은 알레르기와 관련이 있으므로 향을 피하는 것도 중요하다. 어떻게 이런 상황에서 벗어날 수 있을까?

마트에서 '100% 천연성분'이나 '친환경'이라는 문구가 적힌 세제를 고른다고 해서 해결되지 않는다. 똑같이 피부를 자극하는 화학물질이 함유된 세제도 '천연'이라는 문구가 버젓이 쓰여 있는 것을 보고 실망한 기억이 있다. 나는 물에 베이킹소다를 조금 넣은 수용액으로 대부분의 청소를 해결한다. 다목적 세정제로 온 집 안을 닦는 것만큼 효과가 뛰어나다.

천식 발생 위험을 높이는 스프레이 세제

영화 〈베스트 키드The Karade Kid〉에서 주인공 대니얼은 자신보다 덩치도 크고 힘도 센 사람들에게 괴롭힘을 당한다. 그러다 가라데 달인 미야기와 만나고, 여러 번에 걸쳐 수업을 받는다. 스승은 이 어린 제자에게 혼자서 생각하는 법을 깨닫고 스스로를 지켜야 한다고 가르친다. 처음에는 쉽지 않았고, 스승의 가르침을 온전히 흡수하기까지 연습과 시간이 필요했지만 결국에는 깨닫게 된다.

영화의 주인공처럼 주변 세상을 지금과 다르게 생각할 수 있어야 한다는 것이 '알레르기 솔루션'의 핵심이라고 할 수 있다. 그것도 아주 다르게 생각해야 한다. 지극히 평범한 일상 생활용품 중 상당수가 건강에 악영향을 주기 때문이다.

스프레이 형태로 된 청소세제를 생각해보자. 마트에 가면 한쪽 선반에 줄지어 놓여 있는데 미국은 물론 유럽에서도 널리 사용된다. 음식점이나 카페, 옷가게에서도 직원이 스프레이 세제를 들고 이곳저곳 닦는 모습을 흔히 볼 수 있다. 여러분 중에는 세제 냄새를 느낀 사람도 있고, 그렇지 않은 사람도 있겠지만 한 가지 분명한 사실은, 이것이 화학물질이라는 점이다.

최근 발표된 여러 연구에서 이러한 스프레이 제품이 천식과 연관된 것으로 확인됐다. 다국적 연구진이 진행한 한 연구에서 가정용 스프레이 세제와 성인기에 새롭게 발병하는 천식의 관계를 조사했다. 연구진은 '유럽 공동체 호흡기 건강 조사'의 일환으로 스웨덴, 이탈리아, 노르웨이, 스위스, 독일, 벨기에, 에스토니아, 프랑스, 영국, 스페인에서 수집된 정보를 분석하여 집 안 청소를 직접 한다는 3,503명의 천식이 없는 사람들을 추려내고 9년간 추적 조사를 실시했다.

연구 대상자들이 청소에 사용하는 스프레이 제품에는 알코올, 암모니아, 수산화나트륨, 아크릴 중합체, 테르펜, 글리콜, 글리콜에테르 등 다양한 성분이 함유되어 있었다. 연구진은 스프레이 세제를 사용할 때 발생하는 분무 형태의 화학물질에 호흡기가 노출된다는 사실에 주목했다.

최소 일주일에 한 번 스프레이 세제를 사용한 사람들의 경우, 천식 발생(의사에게 천식 진단을 받고 약물 치료를 받는 경우로 정의됨) 위험은 30%에서 50%로 늘어났다. 일반적인 가정용 스프레이 세제가 성인의 천식을 일으키는 중요한 위험요인으로 작용할 수 있음을 나타내는 결과다. 연구진은 다음과 같이 설명했다. "성인 천식 환자 7명 중 1명은 흔히 사용되는 스프레이 세제를 발병 원인으로 돌릴 수 있다. 이는 집을 직접 청소하는 사람들에게 발생하는 천식 부담과 스프레이 세제 사용이 관련되어 있다는 사실을 나타낸다."[10]

이와 함께 연구진은 수동적인 노출, 즉 이러한 스프레이 세제가 사용된 곳 또는 최근 사용되어 화학물질이 남아 있는 장소에서 발생하는 노출도 건강에 악영향을 줄 수 있다고 밝혔다. 다음에 여러분이 어느 상점에서 직원이 스프레이 세제를 들고 있는 모습을 보면 떠올려야 할 결과다.

또 다른 연구에서는 '천식의 유전학적 특성과 환경에 관한 역학 연구'를 통해 프랑스 5개 도시에 사는 사람들을 대상으로 수집된 데이터를 분석했다. 가정용 스프레이 세제와 여성의 천식이 서로 어떤 관련이 있는지 평가하는 것이 이 분석의 목표였다. 그 결과 연구진은 스프레이 세제 사용이 천식 증가와 연관성이 있으므로, 여성의 스프레이 세제 사용은 위험요인에 해당된다는 결론을 내렸다. [11]

이러한 연구들에서 우리가 알 수 있는 것은 무엇일까? 과학적인 분석으로 스프레이 세제는 천식 위험과 관련이 있다는 사실이 밝혀졌다는 것이다. 따라서 스프레이 형태로 된 세제는 사용하지 말고, 그 속에 담긴 화학물질에 노출되지 않도록 신경 써야 한다.

주방에 도사린 화학물질

주방은 푸근함과 안정감을 준다. 먹을 음식이 있는 곳이기도 하다. 그러나 표면 아래, 조리대 밑에 위험이 도사리고 있다. 어두침침하고 눈에 잘 안 띄는 곳에는 그곳에 둔 것도 깜박 잊어버린 각종 병에 '경고: 삼키면 위험함'이라든가 '주의: 증기를 흡입하지 마시오. 사용 시 보호복을 착용하시오.'와 같은 문구가 적혀 있다. 싱크대 밑에 독성물질과 알레르기 유발물질이 있을 거라고 누가 상상이나 할 수 있을까? 근래에 살펴본 적이 없다면 그 밑에 무엇이 들어 있는지 한번 확인해보라.

보통 온갖 종류의 화학물질이 들어 있는 가정용품이 하나둘씩 집 안에 자리 잡고 있을 것이다. 다목적 청소세제라고 적힌 스프레이 제품, 식기세척기에 사용하는 주방세제가 일단 보일 것이고, 그밖에 딱 한 번 쓰고는 안 보이는 곳에 쑤셔 넣어둔 온갖 화학물질들이 상자며 병, 스프레이 제품으로 발견될 것이다. 집을 순식간에 독성물질 폐기장으로 쓰고 있었던 셈이다. 따라서 이와 같은 화학물질은 폐기하거나 취급할 때 극도로 주의해야 한다.

새로 산 옷은 반드시 세탁해서 입을 것

"아아, 방금 산 옷인데… 입었을 때 새로 산 티가 났으면 좋겠는데…" 새 옷을 빨아 입으라고 하면 분명 이렇게 푸념하는 사람이 있을 것이다. 하지만 일반적으로 새 옷에는 여러분이 결코 피부에 닿지 않기를 바라는 염료와 포름알데히드, 기타 화학물질이 잔뜩 묻어 있다.

그러므로 새 옷을 한 벌 장만했다면 다음 순서를 따르기 바란다. 먼저 가격표부터 제거하고 옷을 세탁기에 집어넣는다. 옷이 잠길 정도로 따뜻한 물을 붓고 하룻밤 동안 그대로 둔다. 아침에 세탁기 뚜껑을 열어보면, 바뀐 물 색깔을 보고 얼마나 많은 염료가 묻어 있었는지 확인할 수 있을 것이다.

이제 일반 코스로 옷을 세탁하자. 세탁이 끝나면 화학물질 냄새가 더는 나지 않는지 맡아보라. 여러 번 세탁해야 할지도 모른다. 냄새가 나지 않아야 제대로 세탁이 완료된 것이다.

인공향에서 벗어나라

인공향이 그리 많이 사용되지 않던 때도 있었다. 향수, 오드콜로뉴, 면도 후에 바르는 크림 정도가 전부였고 비누와 샴푸에 향이 나는 경우도 일부 있었지만 욕실 선반을 가득 메울 정도는 아니었다.

이제는 온 세상이 온통 향에 젖어 있다. 바디워시, 바디스프레이, 화장품, 립글로스, 모두 결코 가볍다고 할 수 없는 향을 풍긴다.

그러나 인공향은 최대 3천여 가지에 달하는 화학물질로 구성되고, 그 물질들은 독성이 제대로 밝혀지지 않았다. 반면 분명한 사실은 이러한 화학물질이 흡입이나 피부 접촉을 통해 체내로 흡수되면 인체의 독성물질 부담이 축적된다는 것이다.

패션 잡지만 하더라도 몇 페이지 넘기다 보면 향수 광고가 나온 페이지에서 강렬한 향이 뿜어져 나온다. 아름다운 모델이 여러분을 응시하고, 보통 배경으로 티 하나 없이 깨끗한 자연 풍경이 등장한다. 모델의 표정은 마치 자연 속에서 신선한 공기를 실컷 들이마신 것처럼 보이지만 실제로 여러분에게 제공된 것은 결코 신선하지 않은 화학물질이다.

이제는 향을 이용한 광고 방식이 향수 업계에 국한되지 않고 각종 가정용품 광고에서도 사용된다. 방향제, 데오도란트, 바디워시, 심지어 가정용 세제 광고도 여러분의 관심을 끌기 위해 잡지 페이지에 향을 입힌다. 12) 아마 모르는 사람들이 더 많겠지만, 일부 잡지사에서는 향이 입혀지지 않은 잡지를 요청하는 독자들에게 따로 향이 나지 않는 잡지를 보내주기도 한다. 13) 여러분이 사용하는 제품도 향이 없는 종류로 고를 수 있을 뿐만 아니라 잡지도 끔찍한 향이 나지 않는 것으로 선택할 수 있는 것이다.

알레르기와 천식을 악화시키는 방향제

우리의 일상에는 자연스러운 냄새가 가득하다. 갓 내린 커피, 꽃다발처럼 기분 좋은 냄새도 있고 쓰레기, 화장실 냄새처럼 후각적으로 불쾌감을 주는 냄새도 있다. 그러나 좋든 싫든 이러한 냄새는 중요한 정보를 전달하고, 주의가 필요한 것을 알려주는 역할을 한다.

언젠가부터 우리는 불쾌한 냄새를 꺼리게 되었다. 처음에는 맡으면 짜증이 나는 정도였다가 도저히 못 견딜 일로 여기기 시작했다. 물건 파는 사람들은 이런 혐오를 반갑게 받아들이고, 기분 나쁜 냄새를 덮을 수 있는 방법을 제시했다. 바로 방향제라는 새로운 제품이다. 몇 가지 향이 첨가된 방향제를 뿌리기만 하면 퀴퀴한 냄새는 어느새 새로운 향으로 바뀐다. 그런데 이 대체된 향이 정말로 신선한 냄새일까? 애초에 원치 않는 냄새를 만들어낸 원인이 무엇이든, 그 원인이 사라지는 건 아니다. 방향제를 뿌린다고 해서 쓰레기가 알아서 밖으로 나가거나 가득 찬 쓰레기통이 비워지는 건 아니다. 방향제는 신선한 공기와 아무 상관없이 우리의 생활공간에 화학물질만 더할 뿐이다.

캘리포니아대학교에서는 방향제를 포함하여 실내에서 나는 냄새가 건강에 어떤 영향을 주는지 조사했다. 연구진은 방향제 제품에는 천연향과 합성향이 다양하게 들어 있고, 일부 향의 경우 건강과 관련하여 가장 많이 보고되는 문제는 알레르기라고 설명했다. 향으로 인해 천식 증상이 악화된다는 것 또한 자주 보고되는 문제였다.

해당 연구에서는 실내에서 나는 냄새는 환기가 제대로 이루어지지 않았다는 신호이나, 사람들은 신선한 공기가 유입되도록 하는 대신 방향제라는 형태로 자신이 생활하고 일하는 곳에 화학물질을 가져온다고 설명했다. 단열과 밀폐력이 강화된 건축물이 점점 많아지면서 실내에 유입되는 공기의 양이 줄고 실내 공기오염은 점차 가중되는 상황이다. 저명한 대학교에서 발표한 다른 연구에서도 방향제와 같은 인공향을 공기 중에 분무할 경우 알레르기와 천식 위험이 높아진다고 밝혔다. [14]

한 연구는 쥐를 대상으로 방향제 살포가 코 점막에 어떤 영향을 주는지 조사했다. 한 달간 방향제에 노출된 쥐에서는 충혈이 증대되는 것으로 나타났고, 두 달간 노출되자 경미한 염증이 발생했다. 그리고 석 달이 지나자 심각한 염증이 생기기 시작됐다. [15]

모두 건강을 스스로 보호하려면 변화가 필요하다는 사실을 알려주는 과학적인 사실들이다. 많이 알려지지 않은 인공향의 위험성에 관한 이러한 정보는 우리에게 전과 다른 방식으로 생각하고 행동할 것을 촉구한다. 인공향과 작별할 수 있을까? 방향제를 버리고, 향수와 갈라설 수 있을까?

피부를 지켜라

지금 이 글을 읽고 있는 순간에도 여러분의 피부는 관심을 갈구하고 있을지도 모른다. 왜 그럴까? 만족스럽지 않기 때문이다. 매끄럽고 편안한 대신 건조하고, 붉어지고, 따갑고 가려운 상태라 로션을 좀 발라야겠다는 생각이 들어서 열심히 발라도 별로 달라지는 것은 없고 여전히 무척 건조한 느낌이 들 수 있다. 만일 여러분의 피부가 바로 이런 상황이라면 계속 읽어보기 바란다.

피부가 건조하고 자극이 느껴지는 원인은 여러 가지가 있으므로, 이러한 증상이 나타나면 병원을 찾아서 원인을 알아내야 한다. 그전에 증상을 해결한답시고 상황을 더 악화시키지 않는 것도 중요하다. 샤워나 목욕 후에 피부 상태가 더 안 좋아진 경험이 있는가?

학술지에 발표된 연구 결과들을 보면 실제로 그런 일이 흔할 수밖에 없다. 샴푸, 바디워시 등 우리가 일상적으로 사용하는 제품들에는 피부를 자극하고 피부염을 일으킬 수 있는 성분, 소듐라우릴설페이트가 들어 있기 때문이다. 이번 장 거의 첫 부분에서 한 번 언급했던 이 성분은 우리가 몸을 씻을 때 으레 기대하는 거품을 만들어낸다.

아주 먼 옛날 사람들은 좀 씻어야겠다 싶으면 강이나 연못에 가서 목욕을 했다. 아직 비누가 발명되기 전에는 그 상황에서 구할 수 있는 것, 즉 물로만 씻었다. 시간이 흘러 문명이 발달하자 사람들은 몸을 씻는 새로운 방법을 알아냈다. 고대 그리스인들은 피부에 올리브유를 바른 다음 박박 문지르며 지저분한 것이 함께 벗겨지기를 기대했다. 참 다행스럽게도 농약이라는 것이 없던 때라 이들이 사용한 건 유기농 올리브오일이었다.

현대에 들어서면서 우리가 몸을 씻는 데 사용할 수 있는 제품은 당황스러울 정도로 다양해졌다. 인디애나대학교 의과대학에서 실시한 연구에 따르면 이러한 제품들에 함유된 화학물질들은 딱 한 번만 사용해도 피부에 자극이 될 수 있다. 소듐라우릴설페이트는 피부 자극 효과가 얼마나 뛰어난지, 발생한 자극을 해결할 수 있는 방법을 고민하는 실험실에서는 바로 이 물질을 이용하여 피부 자극을 유도한다.

피부 장벽의 기능이 망가지면 알레르기성(아토피성) 피부염으로 이어질 수 있다는 것도 이미 입증된 사실이다. 지난 수십 년 동안 피부염 환자는 크게 급증했다. 극심한 가려움증은 감정이나 집중력에도 영향을 주고 건강을 악화시킬 수도 있다.

또 한 가지를 생각해야 한다. 흔히 사용되는 화학물질이 함유된 샴푸나 세정제를 사용하면 피부가 말 그대로 열린 상태가 되고, 외부 환경에 한층 더 취약해진다. 상당히 우려할 만한 일이다.[16]

건조하고 따가운 피부에 도움이 될 만한 아주 간단한 방법이 하나 있다. 비누며 바디워시, 샤워젤, 거품목욕을 즐길 수 있는 목욕제품, 샴푸의 사용을 전부 중단하는 것이다. 필요할 때 극소량만 사용하고 그 이상은 사용하지 말자. 머리부터 발끝까지 풍성한 거품으로 씻어내던 습관에서 잠시 벗어나서 며칠 동안 피부가 어떻게 되는지 느껴보라.

수술을 집도하는 의사가 아니라면 항균 비누는 사용하지 말아야 한다. 세균을 없애기 위한 목적으로 만들어진 이런 제품은 여러분이 결코 원치 않을 3가지 문제를 일으킨다.

첫 번째는 일반 비누보다 항균 비누에 함유된 성분이 피부에 자극을 일으킬 가능성이 더 크다.

두 번째는 피부에 있던 이로운 균을 고갈시킨다. 건강한 피부에 존재하는 미생물은 면역 반응에 관여하여 강력한 보호 효과를 발휘하므로 피부 건강에 중요한 역할을 한다.[17] 여러분이 지금껏 단 한 번도 들어보지 못 했을 이런 미생물 중 일부는 알레르기를 방지한다.[18] 친구나 다름없는 이 런 균들까지 부수적으로 피해를 입도록 해서는 안 된다.

세 번째는 피부에 서식하던 유익한 균을 없애버리면 인체에 썩 우호적 이지 않은 데다 항균 비누에 함유된 항균 성분에 내성을 가진 균이 생장 할 수 있다는 점이다. 이렇게 생장한 균은 피부에만 머무르는 것이 아니 다. 공기 중으로 섞여 환경에 유입된 후 다른 사람의 몸에서 서식할 수 도 있다.

가정과 직장에 서식하는 미생물, '실내 미생물군집'으로 통칭되는 이들 미생물이 건강에 끼치는 영향에 관한 연구는 급증하는 추세다. 이러한 균 이 최초로 발생하는 원천은 바로 우리 자신, 구체적으로는 피부다. 피부 에 서식하는 균이 여러분과 한집에 살면서 그 균에 노출되는 모든 사람 에게 영향을 줄 수 있다는 의미다. 최근 관심이 고조되고 있는 이 분야의 연구와 건강에 관한 우리의 관점을 바꾸어놓을 결과에 대해서는 14장에 서 다시 설명할 예정이다.

유기농을 선택하면 지구를 구할 수 있다

우리가 노출되는 독성물질의 총량에 해당되는 독성 부하는 우리가 먹 고 숨 쉬고 주변과 접촉하는 과정에서 발생하는데 유기농을 선택하는 것

은 독성물질 노출을 줄임으로써 독성 부하를 낮출 수 있는 기막힌 방법
이다.

또한 유기농을 택하면 우선 여러분 자신에게 좋을 뿐만 아니라 지구, 그리고 지구상에 함께 살아가는 모든 사람들에게도 도움이 된다. 예를 들어 유기농 상추나 블루베리를 구입할 때마다, 화학 공장에서 만들어져 농장을 거쳐 식탁까지 이어지는 방대한 공급망의 농약 사용량을 줄이는 역할을 하기 때문이다. 유기농법으로 농사짓는 사람들은 유독한 농약을 사용하지 않아도 되니 유기농은 이들의 건강에도 도움이 된다. 살아 숨 쉬는 흙도 농약에 찌들지 않아도 된다. 덕분에 시내와 강, 호수로 흘러들어가는 오염물질도 줄어든다.

예전에는 유기농 제품을 구하려면 다른 지역까지 가서 몇 안 되는 채소와 과일이 진열된 자그마한 건강식품 판매점을 찾아가야 했지만 이제는 유기농이 그때보다 훨씬 더 많이 판매되면서 마트에서 유기농 냉동 과일이나 채소를 쉽게 구할 수 있다. 과거 그 어느 때보다 유기농 제품을 구하기가 수월해진 것이다. 가격이 약간 더 비싼 건 사실이다. 그러나 건강과 행복을 위한 것이라고 생각하면 어떨까.

직접 내린 커피로 시작하는 작은 혁명

여러분도 지금부터 소개할 작은 혁신에 동참해보기 바란다. 무엇보다 자주 마시는 커피와 관련된 일이니 한 번 해볼 만하다.

전적으로 일반 대중들이 시작한 운동이자 누구나 참여할 수 있는 변화이기도 하다. 그 주인공은 바로 유기농 커피다. 여러분 각자가 가장 좋아하는 방법으로 커피 한 잔을 만들 때 가장 적절한 선택이 될 것이다.

몇 년 전만 하더라도 유기농 커피를 구하기가 그리 쉽지 않았다. 가까운 마트에 가서 아무리 둘러봐도 선반 어디에도 유기농 커피는 없었다. 일부러 구할 수 있는 곳을 찾아가거나 카탈로그를 보고 배달 주문을 해야 했다.

하지만 이제는 모든 것이 바뀌었다. 마트, 창고형 도매점, 특수 식품을 취급하는 상점 어디든 유기농 커피가 여러분을 기다린다. 최근에 내가 대형 마트에 장을 보러 가서 살펴봤을 때는 볼리비아, 수마트라, 에티오피아, 니카라과, 콜롬비아, 르완다 등 종류도 무척이나 다양한 유기농 커피가 진열되어 있었다. 이런 제품 중 하나를 골라 봉지를 뜯으면 진한 커피향이 마치 커피나무가 무성하게 자란 곳으로 나를 데려간 것만 같은 기분이 느껴진다. 나는 집에서 원두를 직접 갈아서 아주 맛있고 내 마음에 쏙 드는 커피 한 잔을 만들어 마시곤 한다.

이쯤 되면 한 가지 중요한 질문이 떠오를 것이다. 집에서 유기농 커피를 즐긴다면, 집이 아닌 곳에서도 유기농 커피를 선택할 수 있지 않을까? 밖에서도 커피를 즐겨 마시는 여러분에게 내가 한 가지 괜찮은 방법을 소개한다. 집에서 평소 좋아하는 유기농 커피를 내려서 외출할 때 챙겨 다니면 어떨까? 직접 내린 커피가 훨씬 더 맛이 좋다는 사실은 아마 여러분도 잘 알 것이다. 게다가 계속해서 유기농 커피를 마실 수 있으니 일반적으로 재배된 커피에 함유된 농약을 피할 수 있고, 결과적으로 인체의 독성 부하를 낮추는 데 도움이 된다.

회사나 학교에 직접 내린 커피를 가지고 다니면 좋은 점 중 하나는 덕분에 시간을 더욱 독립적으로 쓸 수 있다는 것이다. 일부러 커피를 사기 위해 카페에 들러서 줄을 서서 기다리고 종이컵에 담긴 커피를 들고 다급히 다음 장소로 갈 필요가 없다. 마실 커피를 직접 준비하면 건강과 환경에 이로운 행동을 한다는 뿌듯한 자부심을 느낄 수 있다. 불필요하게 만들어지고, 보관되었다가 사용된 후 버려져 매립지에 묻히는 수백만 개의 종이컵을 생각해보라. 이제 종이컵에 담긴 커피는 잊고 혁신에 동참해보자!

〰〰〰 결론 〰〰〰

이번 장에서는 해독 미션을 주제로 알레르기를 극복하고 건강을 개선시키기 위해 반드시 해내야 할 과제에 대해 설명했다. 사적인 생활공간에서 독성물질을 없애고 먼지와 곰팡이, 실내 공기오염, 독성 화학물질을 모두 깨끗이 치워야 한다. 우리는 일상생활에서 오염된 공기와 화학물질, 담배 연기 같은 독성물질에 둘러싸인 채 살아간다는 사실과 함께 이러한 위협으로부터 스스로를 지키는 적극적인 조치에 대해서도 설명했다.

이제 여러분도 탐정처럼 주변에 중요한 단서가 없는지 주의 깊게 살펴보는 법을 배웠으리라 생각한다. 방향제나 스프레이 세제는 천식과 알레르기를 일으킬 수 있으니 전부 버려야 한다. 대신 내가 알려준 '알레르기 솔루션 청소법'에 따라 먼지와 곰팡이를 없애면 된다. 신발은 집 안에 들어오기 전에 벗는 습관을 들여서 알레르기 유발성분과 무작위로 따라붙은 균이 유입되지 않도록 하고 커피는 유기농 제품으로 선택해서 즐기자. 이러한 미션을 해내는 동안 어려움을 겪겠지만 그것 또한 받아들여야 할 필요가 있다.

이 과정은 자연을 좀 더 생각하면서 훨씬 건강해지고 여러분 자신과 자연이 모두 그 혜택을 누릴 수 있는 모험이다. 해독 미션은 절대 불가능한 미션이 아니라는 사실을 꼭 기억하기 바란다. 여러분도 할 수 있다!

chapter 6
3일간의 파워 해독

나는 우리가 먹고 마시는 음식 중에 딱 한 가지를 피하고 삶이 극적으로 변하는 사례를 여러 번 목격했다. 천식이 개선되고 두통이 사라지고, 아무리 애써도 줄지 않던 체중이 줄어든 경우도 있었다. 관절통이 없던 것처럼 해결되고 소화가 잘되고 피부가 가렵던 증상도 없어졌다. 우울증도 날아가고 집중력, 기분, 신체 에너지 상태가 모두 향상됐다. 심지어 여기까지는 문제의 식품을 식단에서 배제한 덕분에 사라진 수많은 증상 중 극히 일부일 뿐이다.

앞에서 살펴보았듯이 알레르기 반응은 자극원이 발생시킨 영향을 면역계가 연쇄적인 반응을 통해 자체적으로 증폭시킨 결과이다. 몸이 자극원에 과잉 반응을 보이는 것이다. 면역계가 이처럼 반응을 증폭시키기 시작하면 극히 작은 자극도 엄청난 영향을 발생시킬 수 있다. 실제로 그동안 임상에서 경험한 결과를 종합하면, 알레르기를 유발하는 원인 식품을 식단에서 제외시키는 것이 단기간에 가장 강력한 효과를 얻을 수 있는 방법이다.

문제는 사람마다 알레르기 반응을 유발하는 원인이 다르다는 것이다. 내가 알레르기 솔루션에 담긴 과학적인 원칙을 토대로 숨겨진 알레르기를 찾을 수 있도록 수많은 환자들을 도우면서 알게 된 사실이다.

유제품이 근본적인 원인인 사람들도 있고 밀이나 옥수수, 대두, 땅콩, 또는 와인이 원인인 사람들도 있다. 또 어떤 사람들은 그와 다른 여러 가지 식품 중 하나 또는 하나 이상에 민감 반응을 보이기도 한다.

여러분이 내가 제안하는 프로그램을 시작하기에 앞서 반드시 이 책을 가지고 병원을 찾아가서 앞으로 실천해볼 계획에 대해 의사에게 설명하는 것이 중요한 이유도 바로 위와 같은 특징 때문이다.

치유의 길을 열어주는 파워 해독

앞서 4장에서는 알레르기 증상을 보다 상세히 파악하기 위해 특별한 툴을 활용했었다. 이번에는 알레르기를 없애고 건강을 회복할 차례다. 문제를 일으키는 음식을 찾아서 없애면 이번 단계도 성공할 수 있다. 일단 건강 상태가 나아지면 먹는 음식을 제한하지 않아도 되지만, 원인 식품을 그대로 섭취한다면 치유가 불가능하다. 물론 건강이 나아지면 영양소는 부족하고 염증을 유발하는 데다 온갖 질병의 원인이 되는 정크푸드를 마음껏 먹어도 된다는 말이 아니라 맛있고 영양소가 풍부한 자연식품을 훨씬 더 광범위하게 먹을 수 있다는 의미다.

그렇다면 문제가 되는 음식은 어떻게 찾을 수 있을까? 나는 임상 경험과 영양학 연구로 얻은 지식을 바탕으로 '3일간의 파워 해독'이라는 방법을 개발했다. 파워 해독은 지금까지 드러나지 않았던, 인체의 과민반응을 유도하는 원인을 찾아내는 첫 단계이다.

3일간의 파워 해독은 꾸준히 실천해야 하는 식이요법이 아니다. 이름을 '파워 해독'이라고 붙인 이유도 그런 특징을 반영하기 위해서였다. 총 3단계로 구성된 전체 치유 과정의 이 첫 단계는 인체를 정화하고 가장 일반적인 알레르기 유발 식품의 섭취량을 줄여서 회복의 길을 트는 기능을 한다.

인체 정화가 끝나면 두 번째 단계인 '재섭취'를 시작한다. 섭취를 중단했던 음식을 한 번에 한 가지씩 다시 식단에 추가하는 단계이다. 그리고 세 번째 단계 '면역 균형 식단'에서는 면역계의 기능을 강화할 수 있는 맛있고 다채로운 식생활을 시작한다. 이 마지막 단계는 여러분이 원하는 만큼 언제까지고 오래 유지할 수 있다.

우리들 대부분은 하루하루를 정신없이 살아가고 정말 더는 못 견디겠다 싶은 일들과 무수히 맞닥뜨린다. 식생활도 마찬가지다. 너무 바빠 서둘러 끼니를 때우느라 영양 관리는 우선순위에서 저 끝으로 밀려난다. 이렇게 아무거나 손에 잡히는 대로 먹어서는 어떤 음식이 우리에게 어떤 영향을 미치는지 가려내기 힘들다.

파워 해독을 통해 일상생활에서 여러분의 식생활에 나타나는 특성을 가린 잡음을 제거하고 몸에서 흘러나오는 소리를 또렷하게 듣는 기회를 얻을 수 있다. 즉 일종의 명상법처럼 고요한 내적 상태에 접근하고 인체의 현명한 기능을 파악할 수 있다.

파워 해독은 한 편의 교향곡에도 비유할 수 있다. 여러 가지 악기가 합주를 하면 그중 한 가지 악기의 소리만 듣기가 어렵다. 그렇게 음악이 흐르다 잠시 악기 연주가 한꺼번에 멈춰지는 극적인 순간이 찾아오면 객석 전체가 숨을 죽인다.

잠시 후 정적을 깨고 아름다운 선율로 흘러나오는 바이올린이나 오보에의 독주가 놀랍도록 선명하게 들리기 시작한다. 파워 해독(정적의 순간)과 재섭취(솔로 연주)도 바로 그와 같은 기능을 한다. 세 번째 단계인 면역 균형 식단은 다시 오케스트라 전체가 다 함께 연주하면서 풍부하고 조화로운 음악이 울려 퍼지는 것과 같다.

파워 해독의 작용 방식

3일간 진행되는 파워 해독의 목표는 면역기능의 균형 유지에 도움이 되고 주요 알레르기 유발성분을 물리치는 효과가 우수하다는 사실이 과학적으로 증명된 식물영양소의 섭취량을 늘리는 것이다. 이를 위해 파워 해독을 실시하는 동안 아래 식품은 섭취하지 말아야 한다.

• 우유 또는 우유로 만든 제품, 우유를 가공한 제품인 요구르트, 치즈, 아이스크림, 버터, 유청이 포함되며 주요 알레르기 유발성분인 카세

176

인(또는 카세인염)이 함유된 모든 식품

- 달걀

- 생선, 기타 해산물

- 쇠고기, 돼지고기

- 밀, 호밀, 보리

- 옥수수

- 대두, 기타 콩류, 초콜릿

- 견과류, 땅콩

- 효모(쇠고기, 과일주스, 말린 과일, 포도, 시판 중인 수프와 소스, 발효 식품
  이나 절임 식품 등에 들어 있음)

- 버섯

- 가짓과 채소(토마토, 가지, 감자, 피망 등)

- 감귤류 과일

- 설탕, 꿀, 기타 감미료

- 향신료

- 마늘, 양파

- 커피

파워 해독을 실시하는 기간에는 위의 식품을 일체 먹지 않아야 한다.
대신 알레르기 반응을 억제하는 데 도움이 되는 천연 성분인 플라보노이
드가 풍부하게 함유된 식품은 마음껏 즐길 수 있다.[1] 또한 장내 유익균의
기능을 도와서 염증을 줄이고 해독, 면역기능에 도움이 되는 영양소가 밀

도 높게 함유된 식품을 섭취한다.

인체는 자연적으로, 그리고 지속적으로 해독을 실시하고 간과 신장, 폐, 피부, 장에서 생성되는 효모가 이 해독 과정을 이끈다. 파워 해독 기간에 섭취하는 식품은 이러한 자연 해독 기능에 아래와 같은 3가지 방식으로 영향을 준다.

- 해독 효소의 작용을 돕는 비타민, 무기질, 아미노산을 공급한다.
- 브로콜리와 같은 십자화과 채소 등 특정 식품에는 세포가 해독 효소를 더 많이 만들어내도록 촉진하는 화학성분이 함유되어 있다.
- 알레르기를 유발하는 식품을 섭취하면 장 누수 증상이 발생한다. 이로 인해 장내 환경이 이전까지 한 번도 경험한 적 없는 유독한 환경으로 바뀌고, 장 누수로 인해 해독 기능이 제대로 이루어지지 않아 전신 염증과 면역기능 이상이 발생할 수 있다.

파워 해독 식품은 아침 식사와 오후 간식으로 섭취하는 '면역 균형 스무디', 점심과 저녁 식사로 섭취하는 '면역 균형 수프', 그리고 하루에 4잔씩 마시는 '유기농 우롱차' 등 3가지로 구성된다. 우롱차의 과학적인 효능은 조금 뒤에 나온다. 이제 곧 이 3가지를 만드는 방법을 알려주겠다.

파워 해독 식품은 포만감이 들 만큼 충분히 먹어도 되지만 지나치게 배부를 정도로 섭취해서는 안 된다. 9장에 과식할 때 발생할 수 있는 속 쓰림, 위·식도 역류질환 등 소화 문제에 대한 설명이 나와 있다.

허기를 느끼면 얻고자 하는 성과를 달성하기가 힘들어지므로 도움이 되지 않는다. 스무디를 한 잔 더 마시고 싶으면 바로 마시고, 수프를 한 접시 더 먹고 싶으면 바로 그렇게 하면 된다.

주의 사항

파워 해독 시 섭취하는 음식 중에 여러분에게 알레르기를 일으키는 종류가 포함된 경우 해당 식품은 먹지 말아야 한다. 누구나 알레르기를 일으키는 식품은 있다. 그리고 알레르기 유발성분은 무조건 피해야 한다.

니켈 등 금속 알레르기가 있는 사람은 니켈 알레르기가 해결될 때까지 파워 해독을 진행할 수 없다. 또 라텍스나 자작나무 꽃가루 알레르기가 있는 사람은 스무디에 아보카도를 넣지 말아야 한다. 파워 해독을 비롯해 이 책에서 소개하는 방법을 실천에 옮기기 전에 의사와 상담하기 바란다.

면역 균형 스무디

• 아침 식사 · 오후 간식

벨벳처럼 부드러운 크림 같은 느낌의 이 맛있는 스무디로 엄청나게 많은 영양소를 한 잔에 뚝딱 섭취할 수 있다. 채소와 아보카도를 포함한 과일을 함께 갈아서 천연 감미료를 조금만 첨가하면 그야말로 순수한 천국과 같은 메뉴가 탄생한다.

재료

딸기 450g-생딸기나 냉동 딸기로 준비.

중간 크기 아보카도 1개-껍질을 벗기고 가운데 씨는 제거할 것.

잘게 썬 루콜라(로켓) 30g.

로메인 상추 반 뿌리-이파리 6장을 잘게 썬 것으로 준비.

치아씨-첨가 직전에 갈아서 2큰스푼 준비.

녹차 240mL-뜨거운 물을 붓고 5분간 우려낸 것.

중간 크기 바나나 1개-취향에 따라 선택.

블렌더에 먼저 과일을 담고 그 위에 채소를 담는다. 치아씨를 추가하고 녹차를 부은 뒤 재료가 벨벳처럼 부드럽게 고루 섞일 때까지 갈아준다. 완성된 스무디를 냉장 보관하면 맛이 더 진하고 더욱 부드러워진다. 치아씨는 섬유질과 오메가-3 지방을 섭취할 수 있는 훌륭한 식품이다.

참고 사항: 라텍스나 자작나무 꽃가루 알레르기가 있는 사람은 아보카도 섭

취 시 알레르기 반응이 나타날 수 있다. 바나나도 라텍스와 교차 반응하는 식품이다. 그러므로 이에 해당되는 사람은 아보카도나 바나나를 넣지 말아야 한다. 딸기 알레르기가 있는 사람은 딸기를 제외해야 하고, 블루베리에 알레르기가 없으면 딸기 대신 블루베리를 넣는다. 다른 성분들도 마찬가지로 알레르기가 있는 재료는 제외해야 한다.

면역 균형 수프

• 점심 · 저녁식사

맛있는 향기와 함께 영혼까지 든든하게 채워주는 면역 균형 수프는 꼭 할머니가 직접 끓여준 것 같은 기분을 선사한다. 각종 채소의 풍미가 어우러진 감칠맛 나는 육수가 일품이다. 적당히 묽어서 큰 머그잔이나 그릇에 담아 언제든 면역기능을 건강하게 지켜주는 영양소를 맛있게, 충분히 섭취할 수 있다.

만들기도 쉽고 한 끼를 간단히 해결할 수 있는 면역 균형 스프 큰 머그잔 한 잔에는 채소가 무려 4인분이나 들어 있다. 항염증 성분인 카로티노이드와 플라보노이드가 풍부한 식품이다.

우리 집안 사람들이 모두 좋아하는 요리 중 하나를 여러분에게 소개하게 되어 너무나 기쁘다. 면역 균형 수프는 영양학과 특별한 조리법이 잘 결합된 현대적이면서도 전통적인 음식이다. 다른 사람에게 맛을 보여주면, 건강 요리 학원에서 수업이라도 듣고 온 건 아니냐는 질문이 쏟아질 것이다.

 재료 잘게 썬 당근 450g.

엑스트라 버진 올리브유 3큰스푼.

잘게 썬 파슬리 25g—원할 경우 줄기도 포함.

잘게 썬 골파 200g—녹색 잎 부분만 사용할 것.

잘게 썬 브로콜리 약 340g—원할 경우 줄기도 포함.

잘게 썬 베이비케일 약 85g.

강황 가루 1작은스푼(티스푼).

갓 분쇄한 흑후추 1/4작은스푼—취향에 따라 더 넣어도 된다. 흑후추는 강황에 함유된 뛰어난 항염증 성분인 플라보노이드의 흡수를 돕는다.

소금 약간.

잘게 썬 무 1작은스푼—먹기 직전에 넣을 것.

올리브유에 당근을 10분 정도 볶은 후 나머지 채소와 양념을 넣는다. 1분간 가열하면서 잘 저어준 뒤 물 2.8L를 붓고 간간이 저어주면서 끓인다. 끓기 시작하면 뚜껑을 덮고 20분간 계속 끓인다.

잘게 썬 무 1작은스푼을 먹기 직전에 첨가한다. 익히지 않은 무에는 미로시나아제라는 아주 특별한 효소가 들어 있다. 이 효소는 익힌 브로콜리에 함유된 영양소의 작용을 강화하는 역할을 한다(건강에 좋은 브로콜리를 더욱 건강하게 섭취할 수 있는 중요하고 놀라운 방법이다). 수프를 차게 식히면 크림처럼 부드러운 퓌레(채소 또는 고기를 갈아 걸쭉하게 만든 음식)로 만들어두었다가 데워서 먹어도 좋다. 무는 항상 먹기 직전에 첨가해야 한다.

참고 사항: 알레르기가 있는 재료는 모두 제외해야 한다.

신장 건강에 이상이 있거나 자신 또는 가족 중 누군가가 신장에 결석이 생긴 적이 있는 사람, 만성적인 외음부 통증이나 방광에 이상이 있는 사람은 케일과 파슬리 섭취량을 늘리기 전에 의사와 상담해야 한다. 두 재료에 함유된 수산염은 그러한 이상 증세가 있는 사람 중 일부에 악영향을 줄 수 있다.

유기농 우롱차

• 하루 4잔

차는 3천 년 넘게 의학적인 효과가 있는 음료로 활용되어 왔다. 그중에서도 우롱차는 현대과학을 통해 특별한 항알레르기 효과가 있는 것으로 밝혀졌다.

우롱차에는 발효된 찻잎이 포함되어 있어 특유의 그윽하고 부드러운 맛을 낸다. 그리고 중국산 우롱차는 대만산 우롱차보다 숙성 기간이 더 긴 특징이 있다.

찻잎에는 플라보노이드 성분의 하나인 카테킨이라는 천연 성분이 풍부하게 함유되어 있다. 발효 과정에서 이 카테킨 성분의 특성이 바뀌며, 우리가 차를 마실 때 발생하는 생리학적인 영향에도 변화가 생긴다.

실험을 통해 우롱차에 함유된 카테킨은 녹차에 함유된 동일 성분보다 레트의 알레르기 반응을 억제하는 효과가 더 강력한 것으로 확인됐다. 일본에서 실시된 임상연구에서는 약물 치료로 증상이 개선되지 않았던 알레르기성 습진 환자들에게 6개월간 우롱차를 마시도록 하자, 차를 마신 연구 참가자 대다수가 한 달 내에 부종이 중등도에서 눈에 띌 정도까지 개선됐다. 주목할 만한 효과는 1~2주 후에 처음으로 나타났다.

연구에서 정한 섭취량은 찻잎 10g으로, 이는 말린 잎 기준으로 티스푼 3개 또는 티백 4개에 해당하는 분량이다. 이 정도 분량의 찻잎에 끓인 물을 부어 5분간 우려내어 마신다. 일본의 상기 임상연구에서는 하루 4잔을 마시는 것이 적정량이라고 밝혔다. 하루에 이보다 더 많은 양은 마시지 말아야 한다.

찻잎에 함유된 카테킨 성분이 충분히 추출되도록 하려면 끓인 물에 5분간 우려야 한다. 차가 너무 쓰다고 느껴지면 물을 더 적게 부어서 우려낸 뒤 뜨거운 물을 추가해서 입맛에 맞는 농도로 맞추면 된다.

차로 마시는 카페인을 줄이려면 먼저 찻잎에 뜨거운 물을 붓고 30초간 우린 뒤 우러난 물을 버린다. 이 상태에서 잎에 다시 물을 붓고 5분간 끓인다. 카페인은 대부분 처음 물을 부었을 때 추출되지만 카테킨 성분은 대부분 그대로 남아 있다.

참고 사항: 차에 알레르기가 있는 사람은 차 대신 그냥 뜨거운 물을 마시자. 중국과 일본에서는 일상적으로 뜨거운 물을 마신다.

파워 해독을 최대한 활용하는 방법

파워 해독은 주말에 3일간 실시하는 것이 좋다. 금요일 아침에 시작하면 2단계인 '재섭취' 단계를 월요일에 시작할 수 있다. 재섭취 단계에서는 체계적인 순서에 따라 새로운 음식을 식단에 포함시키면서 앞으로 먹지 말고 피해야 할 식품이 무엇인지 가려낼 수 있다.

파워 해독을 실시하면서 여러분이 꼭 지켜야 할 몇 가지 지침을 소개한다.

증상을 잘 살필 것

앞서 4장에 나온 '알레르기 솔루션 증상 체크리스트'에서 확인해본 것과 마찬가지로, 파워 해독에서 나오는 정보를 제대로 이해하기 위해서는 증상을 추적하는 것이 중요하다. 두통, 가려움증, 발진, 숨을 쌕쌕거리는 증상, 기침, 통증, 가슴 두근거림, 머릿속이 뿌옇고 멍한 느낌, 설사, 속에 가스가 차는 증상, 부종, 혹은 기타 증상 중 어떤 것이 나타나는가?

여러분이 가장 힘들다고 느끼는 증상이 무엇인지 살펴보되, 증상 체크리스트에 표시한 경미한 증상도 어떻게 나타나는지 신경 써서 확인해보기 바란다. 의사에게 도움을 요청하면 가장 중요한 증상이 무엇인지 가려내는 데 도움이 될 것이다.

기록할 것

자신에게 나타나는 증상마다 기준을 세워야 한다. 0부터 10까지 나눈

다면 증상이 어느 정도로 심한가? 파워 해독을 진행하는 동안 여러분에게 나타나는 증상을 기록하고, 그날그날 먹은 음식도 함께 적어두자. 파워 해독을 시작하고 곧바로 증상이 나아지지 않을 수도 있다. 오히려 이전보다 더 나빠지기도 하는데, 이것은 좋은 징후로 볼 수 있다. 증상은 파워 해독을 시작하고 일주일 혹은 그 이상 시간이 흐른 뒤 '재섭취' 단계가 시작된 이후에 나아진 느낌이 들 것이다.

금단 증상이 나타나는지 살펴볼 것

식품 알레르기가 있는 사람들 중에는 인체가 알레르기 유발 식품에 중독된 경우가 있는데, 이 경우 금단 증상이 나타날 수 있다. 알레르기 유발 식품을 먹으면 몸이 나아지는 것 같고 안 먹으면 몸 상태가 나빠지는 것처럼 느껴지는 것이다. 내가 실제로 목격한 가장 심각한 금단 증상은 파워 해독을 개발하기 훨씬 전, 음식 알레르기가 만성질환에 미치는 영향을 처음 연구하던 시절에 본 것이다. 아주 극단적인 사례지만 중독과 금단 증상이 미처 드러나지 않은 식품 알레르기에 어떤 영향을 주는지 잘 보여준다. 금단 증상이 나타나면 담당 의사와 반드시 상의해야 한다.

금단 증상

학교 교사인 50대 여성 에밀리는 관절염이 너무 심해서 입원 치료까지 받아야 했다. 손, 발, 팔꿈치, 무릎이 퉁퉁 붓고 쑤셔서 거의 움직일 수 없는 상태가 된 것이다. 그녀는 이러한 급작스러운 증상 발현이 크리스마스 휴가를 맞아 근처 다른 지역에 사는 가족들과 만나고 평소보다 훨씬 더 많은 음식을 먹은 뒤에 나타났다고 했다. 이야기를 듣고 나는 식품 알레르기가 원인일 것으로 강하게 의심했다.

에밀리가 입원 치료를 받는 동안 나는 파워 해독 중 제거 단계에 먹을 수 있도록 성분 식이를 처방했다. 성분 식이는 아미노산과 비타민, 무기질이 함유된 액상 제제로 단백질 성분은 들어 있지 않다. 제거 과정을 시작하고 3일째 되는 날, 에밀리는 통증이 더 심해지고 열이 38도 넘게 올랐다. 나는 무사히 잠을 잘 수 있도록 증상을 치료했고 다음 날이 되자 통증과 관절 부종이 사라졌다. 퇴원이 예정된 다음 날이 되자 약을 먹지 않아도 증상이 다 사라졌다.

에밀리의 사례는 금단 증상을 보여주는 극적인 사례이다. 파워 해독처럼 먹던 음식을 배제하는 방식으로 알레르기 유발 성분을 식단에서 제거하는 과정에서 바로 이와 같은 증상이 나타날 수 있다.

안정적인 환경 유지하기

파워 해독과 재섭취 과정을 거치는 2주 동안은 최대한 안정적인 환경을 유지하려고 노력하자. 우리가 실험실에서 사는 것도 아니고, 마음대로 통제할 수 없는 것들이 무궁무진한 세상에 살고 있으니 어려운 과제가 될 수도 있다.

외식은 최소한으로 줄이고, 가능하면 아예 안 하는 것이 좋다. 이 기간에는 방을 청소하거나, 뒷마당에 떨어진 나뭇잎을 쓸어 모으거나, 여행을 가거나, 새로운 직장에 출근하는 일정은 피해야 한다. 주방에는 먹어도 되는 음식들을 충분히 구비하자. 이어지는 두 장에 걸쳐 설명할 재섭취 단계와 면역 균형 식단에 포함되는 음식을 준비하면 된다.

흡연과 음주 피하기

해독을 통해 몸을 깨끗하게 정화하려고 노력하는 동안에는 담배를 피우거나 담배 관련 제품을 사용하지 말 것을 강력히 권고한다. 흡연자라면 이참에 담배를 끊는 것이 가장 이상적이다. 또한 알코올은 독소라는 사실을 명심하고, 파워 해독을 진행하는 기간에는 인체 독소를 최소한으로 줄일 수 있도록 술을 마시지 말아야 한다.

피해야 할 식품

지금 우리는 음식 알레르기를 해결하려고 노력 중이지만 나는 좀 더 넓은 범위에서 여러분이 먹지 말아야 할 특정 음식을 소개하려고 한다. 알레르기가 아니더라도 여러분이 섭취한 음식이나 음료가 여러 가지 방식으로 몸 상태를 악화시킬 가능성이 있다. 예를 들어 특정 식음료로 인해 대사 과정에 악영향이 발생할 수도 있다. 또 음식이 장내 미생물과 상호작용하는 과정에도 특정한 음식이 영향을 줄 수 있다.

대사 작용에 나쁜 영향을 주는 설탕과 커피

일부 사람들에게 대사 반응이 원활히 진행되지 못하게 만드는 음식들이 있는데, 이 경우 그러한 음식은 먹지 말아야 한다. 가장 일반적으로 대사에 영향을 주는 음식은 1) 설탕과 단 음식 2) 커피에 들어 있는 카페인이다.

설탕과 단 음식

설탕이나 달달한 음식을 소화시키지 못하는 사람들이 많다. 이들이 설탕이 든 음식을 먹으면 혈당이 과도하게 급증했다가 갑자기 뚝 떨어져 피로감, 신체 떨림, 발한 증상이 나타난다. 저혈당증이라 불리는 이러한 증상은 우리가 식사를 하고 체내 당 농도가 증가할 때 분비되는 인슐린이라는 호르몬으로 인해 나타난다. 알레르기 반응이 아닌 호르몬 반응의 일종이다.

커피

카페라테, 카푸치노, 에스프레소… 세상 모든 사람들이 커피 한 잔을 들고 다니는 것처럼 느껴질 때가 있다. 그러나 전부 그런 건 아니다. 커피를 소화시키지 못하는 사람들이 의외로 많다. 커피에 함유된 카페인이 인체에 불편할 정도로 자극을 가해서 불안해지고 잠을 제대로 못 자는 경우가 있다.

물론 그런 증상이 나타나지 않는 사람들도 있지만 어떤 형태로든 카페인을 아예 피해야 하는 사람들도 있다. 중요한 것은 음식 알레르기와 식단이 바뀌어서 나타나는 대사 반응은 다르다는 점이다.

장에서 문제를 일으키는 식품

음식을 입에 넣고 씹고 꿀꺽 삼킬 때부터 우리 몸에서는 우리가 먹고 있는 음식을 처리하는 과정이 시작된다. 길고 긴 소화관을 따라 유입된 음식은 북적북적 다양한 장내 미생물들이 주된 역할을 하는 놀랍고 새로운 세계로 들어가게 된다.

이러한 미생물들은 우리에게 도움이 되기도 하지만 때때로 문제를 일으키기도 한다. 우유, 과일, 주스, 채소, 밀과 같은 지극히 평범한 음식과 음료가 장내 미생물과 반응하여 여러 증상을 유발하는 경우가 있다.

우유

유당분해효소결핍증(혹은 유당불내증)의 문제를 갖고 있는 사람은 우유를 마시면 위경련과 속이 더부룩한 증상, 가스가 차는 증상, 설사 증상이 나타날 수 있다. 젖당으로도 불리는 유당이 장에서 흡수되려면 우선 포도당 갈락토오스라는 더 단순한 형태의 당으로 분해되어야 한다.

우리 몸속의 장은 포도당과 갈락토오스는 신속히 흡수하지만 유당은 흡수하지 못한다. 따라서 유당을 포도당과 갈락토오스로 분해하는 효소가 부족한 사람은 소화되지 않은 유당이 그대로 대장으로 유입되고 이곳에서 서식하는 장내 미생물에 의해 발효되어 산성 물질이 생성되고 장에 자극이 발생한다. 이러한 발효 과정에서 위에서 언급한 복부 증상이 나타날 수 있다.

과일과 주스

과당 흡수장애도 흔히 발생하는 증상에 속한다. 말 그대로 '과일에 들어 있는 당'인 과당 함량이 높은 과일을 섭취하면 장에서 발효가 일어나는 증상이다. 인체는 원래 과당을 제한적으로만 흡수할 수 있고, 그 방식은 사람마다 크게 차이가 있다. 따라서 자신의 몸이 처리할 수 있는 양보다 더 많은 과당을 섭취하면 대장에서 발효될 가능성이 매우 높다.

과당 흡수장애가 있는 사람은 과일주스나 말린 과일을 종류와 상관없이 섭취할 경우 장의 과당 처리 기능에 급속한 과부하가 걸릴 수 있다. 과일 중에서도 사과와 배는 가장 문제가 되는 종류로 여겨진다.

채소와 밀

밀과 일부 채소에는 '프룩탄'이라 불리는 과당 중합체가 들어 있다. 일부의 경우 이 프룩탄 함량이 높은 음식을 섭취하면 과당 흡수장애 증상이 발생할 수 있다.

내 경험을 토대로 할 때, 밀을 먹으면 소화가 잘 안 된다고 호소하는 환자들은 대부분 과당 흡수장애가 진짜 원인이었다. 이런 사람들은 우선 밀이나 밀의 주요 단백질인 글루텐에는 민감 반응을 보이지 않는다. 밀에 함유된 단백질이 아니라 탄수화물의 일종인 프룩탄이 원인이기 때문이다.

최근 영양학 분야에서는 식생활과 장내 미생물의 세부적인 상호작용에 관한 연구가 활발히 진행되고 있다. 나는 장내 미생물군에 관한 새로운 지식을 임상에 적용하는 선구자 역할을 해왔다. 동시에 저술 활동과 강의를 통해 다른 의사들에게도 이러한 지식을 공유해왔다. 주류 의학계가 마침내 장내 미생물의 중요성을 인지하게 된 것은 정말 기쁜 일이다.

미생물과 음식의 상호작용은 알레르기가 아니다. 그러나 식생활로 장내 미생물의 특성이 바뀔 수 있고, 이는 면역계에도 영향을 준다. 알레르기 솔루션도 장내 미생물에 관한 최신 연구 결과에 담긴 심층적인 정보를 반영한 결과물이다. 장에서 벌어지는 일들, 그것이 우리 건강에 미치는 영향에 대해서는 14장에서 좀 더 자세히 살펴볼 예정이다.

∼∼∼∼ 결론 ∼∼∼∼

이번 장에서는 인체의 해독 작용을 돕고 면역계 균형 유지에 도움이 되는 식물영양소를 공급하는 특별한 차와 스무디, 수프를 소개했다. 몸에 좋은 채소들을 조리대에 모두 꺼내 놓고 수프를 끓일 냄비와 블렌더도 같이 꺼내서 레시피대로 이 음식들을 만드는 시간이 나는 진심으로 즐겁다. 케일, 브로콜리, 당근, 골파, 파슬리, 그밖에 영양소가 듬뿍 함유된 재료들을 사용하는 것도 좋은 방법이다.

소화기관에 해당되는 간과 다른 기관에서 생성되는 해독 효소가 체내 독소를 제거하고 음식으로 섭취한 비타민, 무기질, 아미노산이 이러한 효소의 작용을 돕는다는 사실도 설명했다.

더불어 알레르기 때문이 아니라도 피해야 할 몇 가지 음식에 대해서도 알아보았다. 설탕, 커피, 밀, 우유, 과일, 주스, 채소는 섭취 시 신체와 조화를 이루지 못한다면 먹지 말아야 한다.

3일간의 파워 해독을 시작하기 전에 식단에 포함된 음식들의 레시피를 의사와 공유하고 여러분이 실제로 파워 해독을 실시해도 되는지 의사의 전문적인 소견을 꼭 받아보기 바란다.

chapter **7**

재섭취를 통한
유발검사

대학 하키팀 선수인 제니는 경기가 한창인 가을마다 악화되는 만성 축농증 때문에 힘들어했다. 축농증 때문에 기분도 엉망이고 경기에도 지장이 생겼다. 알레르기 전문의를 찾아간 제니는 곰팡이와 먼지 알레르기라는 진단을 받았다. 항히스타민제 처방을 받았지만 졸리지 않는다는 약을 먹어도 졸음이 쏟아졌다. 비강에 뿌리는 스테로이드제를 쓰면 코피가 터졌다. 게다가 알레르기 증상을 억제하는 처방약 때문에 기분까지 급격히 오락가락했다. 뭔가 다른 해결책이 필요했다.

제니가 가장 좋아하는 음식은 치즈였다. 진한 체다 치즈를 하루도 빼먹지 않고 먹을 정도였다. 나는 이것이 중요한 단서라고 보았다. 그래서 제니가 처음 내 병원을 찾았을 때 2가지 원칙을 적용하기로 결정했다. 첫째,

너무 간절하게 먹고 싶은 음식이 있을 경우 인체는 그 음식에 중독되었을 수도 있고 동시에 민감 반응이 나타날 수 있다는 점이다. 완전히 끊었다가 재섭취하는 방식으로 이 문제를 확인해볼 수 있다.

두 번째 원칙은 공기 중에 떠다니는 곰팡이에 알레르기 반응을 보이는 사람은 음식에 존재하는 곰팡이에도 이상 증상이 나타나는 경우가 많다는 점이다. 숙성된 치즈에는 곰팡이가 존재하고 가을은 원래 환경적으로 곰팡이가 많은 계절인데 제니가 사는 코네티컷 주는 더욱 그런 지역이었다. 나는 곰팡이가 제니의 코에 충혈이 생기게 만든 추가적인 원인일 수 있다고 생각했다.

우선 나는 제니에게 치즈를 비롯해 우유가 함유된 식품을 전부 먹지 말라고 했다. 그 말을 듣는 제니의 표정을 보니 내 생각이 옳았구나 싶었다. 그녀는 치즈에 아주 심각하게 중독된 것이 분명했다. 나는 5일 동안 그렇게 하고, 6일째와 7일째가 될 때 좋아하는 치즈를 다시 먹은 뒤 결과를 알려달라고 했다.

6일째가 되던 날, 일찍 전화가 걸려왔다. 그토록 사랑하는 체다 치즈를 50g 정도 먹었는데 15분이 지나자 속이 굉장히 더부룩하고 꽉 막힌 느낌이 들었다는 것이다. 속에 가스도 차서 몇 번이나 몸 밖으로 가스를 배출해야 할 만큼 답답한 증상도 나타났다. 배가 빵빵한 느낌, 트림, 가스, 설사, 그밖에 소화기에서 나타나는 증상은 우리 몸이 어떤 음식 때문에 상태가 썩 좋지 않다는 사실을 아주 분명하게 알리는 신호다.

제니가 소화불량에 시달리면서 겪은 증상은 5일 동안 좋아하는 음식을 끊었다가 다시 먹자 몸에 나타난 반응이었다. 속이 답답하고 가스가 차면서 꽉 막힌 증상을 겪은 덕분에 제니는 알레르기에서 벗어나려면 치즈부터 먹지 말아야 한다는 사실을 확신할 수 있었다. 나는 평생 그래야 하는 것은 아니라고 설명했다. 유제품 때문에 나타나는 문제에서 벗어날 수 있는 방법은 분명히 찾을 수 있겠지만 매일 체다 치즈를 먹어서는 문제를 해결할 수 없다.

어떤 음식을 먹어야 몸이 행복해할까?

3일간의 파워 해독을 마쳤다면 다음 단계는 재섭취를 통해 식품 유발검사를 실시하는 것이다. 체계적인 계획에 따라 진행되는 식품 유발검사는 표준 치료법 중 하나로, 전 세계 의료기관과 대학에서 드러나지 않은 식품 과민반응을 밝히는 목적으로 활용된다.

제니의 사례를 통해 섭취를 중단했던 식품을 재섭취할 때 예기치 못한 격렬한 반응이 발생할 수 있다는 사실을 알 수 있다. 여러분이 같은 방법을 시도할 경우 반드시 의사와 상담해야 하는 이유도 이 때문이다. 자신이 어떤 음식에 알레르기가 있는지 이미 알고 있으면 그 음식은 먹지 말아야 한다. 또한 천식 환자는 식품 유발검사를 시도하지 말고 알레르기 반응이 발생할 수 있는 음식도 반드시 피해야 한다.

파워 해독을 3일보다 더 길게 하고 싶은 사람은 그렇게 해도 된다. 단, 파워 해독은 일상적인 신체 유지 식단으로 설계된 방법이 아니므로 7일 이상 연속으로 진행해서는 안 된다는 점을 명심하라.

식품 유발검사를 진행하는 동안에도 면역 균형 스무디와 유기농 우롱차, 면역 균형 수프는 계속 섭취해도 된다. 동시에 먹는 음식을 단계적으로 늘려간다. 몸에 나타나는 증상과 매일 추가적으로 섭취한 음식과 음료를 계속해서 기록하는 것도 잊지 말자. 특정한 증상이 나타나면 작성한 기록을 가지고 병원을 찾아가서 먹은 음식 중에 그 증상에 영향을 주었을 만한 것이 있는지, 있다면 무엇인지 평가를 요청해야 한다.

식품 유발검사는 과학적인 방법이며, 인체가 지닌 지혜를 여러분이 인지하도록 하는 것이 목적이다. 파워 해독을 마치고 나면 인체는 치유가 성공적으로 이루어지려면 어떤 음식을 피해야 하는지 여러분에게 알려 줄 것이다.

재섭취 과정에서는 총 3단계에 걸쳐 식단을 늘려간다. 각 단계마다 몸의 변화를 느낄 가능성이 크다. 식단에 추가한 특정 음식에 몸이 즉각 반응을 보일 수도 있다. 그리고 그 음식은 제니의 경우처럼 문제가 된다고는 꿈에도 생각지 않고 일상적으로 먹던 음식일지도 모른다.

반면 반응이 천천히 나타나는 경우도 있다. 한 번 이상 해당 음식에 노출되어야 반응이 나타나거나, 섭취 후 하루나 이틀 정도가 지나야 변화가 시작될 수도 있다. 이와 같은 지연 반응도 상당히 흔한 일이다.

새로운 재섭취 단계를 시작한 후 몸에 이상 반응이 나타나면 섭취를 중단하고 207쪽에 나오는 정조준 단계로 넘어가자. 아무런 증상이 나타나지 않으면 세 단계를 모두 마칠 때까지 정해진 재섭취 일정을 그대로 이어간다.

저명한 의료기관에서 실시된 재섭취 연구

1980년대 영국의 유명 면역 학자였던 J. F 수트힐J. F. Soothill은 앞서 1장에서 소개한 음식 알레르기와 주의력결핍 과잉행동장애ADHD를 연구한 신경학자 에거Josef Egger와 함께 음식 알레르기가 어린이들의 간질과 편두통에 어떤 영향을 주는지 연구했다.

두 사람은 영국에서 명성이 높았던 런던 아동 병원에서 약물 치료로 해결되지 않는 간질을 앓던 어린이 환자들을 대상으로 연구를 진행했다. 1) 많이 아픈 아이들을 대상으로 한 연구였기에 두 사람은 의료기관에서만 시도할 수 있는 엄격한 계획을 수립했다. 그리고 이 연구에서 음식 섭취 후 천천히 나타나는 반응이 중요하다는 사실이 입증됐다.

연구진은 아이들에게 2주간 극히 제한된 음식만으로 구성된 식사를 제공했다. 쌀이나 참마 등 전분질 식품 한두 가지와 단백질을 공급할 닭고기 또는 양고기, 채소 한 가지, 과일 한 종류로 구성된 식단이었다. 제한된 식단대로 섭취한 결과 간질과 함께 두통, 복통, 과잉행동이 나타났던 어린이 환자 가운데 80%의 간질 발작이 크게 줄거나 아예 사라지고 다른 증상들도 개선된 것으로 확인됐다.

연구진은 이어서 식품 유발검사를 진행했다. 아이들마다 일주일에 한 가지씩 안 먹던 음식을 먹도록 하고 그 특정 식품이 증상을 유발하는지 살펴본 것이다. 대부분의 아이들이 여러 종류의 식품에 반응을 보였고, 총 31가지 식품이 증상을 유발하는 것으로 확인됐다.

본 연구는 이중맹검 방식으로 위약을 제공한 대조군과 함께 진행된 식품 유발검사였으며, 음식으로 촉발되는 반응이 며칠 후에 나타나기도 한다는 사실이 밝혀졌다. 수트힐과 에거는 연구진과 함께 이 방법을 활용하여 연구 대상 어린이의 60%가 약물 치료를 받지 않아도 간질 발작에서 완전히 벗어나도록 치료하는 데 성공했다.

반드시 명심해야 할 것

식품 재섭취를 통한 반응 유발검사를 시도하기 전에 반드시 의사와 상담해야 한다.

만일 아나필락시스나 천식이 있는 경우 절대 식품 유발검사를 시도하지 말아야 한다.

이번 장에 언급된 음식 중 한 가지라도 섭취 후 몸에 이상 증상이 나타난 적이 있을 경우 재섭취 기간에 해당 음식은 먹지 말아야 한다. 먹어도 아무 이상이 없다고 생각했던 음식만 재섭취해야 한다.

재섭취 첫 단계

이 단계는 최소 이틀간 지속된다. 파워 해독을 마친 후 식단에 현미와 가금육(닭고기나 칠면조 고기)을 추가하는 것으로 재섭취 첫 단계가 시작된다. 면역 균형 수프에 이 재료를 추가하거나 2가지로 따로 요리를 만들어서 먹어도 된다. 가금육은 오븐 구이로 조리하고 소금과 후추로 간을 해도 되며 원할 경우 강황은 넣어도 되지만 다른 양념은 넣지 말아야 한다. 허기가 달래질 때까지 양껏 먹어도 된다.

- 채식주의자라 가금육을 먹지 않는 사람은 현미밥에 완두콩을 첨가해서 먹어도 된다. 취향에 따라 가금육을 양고기로 대체해도 된다. 가금육과 양고기는 전통적인 식품 유발검사에 포함된 육류이다.
- 유럽과 아메리카 대륙에서는 쌀 알레르기가 드물지만 아시아에서는 흔한 질병이다. 쌀 알레르기가 의심되는 사람은 현미 대신 귀리나 오트밀을 먹자. 오트밀은 블루베리를 첨가해서 먹어도 되지만 우유는 첨가할 수 없다.
- 전분이나 곡류를 원치 않는 사람은 쌀 대신 컬리플라워나 완두콩을 육류에 추가해서 먹자.
- 면역 균형 스무디, 면역 균형 수프, 유기농 우롱차도 계속해서 섭취한다. 이번 단계에 권장된 식재료를 모두 첨가할 경우 최대 일주일까지 지속할 수 있으며, 그 내에서 적절한 시점에 2단계로 넘어가면 된다.

1단계를 진행하는 동안 몸에 증상이 나타나는 경우 섭취를 중단하고 207쪽 정조준 단계를 이어서 진행하자. 이틀이 지나도 아무런 증상이 나타나지 않으면 두 번째 단계로 넘어간다.

재섭취 두 번째 단계

이번 단계는 보통 5일간 실시한다. 식단을 더욱 확대하는 단계이므로 영양성분도 풍부하고 맛도 좋은 다양한 음식을 먹게 된다. 면역 균형 스무디와 유기농 우롱차도 계속해서 섭취하면 특별한 영양소를 인체에 공급할 수 있다. 면역 균형 수프는 선택 사항이다. 이번 단계에 추가할 수 있는 식품은 아래와 같다.

- **채소 전체(토마토, 고추, 가지 등 가짓과 채소 제외)** 생채소, 냉동 채소 모두 무방하지만 통조림 채소는 안 된다. 또한 옥수수는 곡류에 해당하니 섭취할 수 없다. 채소는 익혀서 먹거나 생으로 먹는다. 내가 추천하는 채소는 호박, 고구마, 양배추, 컬리플라워다. 매운 고추 종류는 절대 먹지 말아야 한다.
- **콩류(콩, 완두콩, 렌즈콩 등)** 견과류나 땅콩, 카카오나 초콜릿은 해당되지 않는다.
- **육류(쇠고기, 돼지고기, 양고기)** 육류는 선택 재료이며 섭취하더라도 일주일에 두 번 이상은 먹지 말아야 한다. 또한 쇠고기는 방목해서 풀을 먹고 자란 소에서 얻은 것으로 섭취해야 한다.
- **유기농 커피** 선택 재료이며, 섭취할 경우 단맛을 더하지 말고 블랙커피로 먹거나 라이스밀크 또는 코코넛밀크를 첨가해서 마실 수 있다. 이 단계까지는 여러분이 대두나 아몬드, 우유를 먹어도 괜찮은지 밝혀지지 않았다는 사실을 기억하자. 왜 유기농 커피여야 할까? 커피

나무는 지구상에서 농약이 극히 다량으로 살포되는 식물 중 하나이기 때문이다.

- **과일(감귤류 과일 제외)** 생과일, 냉동과일 모두 허용되나 통조림 과일은 제외된다. 또한 말린 과일, 주스, 시럽도 해당되지 않는다. 과일은 하루에 3회 섭취량까지만 먹어야 한다. 입 주변이나 목이 가려운 증상 등 과거에 알레르기 반응이 일어난 적이 있는 과일은 먹지 말아야 한다.

- **허브와 향신료** 취향에 따라 종류를 선택할 수 있고 생잎이나 말린 잎으로 사용한다. 카옌페퍼, 하바네로 고추, 할라피뇨, 파프리카는 제외된다. 모두 문제를 일으킬 수 있는 가짓과 채소에 해당되기 때문이다.

2단계를 진행하는 동안 몸에 증상이 나타나는 경우 섭취를 중단하고 207쪽 정조준 단계를 이어서 진행하자. 이 두 번째 단계에서는 영양이 풍부한 음식이 다양하게 추가되므로 원하는 만큼 지속해도 되고 최소 5일 이상 실천해야 한다. 5일이 지나도 아무런 이상 증상이 나타나지 않으면 세 번째 단계로 넘어갈 수 있다.

재섭취 세 번째 단계

이번 단계는 더 많은 음식으로 테스트하고 메뉴의 폭을 넓혀서 맛있는 재료가 식단에 추가된다. 내가 권장하는 방식은 한 가지 식품 또는 식품군별로 이틀씩 따로 테스트하는 것이다. 이틀 동안 선택한 식품을 하루에 두 번 섭취하는 것으로 진행할 수 있다. 처음 노출된 것으로 반응이 나타나지 않고 지연될 수 있다는 사실을 기억하자. 테스트 중 증상이 나타나면 섭취를 중단하고 정조준 단계로 넘어가자. 새로운 음식의 테스트를 중단하고 싶을 때에는 아무 때나 그렇게 하고 기존의 식단을 유지해도 된다. 이 단계가 되면 이미 섭취할 수 있는 종류가 충분히 늘어났으므로 그 범위 내에서 얼마든지 원하는 기간 동안 식단을 이어갈 수 있다.

아래는 3단계에서 추가해볼 음식들이다. 원치 않는 음식은 굳이 넣지 않아도 된다. 싫어하는 음식은 제외하자.

- **달걀** 삶은 달걀, 수란, 달걀 프라이, 오믈렛으로 섭취할 수 있다. 식용유를 사용해 조리할 경우 엑스트라버진 올리브유를 소량 사용하자. 엑스트라버진 올리브유에는 항염증, 항산화 성분으로 알레르기 솔루션에서 중요한 역할을 하는 플라보노이드가 들어 있다.
- **생선** 연어, 청어, 서대기, 도다리, 틸라피아 등 수은 함량이 낮은 유기농 생선이나 야생 어류로 선택하자. 어패류와 참치, 농어, 창꼬치 등 수은 함량이 높은 해산물은 일상 식단에 포함시키지 말아야 하며 면역 균형 식단에서도 제외해야 한다.
- **견과류와 씨앗** 그대로 굽거나 익히지 않은 상태의 무염 제품을 선택하라. 호두와 아몬드는 영양학적으로 매우 우수한 식품이다. 단, 브라질너트는 셀레늄 성분이 풍부하지만 하루에 2개 이상, 일주일에 총 14개 이상 섭취하지 않도록 한다. 땅콩은 사실 견과류가 아니라 콩과식물에 해당되며, 땅콩 외피 안쪽이 자연적으로 자라는 곰팡이에 오염

된 경우가 많다. 씹어 먹을 수 있고 건강에 가장 유익한 씨앗으로는 우수한 아연 공급식품인 호박씨와 해바라기씨를 꼽을 수 있다. 아마씨는 먹기 직전에 바로 갈아서 먹어야 유익한 성분을 그대로 얻을 수 있다. 참깨는 주요 알레르기 유발성분이니 주의한다.

- **가짓과 채소** 영양학적으로 가장 우수한 가짓과 채소는 토마토와 피망, 특히 주황색과 빨간색 피망이다. 고추류는 흑후추(통후추)를 제외하고 모두 가짓과 채소에 속한다. 단, 할라피뇨와 하바네로, 카옌페퍼, 파프리카는 알레르기 유사 증상을 일으키고 비알레르기성 생화학 작용을 통해 통증과 염증, 천식을 악화시킬 수 있으므로 제외하자. 매운 고추를 먹으면 신경 말단에서 P물질이라는 화학물질이 생성되는데, 이것이 조직에 염증을 발생시킬 수 있다. 재섭취 기간에 매운 고추를 먹지 말라고 권고한 것도 이 때문이다.

베리류 중 일부는 가짓과 채소에 속한다. 울프베리로도 불리는 구기자가 가장 대표적이다. 아시아 지역에 자생하는 구기자는 현재 북미와 유럽에서도 건강에 좋은 식품으로 각광받고 있다. 구기자는 생으로 먹거나 말려서 먹을 수 있고 주스로 만들어 먹기도 한다. 당을 첨가하지 않은 구기자를 가짓과 채소의 하나로 테스트해보기 바란다. 감자와 가지도 잘 알려진 가짓과 채소이다. 그러나 토마토, 고추, 구기자처럼 항염증 작용을 하지 않으므로 면역 균형 식단에서 중요한 기능을 하지는 않는다.

- **감귤류 과일** 레몬, 라임, 자몽, 귤, 모든 종류의 오렌지가 해당된다. 생으로 먹거나 즙을 내서 먹을 수 있으나 주스로 마실 경우 하루

235mg 미만으로 섭취량을 제한해야 한다. 감귤류 과일에는 농약이 과량 살포되므로 유기농 과일로 선택하도록 한다.

최후의 식품 4종: 우유, 밀, 옥수수, 대두

이 4가지 식품은 산업화 이후 서구 사회에서 일상적으로 먹는 음식이 되면서 문제가 되기 시작했다. 유전적 변형이나 오염을 비롯해 이 4가지 식품이 주식이 되어서는 안 되는 이유는 여러 가지가 있다. 물론 면역 균형 식단에서도 높은 비율을 차지해서는 안 된다. 그리고 우리는 이 4가지 식품을 먹지 않아도 아무 문제없이 살 수 있다.

우유, 밀, 옥수수, 대두를 안 먹어도 상관없는 사람은 식단에서 계속 제외하기 바란다. 섭취하고자 하는 경우, 앞서 세 번째 단계에서 설명한 것과 동일한 방식으로 각각 따로 테스트하여 이상 증상을 일으키지 않는지 확인하라.

- **대두** 두부로 섭취하거나 콩째로 먹는다. 무가당 두유로 마시는 방법도 있다.
- **옥수수** 옥수수로 만든 토르티야나 옥수수가루, 알맹이만 분리된 것, 또는 자루에 알맹이가 달린 상태 그대로 섭취할 수 있다.
- **밀** 파스타, 무교병(맛초), 밀 시리얼의 형태로 섭취할 수 있다. 빵이나 크래커, 제과 제품에는 다른 성분이 너무 많이 첨가되므로 밀만 섭취하기 어렵다.

- **우유** 소, 양, 염소에서 짠 종류를 마실 수 있다. 유제품에는 우유, 요구르트, 치즈가 포함된다.
  - 카세인은 알레르기 유발물질로 응유(산이나 효소 등에 의하여 응고된 우유)에 고농도로 존재한다. 따라서 치즈에 과량 함유되어 있다. 식품첨가물로도 많이 사용되며, 라벨에 카세인나트륨, 카세인칼륨 등으로 기재된다. 우유를 테스트 대상에 포함시킬 경우 카세인이 함유된 식품도 테스트해보자.
  - 유청 단백질도 우유에서 분리되는 물질이다. 유청은 카세인보다 수용성이 높다. 분말로 구할 수 있으므로 3단계부터 '면역 균형 스무디'에 섞어서 마셔도 된다.

재섭취 테스트는 파워 해독을 실시하고 인체의 알레르기성 염증 수준을 충분히 낮춘 이후에만 효과를 얻을 수 있는 방법이다. 이 과정을 제대로 밟지 않으면 몸이 알려주는 신호를 혼란스럽게 만드는 잡음이 너무 많아진다.

정조준

재섭취 테스트 중 이상 증상이 나타날 경우, 우연히 발생했을 가능성도 있지만 문제 요소가 될 가능성이 있다고 판단할 수 있다. 이 경우 다음 단계를 실시하라.

- 다른 식품의 테스트를 중단하라.
- 지난 3~4일간 식단에 추가한 식품을 다시 제외하라. 재섭취 후 반응이 천천히 나타날 수 있다는 사실을 기억해야 한다. 그러므로 현재 나타나는 증상은 오늘 섭취한 식품이 아니라 2~3일 전에 먹은 음식 때문에 나타난 것일 수도 있다. 며칠 전 식단으로 되돌아가면 지연 반응을 일으킨 식품을 배제할 수 있으므로 도움이 된다.
- 반응이 가라앉을 때까지 수정된 식단을 유지한다. 보통 하루에서 4일까지 걸린다.
- 증상이 나타나기 직전에 먹었던 식품부터 다시 개별 식품의 테스트를 시작한다. 그동안 작성해온 기록이 이 시점에서 유용하게 쓰인다. 만약 토요일에 완두콩과 렌즈콩을 추가하고 일요일에 쇠고기, 월요일에 스크램블 에그를 처음으로 추가한 뒤 월요일 오후에 발진이 나타났다면 달걀이 원인일 가능성이 가장 높다. 이 경우 쇠고기, 완두콩, 렌즈콩 섭취를 중단하여 발진이 가라앉도록 기다린 후 달걀부터 다시 테스트를 실시한다. 달걀을 먹어도 발진이 나타나지 않으면 다시 쇠고기, 완두콩, 렌즈콩을 하나씩 따로 테스트한다. 이 두 번째 유발검사에서도 발진이 나타나지 않으면 맨 처음 나타난 증상은 환경적인 노출이나 스트레스, 그밖에 음식 알레르기와 무관한 다른 원인으로 우연히 발생한 것으로 볼 수 있다. 두 번째 테스트에서 발진이 나타나면 어느 음식이 문제인지 파악할 수 있을 것이다.

〰〰 결론 〰〰

이번 장에서는 재섭취에 대해 알아보았다. 재섭취는 전 세계 의료기관과 대학교에서 기본적인 의학적 절차로 실시되는 체계화된 식품 유발검사를 바탕으로 한다.

축농증에 시달리던 하키 선수 제니는 치즈 등 우유로 만든 식품이 증상의 원인이었다. 5일간 유제품을 일체 섭취하지 않다가 다시 치즈를 섭취한 제니는 속이 거북하고 가스가 발생하는 증상을 경험했다. 치즈를 식단에서 제외해야 한다는 의미였다.

식품 알레르기는 위험한 알레르기 증상을 유발할 수 있다. 그러므로 재섭취는 반드시 의사와 상담한 뒤 실시해야 한다. 단, 아나필락시스나 천식 증상이 있는 사람은 절대 섭취 중단 후 재도입 테스트를 시도하지 말아야 한다.

식품 유발검사로 증상을 일으키는 음식을 찾아 식단에서 제외하는 데 성공했다면, 이제 영양학 연구에서 파악된 사실들을 토대로 오랫동안 면역 균형을 유지할 수 있는 방법을 시도할 수 있다. 이 내용은 다음 장에서 이야기하도록 하자.

chapter **8**
면역 균형 식단

나는 콜로라도 주 어느 눈 덮인 산 정상에 서 있다. 신선한 아침 공기를 들이쉬며 스키로 하강할 준비를 마친 뒤, 몸을 앞으로 기울여 두툼하게 쌓인 눈 위로 점프했다. 눈 속에 묻힌 스키는 내가 움직이는 방향대로 오른쪽, 다시 왼쪽으로 부채꼴 모양을 만들어냈다.

빠른 속도로 산을 내려가는 동안 눈과 공기, 가파른 산비탈 속에서 균형을 맞춰 이루어지는 이 움직임으로 나는 순식간에 산 밑에 다다랐다. 마음은 기쁨으로 가득 찼다.

균형이 모든 것을 좌우한다. 강한 것과는 다른 문제다. 균형을 잃으면 추락하기 십상이다. 걸어가는 지극히 단순한 일로도 몸이 얼마나 균형을 잘 유지하는지 알 수 있다. 서로 반대되는 힘, 오른쪽과 왼쪽의 조화가 잘 이루어져야 한다. 두 다리가 모두 사용된다. 한 발이 앞으로 나아가면 다른 한 발은 바닥을 딛고 체중을 지탱한다. 걸을 때 양팔은 다리 움직임에 맞춰 움직인다. 왼발이 나가면 오른팔, 오른발이 나가면 왼팔이 교차해서 움직이게 된다.

우리 몸의 면역체계도 기능을 제대로 발휘하려면 균형이 유지되어야 한다. 나는 면역계의 균형 유지에 영양이 핵심 역할을 한다는 사실을 알게 되었다. 현대인의 식생활, 즉 당분과 정제된 탄수화물, 패스트푸드로 가득한 식생활은 건강의 균형을 깨뜨리고 우리를 위험에 빠뜨린다.

이번 장에서는 맛도 좋고 영양소도 풍부한 자연식품을 통해 과학적으로 알레르기와 맞서 싸우는 놀라운 방법을 알려줄 것이다. 영양학을 바탕으로 한 새로운 해결 방법으로 내가 개발한 '면역 균형 식단'은 3장에서 소개했던 조절 T세포라는 림프구를 공급하여 인체가 알레르기와 맞서도록 돕는 것을 목표로 한다.

조절 T세포가 과일, 채소, 차에 함유된 비타민과 식물영양소를 좋아한다는 사실이 과학적으로 밝혀졌으므로, '면역 균형 식단'은 이러한 영양소를 맛있게 섭취할 수 있는 천연 식품으로 가득 채워진다. 전 세계에서 발표된 놀라운 영양학적 연구 결과와 함께 가까운 마트나 농산물 직판장에서 얼마든지 구할 수 있는 훌륭한 자연식품에 대해서도 소개할 것이다.

어떤 식품들이 해당되는지 알아보기 전에 먼저 간단히 소개하면 잘 익은 빨간 딸기와 선명한 녹색을 띤 생파슬리, 은은한 녹색을 띠는 우롱차가 영양학적으로는 '록 스타'에 해당된다는 점부터 일단 기억하기 바란다. 그밖에도 시금치, 아스파라거스, 방울양배추에 함유된 특별한 영양소와 렌즈콩, 검은콩, 병아리콩과 같은 콩과 식물에 내가 열광하고 엄청난 팬임을 자부하는 이유도 소개할 예정이다. 고구마도 핵심 영양소를 얻을 수 있는 식품 목록에서 상위를 차지하고 당근, 피망, 망고도 같은 목록에 자리한다. 이 모든 식품들은 인체가 균형을 회복하도록 돕는 역할을 한다. 정말 맛있고 신나는 여정이 될 것이다. 이제 시작해볼까?

알레르기와 자연적으로 싸우는 식품

과일, 채소와 같은 자연식품에 알약으로는 얻을 수 없는 아주 신선하고 중요한 무언가가 담겨 있다면 믿을 수 있겠는가? 자연이 만들어낸 음식은 인간에게 섬유질과 비타민, 무기질, 그밖에 중요한 영양소를 자연 그대로 제공한다. 이것이 영양의 기본 토대다.

면역 균형 식단의 목표는 조절 T세포를 공급하고 이 세포의 면역기능을 돕는 것이다. 조절 T세포가 제대로 기능하면 알레르기를 이겨내는 데 도움이 된다. 그러므로 '면역 균형 식단'은 건강한 식생활을 통해 인체가 알레르기와 맞서 싸우는 과정을 영양학적으로 꾸준히 돕는 과정이라 할 수 있다. 6개월에서 12개월 정도 이 식단을 꾸준히 실천하면 알레르기가 서서히 가라앉는다.

조절 T세포의 기능을 강화하는 식이 성분으로는 식품에 함유된 엽산, 비타민 A, 다양한 식물, 그중에서도 특히 차에 함유된 플라보노이드라는 영양소를 꼽을 수 있다.[1] 플라보노이드 중에는 염증을 일으키는 세포의 활성을 저해하는 기능을 발휘하는 것도 있으므로 이를 활용하면 2가지

방식으로 알레르기를 물리칠 수 있다.[2]

파워 해독과 섭취 중단 후 재섭취 테스트를 거치는 동안 조절 T세포의 기능을 강화하는 몇 가지 영양소가 식단에 포함된 덕분에 여러분의 인체 면역력은 이미 균형을 찾아가기 시작했다. 면역 균형 식단은 T세포에 이보다 더 많은 영양을 공급하고 4가지 방식으로 알레르기를 물리치기 위해 고안됐다. 면역 균형 식단의 효과는 다음과 같이 정리할 수 있다.

- 식품 유발검사 단계에서 발견한 문제성 식품을 피할 수 있도록 도와준다.
- 인체 세포가 최적의 영양 상태를 유지하도록 한다.
- 장내 미생물이 건강하게 생장하고 유지되도록 하여 알레르기 퇴치에 도움이 되도록 한다.
- 염증을 유발하여 알레르기 확산에 큰 몫을 해온 정크푸드를 멀리할 수 있도록 돕는다.

면역기능에 도움이 되는 음식

자, 그렇다면 면역 균형을 찾기 위해서는 어떤 음식을 먹어야 할까? 과학에서 그 답을 찾을 수 있다.

우선 색색이 선명한 채소와 과일 중에서 천연 엽산과 비타민 A, 섬유질 함량이 높은 것으로 골라 매일 최소 9회 섭취량 이상 먹도록 한다. 식품에 함유된 엽산은 세포의 성장과 수선, 면역기능, 뇌 기능에 꼭 필요한 성분이다. 엽산 결핍은 빈혈과 피로감, 우울증, 인지적 혼란, 면역기능 악화로 이어질 수 있다. 색이 선명하고 밝은 채소와 과일에는 플라보노이드 성분도 풍부하게 함유되어 있다.

면역 균형 식단과 함께 면역 균형 수프와 스무디도 일상적으로 계속 섭취할 수 있다. 면역 균형 스무디에는 엽산과 플라보노이드, 비타민 A가 듬뿍 들어 있고 수프에도 한 그릇으로 채소 4회 섭취량을 한번에 먹을 수 있을 만큼 영양이 가득하다.

취향에 따라 면역 균형 수프에 파나 콩, 닭고기, 생선 등 다른 재료를 첨가하거나 마늘, 생강과 같은 양념도 추가할 수 있다. 기본 재료를 유지하되 입맛에 맞게 다른 재료를 더하면 된다.

면역 균형 수프, 스무디와 함께 앞장에서 재섭취 과정을 통해 테스트한 식품은 다 섭취해도 된다. 육류, 생선, 가금육, 달걀, 견과류, 씨앗, 콩, 과일, 채소, 허브와 향신료, 심지어 유제품과 통곡류도 포함된다. 재섭취를 통한 유발검사는 식품군마다 개개인에게 각기 다른 영향을 줄 수 있다는 사실을 잘 보여준다. 여러분의 몸이 어떻게 반응하는지 귀를 기울이는 것이 중요하다.

견과류와 씨앗에 알레르기가 없다면, 씨앗은 비타민과 무기질, 단백질, 섬유질이 풍부한 훌륭한 식품으로 활용할 수 있다. 유용한 간식이기도 하다. 나도 아몬드, 호두, 해바라기씨, 호박씨, 그리고 브라질너트 몇 개로 나만의 모듬 견과류를 만들어서 먹는다. 아몬드에는 마그네슘이 다량 함유되어 있고 호두는 건강에 이로운 지방을 공급한다. 해바라기씨는 비타민 B6와 엽산을 섭취할 수 있는 좋은 식품이고 호박씨는 식물성 식품 가운데 엽산 함량이 가장 높다. 브라질너트에는 셀레늄이 풍부하게 함유되어 있다.

이러한 영양학적 이점과 더불어 견과류와 씨앗을 섭취하면서 얻을 수 있는 다른 효과들도 많다. 견과류와 씨앗을 규칙적으로 섭취하는 사람들은 비만, 당뇨병, 심장질환에 걸릴 가능성이 낮다는 사실이 연구를 통해 밝혀졌다.

지금부터는 면역 균형 식단의 토대가 되는 영양소를 상세히 살펴보자.

식품에 함유된 천연 엽산

음식에 들어 있는 천연 엽산은 반드시 필요한 영양소다. 짙은 녹색의 잎채소와 렌즈콩 등 콩과 식물은 가장 우수한 엽산 식품이다. 다음에 나오는 표에 천연 엽산을 섭취할 수 있는 우수한 식품과 각 식품을 일반적으로 먹는 양만큼 섭취할 때 얻을 수 있는 엽산의 양을 표시했다. 마음에 드는 식품을 면역 균형 식단에 포함시켜 정기적으로 섭취하기 바란다. 콩, 완두콩, 렌즈콩, 아스파라거스를 면역 균형 수프에 첨가하는 방법도 있다. 수프는 20분만 끓이므로 콩류는 함께 끓일 경우 설익을 수 있으니 미리 익혀서 추가해야 한다. 아스파라거스의 경우 생째로 추가해도 된다.

면역 균형 스무디는 처음부터 식품에 함유된 엽산을 충분히 섭취할 수 있도록 개발됐다. 이 스무디를 하루에 350mL 정도 섭취하면 조절 T세포의 기능을 최적으로 돕는 천연 엽산을 다량 섭취할 수 있다. 나 또한 부드럽고 신선하면서 맛도 좋은 이 스무디를 매일 즐겨 마신다. 이와 함께 식물에 함유된 비타민 A와 신중하게 선별된 플라보노이드 성분도 스무디 한 잔으로 풍부하게 섭취할 수 있다.

엽산을 공급하는 우수한 식품

식품	엽산 함량	식품	엽산 함량
렌틸콩	358mcg	완두콩	101mcg
동부콩	356mcg	방울양배추	100mcg
얼룩덜룩한 강낭콩	294mcg	브로콜리	96mcg
병아리콩	282mcg	아보카도	90mcg
시금치	263mcg	로메인 상추	76mcg
아스파라거스	262mcg	겨울호박	57mcg
검은콩	256mcg	컬리플라워	55mcg
흰강낭콩	254mcg	깍지콩	42mcg
강낭콩	229mcg	오렌지(중간 크기 1개)	40mcg
리마콩	156mcg	여름호박	36mcg
비트	136mcg	자몽(중간 크기 1개)	30mcg
쪼개서 말린 완두콩	127mcg	딸기	25mcg
파파야(중간 크기 1개)	115mcg		

* mcg: 마이크로그램(microgram)의 약자. 1g의 100만분의 1.
* 영양소 함량은 별도 명시하지 않은 경우 한 컵 기준.

식품에 함유된 비타민 A

비타민 A는 세포 수선cell repair과 시력, 건강한 피부, 적절한 면역기능에 반드시 필요한 영양소다. 비타민 A가 결핍되면 시력을 잃거나 상처 치유가 더뎌지고 감염에 대한 저항성도 떨어진다. 비타민 A는 자연식품을 통해 섭취하는 것이 가장 좋다.

비타민 A라는 명칭은 자연에 존재하는 2가지 분자, 레티노이드와 비타민 A 전구체 카로티노이드를 통칭한다. 레티노이드는 대부분 동물에 존재하고 카로티노이드는 대부분 식물에 함유되어 있다.

그런데 인체가 필요로 하는 레티노이드는 식물에 담긴 비타민 A 전구체 카로티노이드에서 얻을 수 있다. 이는 곧 채식주의자도 채소와 과일을 충분히 섭취한다면 육류를 먹는 사람들과 마찬가지로 비타민 A의 체내 수준을 건강하게 유지할 수 있다는 의미다.[3] 비타민 A 전구체 카로티노이드는 베타카로틴, 알파카로틴, 베타크립토크산틴으로 나눌 수 있다.

나는 당근, 시금치, 고구마 등 이러한 성분이 가득 함유된 식품을 통해 비타민 A를 섭취할 것을 권장한다. 이러한 식품에는 천연 비타민 A와 더불어 오직 자연식품에만 존재하는 수많은 식물영양소도 함유되어 있기 때문이다.

카로틴carotene이라는 명칭이 당근carrot에서 유래한 것으로도 충분히 알 수 있듯이 당근에는 베타카로틴이 고농도로 함유되어 있다. 당근이 주황색인 이유도 바로 이 성분 때문이다. 카로티노이드와 레티노이드 모두 지방과 함께 섭취하면 체내에서 더 원활히 흡수된다. 면역 균형 수프를 만들 때 올리브유에 당근을 볶는 이유도 바로 이 점을 고려한 것이다.

몸에 필요한 비타민 A를 얻는 가장 좋은 방법은 식품, 특히 카로티노이드 함량이 높은 채소를 섭취하면서 동시에 플라보노이드, 섬유질, 식물영양소를 함께 섭취하는 것이다.

다음 표에 비타민 A 함량이 높은 식물성 식품이 나와 있다. 해당 목록에 명시된 식품을 섭취하면 라이코펜, 루테인, 제아크산틴 등 카로티노이드 관련 물질도 함께 얻을 수 있다. 이러한 성분은 체내에서 비타민 A로 전환되지 않지만 따로 중요한 기전을 거쳐 건강에 또 다른 이점을 선사한다. 면역 균형 수프와 면역 균형 스무디로도 식물에 함유된 풍부한 비타민 A를 섭취할 수 있다.

비타민 A가 풍부한 식품

식품	비타민 A
고구마(중간 크기), 1개	1,403 RE
시금치, 15g	573 RE
당근, 75g	459 RE
칸탈로프 멜론, 75g	135 RE
붉은 피망, 85g	117 RE
생망고, 1개	112 RE
익힌 동부콩, 60g	66 RE
익힌 브로콜리, 85g	60 RE

* RE: 레티놀당량.

플라보노이드: 기막힌 비밀 영양소

아마 여러분은 식품 라벨에서 플라보노이드를 찾을 수는 없을 것이다. 플라보노이드는 비타민이나 무기질처럼 필수영양소에 포함되는 영양소가 아니기 때문이다. 그러나 플라보노이드는 모든 면에서 비타민, 무기질만큼이나 중요한 영양소다.

나는 서구식 식단과 생활방식에서 비롯된 만성 염증성 질환들이 부분적으로는 플라보노이드 결핍에 의한 결과라고 생각한다. 음식을 통해 플라보노이드를 많이 섭취하면 심장질환, 당뇨병, 암, 천식 위험이 줄어든다는 사실도 연구로 밝혀졌다. 현대 서구식 식단으로는 하루에 섭취할 수 있는 플라보노이드가 대략 1,000mg이다. 전통적인 아시아 지역 식단에는 4배 정도 더 많은 양이 함유되어 있고, 대부분 허브와 향신료, 차에서 얻는다.

차에 함유된 플라보노이드는 염증을 줄이고 알레르기를 물리친다

우리가 먹는 음식에는 400가지가 넘는 플라보노이드가 함유되어 있다. 플라보노이드는 전체적으로 강력한 항염증, 항산화 기능을 발휘한다. 여기서는 조절 T세포를 돕는 중요한 역할을 하고 면역 균형 식단의 핵심이 되는 2가지 플라보노이드를 집중적으로 살펴볼 것이다.

첫 번째 플라보노이드는 차에 함유되어 있으니 일단 '차 플라보노이드'라 부르기로 하자. 일반적으로 녹차에 이 플라보노이드가 많이 함유된 것으로 알려져 있지만 우롱차에 들어 있는 함유량도 녹차만큼 높다.[4]

차 플라보노이드가 염증을 해소한다는 사실은 25년 전부터 연구를 통해 밝혀졌다. 2010년에는 캘리포니아대학교 연구진이 조절 T세포에 끼치는 영향을 처음으로 밝히기도 했다. 차 플라보노이드와 관련된 연구 결과를 간단히 정리하면 아래와 같다.

- 캘리포니아대학교 연구진은 과체중인 사람과 정상 체중인 사람들의 혈중 조절 T세포 수와 기능을 연구했다. 비만인 경우 해당 세포의 기능과 숫자에 모두 악영향이 발생했는데 혈액세포가 차 플라보노이드에 노출되자 정상 상태로 회복됐다.[5]
- 터프스대학교 연구진은 쥐를 대상으로 한 실험에서 차 플라보노이드를 소량 공급하고 위 연구와 비슷한 효과를 확인했다.[6]
- 또 다른 연구에서 차 플라보노이드로 인해 조절 T세포의 수가 늘어나면 혈중 IgE 항체가 감소하는 것으로 나타났다. 항알레르기 효과가 있다는 사실을 보여주는 결과다.[7]
- 차 플라보노이드는 아주 많은 양을 공급하는 것보다 소량 공급할 때 염증 감소 효과가 더 뛰어난 것으로 나타났다.[8] 내가 식이보충제보다 하루에 차 4잔을 마셔 차 플라보노이드를 섭취하는 편이 낫다고 생각하는 이유도 이 때문이다.

차 한잔이 가져다주는 소중한 순간

일상생활에서 오는 압박에서 벗어나 잠시나마 혼자 조용히 보낼 수 있는 시간이 우리 모두에게 필요하다. 생각을 가다듬고, 혹은 마음을 비우고 온갖 걱정이나 염려를 흘려보낼 시간이 필요한지도 모른다. 현재를 살면서 얻은 커다란 무게를 내려놓고 조금이라도 조용한 순간을 스스로에게 선사해보자.

차를 마시는 평온한 의식을 직접 치러보면서 잠시 여유를 갖는 건 어떨까? 휴대전화는 벨소리를 끄고 손이 닿지 않는 곳에 잠시 두자. 그리고 가장 좋아하는 편안한 의자나 소파에 자리 잡을 준비를 하자.

그전에 먼저 차를 한 잔 준비해두자. 주방으로 가서 좋아하는 머그잔을 꺼내본다. 차를 우리는 아주 단순한 행동이 주는 흐뭇한 리듬을 느껴보자. 주방 여기저기를 움직이는 자신의 움직임, 물이 끓어오르는 소리, 차가 우러나면서 나타나는 색과 질감을 가만히 느껴본다. 차가 물에서 우러나고, 향긋한 아로마가 공기 중에 퍼지는 것을 느껴보자.

컵을 들고 조심스럽게 자리에 앉아본다. 찻잔의 열기가 손으로 전해지는 것을 느끼며 차에서 피어난 희미한 김이 공기 중으로 올라오는 모습을 지켜본다. 마음이 편안해지는 곳으로, 어느 머나먼 곳으로 상상의 여행을 떠나본다.

매일 아주 짧게나마 명상이나 기도를 하면서 마음이 편안해지는 시간을 가지면 건강에 큰 도움이 된다. 심신의학이 한때는 비대중적인 분야로 여겨지던 때도 있었으나 최근 하버드대학교에서 발표한 연구 결과를 보면 의료보건 전문가들이 환자들에게 명상과 요가를 '처방'하는 등 이제는 주류 의학으로 바뀌는 추세가 나타나고 있다. 9)

심신 건강에 대해서는 10장에서 좀 더 살펴보기로 하고, 일단 지금은 차를 한 모금 마시자. 귀중한 플라보노이드를 몸에 공급할 뿐만 아니라 값으로 따질 수 없을 만큼 소중한 평화의 순간을 스스로에게 선사하게 될 것이다.

딸기에 함유된 강력한 항산화물질

기막힌 비밀 영양소 중 하나가 플라보노이드인 피세틴이다. 식품 중에서는 딸기에 가장 많이 함유되어 있는 피세틴은 강력한 항산화물질로, 솔크 생물학 연구소에서 발표한 자료에 따르면 세포의 글루타티온 농도를 높인다10)(글루타티온에 관한 내용은 1장에 나와 있고 14장에서도 보다 자세히 설명할 예정이다). 글루타티온은 조절 T세포가 손상되지 않도록 보호하는 기능을 하는데 글루타티온이 부족하면 환경이나 음식을 통해 노출되는 독소로 인해 조절 T세포가 쉽사리 파괴되고11) 이는 알레르기가 확산된 여러 원인 중 하나이기도 하다.

피세틴의 첫 번째 기능은 글루타티온 농도를 높여서 조절 T세포를 손상되지 않도록 보호하는 것이지만 실험을 통해 다른 중요한 기능도 하는 것으로 밝혀졌다. 한 예로 실험동물에 피세틴을 주사하자 알레르기 반응

중 몇 가지가 약화되고 알레르기성 천식 증상을 막는 효과가 나타났다.[12)] 또한 솔크 생물학 연구소에서는 피세틴이 노화가 진행 중인 신경계에 여러 가지 보호 효과를 발휘한다는 결과가 확인됐다.[13)]

면역 균형 스무디는 피세틴과 차 플라보노이드, 식품에 함유된 엽산, 비타민 A를 충분히 섭취할 수 있도록 고안되었으므로 매일 섭취할 것을 권장한다. 매일 350mL 정도 마시면 과일과 채소 4회 섭취량을 한번에 섭취할 수 있고 이는 매일 섭취해야 하는 양의 절반가량에 해당된다.

스무디에 들어가는 녹차로 차 플라보노이드를 섭취할 수 있으며 그 함량을 더욱 높이기 위해서는 뜨거운 물에 티백을 가만히 담그지 말고 5분 정도 찻잎을 끓일 것을 권한다.

딸기로 알레르기를 맛있게 물리치자

입맛을 당기는 달콤한 향과 맛, 색깔을 가진 딸기는 자연이 정한 방식대로 우리에게 영양을 선사한다. 이 매력적인 과일은 200g의 열량이 고작 49cal에 불과한데 비타민 C는 98mg이 들어 있고 칼륨, 칼슘, 마그네슘과 같은 무기질과 섬유질 3g까지 함유되어 있다.

여기까지는 시작에 불과하다. 전 세계 연구소의 실험을 통해 이 작은 딸기의 놀라운 영양학적 기능이 과학적으로 밝혀졌다. 딸기는 조절 T세포를 보호하여 알레르기 반응을 물리치는 데 도움이 되는 플라보노이드 피세틴을 맛있게 섭취할 수 있는 식품이다. 면역 균형 스무디에 딸기가 주재료로 포함된 이유도 이 때문이다.

딸기가 한창 나오는 철에는 잘 익은 딸기만큼 완벽한 간식이자 천연 디저트는 찾을 수 없다. 나는 항상 유기농 딸기를 구입하고, 딸기 철이 아닐 때는 유기농 냉동 딸기를 즐겨 이용한다. 요즘에는 과거 어느 때보다 냉동 딸기를 손쉽게 구할 수 있다. 이렇게 구비해두면 향도 좋고 맛도 적당히 달콤한 딸기 스무디를 일 년 내내 즐길 수 있다.

워싱턴주립대학교의 연구에서 유기농법으로 재배된 딸기는 일반적인 방법으로 재배된 딸기보다 비타민 C와 전체 항산화 성분의 함량이 더 높은 것으로 나타났다. 또한 해당 연구에서 소비자들을 대상으로 실시한 비교 실험 결과 유기농 딸기는 일반 딸기보다 더 달고 맛있다는 평가와 함께 외형도 더 우수하다는 평가를 받았다. 딸기가 재배되는 토양의 질을 검사한 결과에서도 유기농 딸기농장의 토양은 일반 재배농장의 토양보다 더 건강하고 더 많은 생물이 생존할 수 있는 환경으로 밝혀졌다.

이 정도면 유기농을 선택할 만한 이유로 충분하지 않을까? 적어도 딸기에 있어서만큼은 과학적으로 증명된 사실이다. 영양은 더 우수하고, 농약은 적고, 맛도 좋고 환경에도 더 이로운 농법이라는 점이 유기농 딸기가 더 큰 만족감을 주는 이유다. [14]

신선한 파슬리에 담긴 놀라운 효과

쨍한 녹색의 향기로운 파슬리는 다양한 음식에 늘 한결같은 신선함을 선사한다. 나는 수프와 샐러드에 파슬리를 추가하고 파스타에도 뿌려 먹고 쌀이나 채소로 볶음요리를 만들 때도 파슬리를 함께 넣는다. 면역 균형 수프 재료로 사용할 커다란 생파슬리 다발은 우리 집 주방 한쪽에 항상 준비되어 있다. 파슬리는 잎도 맛있지만 아삭아삭한 줄기도 일품이다. 내 경험상 파슬리를 한번 요리에 활용하기 시작하면 계속해서 그 특유의 풍미를 요리마다 더하게 된다.

게다가 파슬리는 먹는 즐거움과 더불어 뛰어난 영양까지 선사한다. 카로티노이드는 당근보다도 더 많이 함유되어 있고, 아피게닌이라는 플라보노이드가 풍부하게 함유된 식품이기도 하다. 아피게닌은 다른 여러 플라보노이드 성분들과 마찬가지로 항알레르기, 항염증 효과가 있고 면역 반응을 활성화시키는 기능도 있다.

중국 난징 의과대학에서 발표한 아피게닌의 기능에 관한 연구 결과를 보면, 알레르기를 유발하는 림프구의 활성을 약화시키고 IgE 수치를 떨어뜨린다는 놀라운 사실이 확인됐다.[15] 이로써 파슬리가 듬뿍 들어가는 면역 균형 수프를 계속 섭취해야 하는 이유가 추가된 셈이다.

이제 여러분에게도 장보러 가면 꼭 챙겨 와야 하는 허브가 생겼을 것이다. 생파슬리는 마트나 농산물 직판장, 천연식품 판매점 등에서 구할 수 있다. 가장 중요한 것은 신선함이다. 갓 피어난 꽃처럼 생생한 파슬리를 골라야 한다.

파슬리는 물을 좋아한다는 점도 꽃과 비슷하다. 그래서 요리에 사용하기 전, 볼에 물을 담아서 파슬리를 어느 정도 담가두면 흙도 동시에 제거할 수 있다. 담가둔 파슬리는 흐르는 물에 헹궈서 종이타월로 톡톡 두드려 말려서 어떤 요리에든 사용하면 된다.

먹지 말아야 할 음식

재섭취 단계나 정조준 단계에서는 우선 과민반응을 일으키는 식품이나 식품군을 먹지 말아야 한다. 최소 6개월은 그러한 식품을 철저히 피해야 한다. 6개월이 지나고 난 뒤, 그동안 알레르기 솔루션 프로그램을 철저히 따랐으며 다시 먹어도 이상 증상이 나타나지 않는다면 몇 가지는 다시 섭취해도 된다.

재섭취 단계에 먹어도 되는 식품 목록에 사탕류나 패스트리, 가공식품, 인공 색소와 향료, 고과당 옥수수 시럽, 대부분의 식용유지, 기타 일반적으로 정크푸드라 불리는 식품들이 포함되지 않는다는 사실은 이미 여러분도 알아챘을 것이다. 파워 해독 과정을 거치면서 인체는 이러한 식품에서 벗어나 정화된 상태가 된다. 도넛이나 케이크, 파이, 머핀, 튀긴 음식은 재섭취할 수 없다. 모두 문제를 일으킬 뿐 해결책은 아니기 때문이다. 이러한 음식은 치유로 가는 길을 가로막는 방해물과도 같다. 다음에 나오는 브라이언의 사연이 이 점을 보여주는 좋은 예가 될 것이다.

소프트웨어 설계자인 35세의 브라이언은 어릴 때부터 습진을 앓았다. 증상이 최고조에 오르면 팔과 얼굴, 다리 전체가 습진으로 뒤덮일 뿐만 아니라 눈꺼풀, 팔과 다리가 접히는 부분에 유독 증상이 심하게 나타났다. 껍질이 벗겨지고 가려운 발진이 점점 번지는 증상은 보통 여름이면 사라졌다. 하지만 다른 계절에는 코르티손 크림을 발라 진정시켜야 했다. 스트레스를 받았다 하면 악화되기 일쑤였다. 한번은 여름이 돼도 발진이 사라지지 않아 목욕이나 샤워를 할 때마다 피부가 화끈거렸다. 결국 견디다 못한 브라이언은 내 병원을 찾아왔다.

브라이언의 식단은 내가 '가짜 건강식'이라 부르는 음식들로 채워져 있었다. 샐러드를 많이 먹고 글루텐은 입에 대지 않고 적색육도 섭취량을 줄이고 아마란스와 퀴노아 같은 대체 곡류를 선택했다. 무지방 그릭요거트에 대마씨를 섞어서 먹는데 이때 아가베 시럽을 2스푼씩 첨가했다. 유기농 녹차에도 꿀을 2티스푼씩 넣어서 마셨다. 밤에는 새벽 2시까지 인터넷 서핑을 하면서 글루텐 무함유 쿠키와 100% 천연 성분만 함유된 초콜릿을 간식으로 먹었다.

설탕에 길들여진 입맛에서 벗어나자

단 음식을 유독 좋아하는 사람이라면, 그 욕구가 얼마나 강력하고 질긴지, 얼마나 온 정신을 사로잡을 수 있는지 잘 알 것이다. 마치 영화 〈스타워즈〉의 다스베이더가 나타나 얼른 이 암흑의 영역으로 넘어오라고 살살 꼬드기는 것 같은 상황이 벌어진다. 별로 먹고 싶지 않다고 해도 상관없이 어서 초콜릿 케이크와 아이스크림에 파묻혀보라고 말이다.

이토록 강력한 단맛의 유혹에서 벗어나려면 어떻게 해야 할까? 영화에 나오는 악당들과 마찬가지로 단맛에 대한 욕구도 쉽사리 그냥 사라지지는 않는다. 설탕을 계속 맘대로 섭취하면 단맛을 원하는 욕구 또한 절대 사라지지 않고 여러분 곁에 꼭 들러붙어 있다.

여러분이 큰마음 먹고 설탕을 외면할 때 비로소 마법은 시작된다. 단맛을 향한 욕구가 사라지는, 아주 이례적인 현상이 나타날 수 있다. 그것도 2~3일 정도 아주 짧은 기간만 참으면 정말로 사라진다. 끊임없이 당기던 입맛, 쿠키나 초코바를 한 입 먹어야 해소되던 욕구가 없어진다. 동시에 어깨에 매달려 있던 짐이 사라진 듯한 기분이 들 것이다. 자유를 찾는 것이다.

일상적인 식생활에서 설탕을 없애기로 마음먹은 수많은 사람들은 평소 좋아하는 각종 제품에 설탕이 숨겨져 있었다는 사실을 깨닫고 놀란다. 설탕은 절대 있지 말아야 할 장소에도 기어코 나타나는 독특한 재주가 있다. 아마도 여러분은 단 음식 중에서도 최고봉으로 꼽히는 레드벨벳 케이크나 프로스팅이 올라간 컵케이크 같은 음식에나 설탕이 들어 있을 거라 생각하겠지만, 수프나 스파게티 소스, 크래커 등 많은 사람들이 즐겨 먹는 식품에도 은근슬쩍 들어 있다.

이 정도는 극소수에 불과하다. 설탕은 거의 대부분의 식품에 섞여 있고, 라벨을 다 읽어보기 전에는 그런 사실조차 알 수 없다. 그러므로 식품 라벨에 적힌 성분 목록을 꼼꼼히 들여다보는 습관을 길러야 한다. 설탕은 사탕수수 설탕, 당즙, 자당, 덱스트로스, 과당, 옥수수 시럽, 사탕무 설탕첨채당, 맥아엿기름와 같은 명칭으로 나와 있을 수도 있으므로 이러한 성분이 든 식품을 피하면 설탕이 함유된 많은 제품을 피할 수 있다.

여러분의 집 주방은 스스로 관리하는 곳임에도 숨겨진 설탕을 엄격히 걸러내기가 쉽지 않다. 해야 할 일이 많은 사람들에게는 더욱 힘든 일이다. 이런 여러분들이 되는대로 이 문제를 처리하거나 즉흥적으로 해결하지 않도록 내가 한 가지 계획을 제시하고자 한다.

밖에 나갔을 때 자동판매기에서 음료수 하나 사서 마시는 그 편리함을 버리기란 쉽지 않다. 설탕이 첨가된 간식류는 사방에 널려 있고, 몸에 이로운 음식을 택하려면 어느 정도 계획이 필요하다. 지금 여러분이 하는 일들은 영웅적인 용감한 행동임을 기억하고 스스로를 굳게 믿어보자.

설탕의 영향에서 벗어나기 위한 계획

- 외출할 때는 몸에 좋은 간식과 음료를 가방에 잔뜩 챙겨가자. 채소를 잘라서 가지고 다니면 편리하게 먹을 수 있다. 당근이나 셀러리는 아삭아삭한 식감과 함께 포만감을 제공하여 단맛의 유혹을 물리치는 데 도움이 된다.
- 견과류에 알레르기가 없는 사람은 아몬드와 캐슈, 호두, 피칸을 준비하자. 바삭한 식감과 포만감을 주는 간식이다.
- 사과, 오렌지, 배, 블루베리, 딸기 등 좋아하는 생과일을 챙기자. 생과일은 섬유질과 항산화 성분, 그밖에 여러 영양소와 함께 천연 단맛을 선사한다.
- 무가당 요구르트에 무가당 과일주스 농축액을 조금 추가해서 먹

으면 맛도 색깔도 한층 먹음직스러워진다.

- 작은 용기에 과카몰리(아보카도를 으깬 것에 양파, 토마토, 고추 등을 섞어 만든 멕시코 요리)나 후무스(병아리콩 으깬 것과 오일, 마늘을 섞은 중동 지방 음식)를 담아서 가지고 다니면 구운 칩과 함께 즐길 수 있다.

- 지퍼백에 호박씨, 잣, 해바라기씨와 같은 씨앗을 담아서 가지고 다닌다.

- 음료는 차나 물, 유기농 커피와 같은 건강한 종류로 선택해야 설탕 가득한 음료를 피할 수 있다. 탄산음료나 스포츠 음료, 레모네이드, 당이 첨가된 아이스티는 마시지 말자.

몸이 보내는 메시지에 귀를 기울여라

브라이언의 치료 과정은 롤러코스터처럼 험난했다. 파워 해독을 5일간 실시하고 일주일간 음식 재섭취 1단계를 지키자 한겨울이었음에도 불구하고 피부가 지난 몇 년간 가장 깨끗한 상태가 되었다.

이 결과를 보고 브라이언은 코르티손 크림 사용을 중단했지만 피부가 다시 가려워지기 시작했다. 나는 이미 피부가 코르티손에 의존성이 생긴 상태라 금단 반응이 나타나는 것이라고 설명했다. 이어서 나는 크림 사용량을 점차적으로 줄여서 스테로이드 사용 중단 시 나타나는 반동현상을 줄일 수 있는 2주 계획을 알려주었다. 그러자 점점 더 흥미로운 변화가 일어나기 시작했다.

먼저 브라이언의 체중이 줄어들었다. 처음 만났을 때 그는 정상 체중보다 13.5kg 정도 더 나가는 상태였고 단 음식을 끊어도 살이 빠지지 않았다고 이야기했었다. 나는 스테로이드가 체중 감량을 방해할 수 있다고 설명하고, 그동안 습진 때문에 스테로이드 크림에 의존해온 기간을 고려할 때 섭취하는 열량을 줄이고 아무리 운동을 많이 해도 체중 관리가 어려울 수밖에 없었을 것이라고 알려주었다.

스테로이드 연고를 끊고 면역 균형 식단을 따르기 시작하자 브라이언의 체중은 자연적으로 줄었다. 그때 마침 브라이언에게 휴일과 행사가 연이어 찾아왔다. 남북전쟁 전사자의 넋을 기리는 공휴일에 이어 조카 고등학교 졸업식, 사촌 결혼식, 그리고 독립기념일을 차례로 보내면서 매번 케이크나 사탕을 먹고 맥주 한두 잔을 마시기도 했다. 그럴 때마다 보통 하루나 이틀 정도 지나면 습진이 다시 올라와 확 퍼지는 일이 벌어졌다. 그리고 한번 올라오면 다시 가라앉기까지 일주일이 걸렸다.

습진이 재발하면 체중도 몇 kg씩 늘고 손과 얼굴이 변화를 눈치챌 만큼 크게 부어올랐다. 하지만 이미 음식 재섭취 단계를 충분히 거친 뒤였으므로, 이러한 변화가 나타난 원인은 음식 알레르기로 볼 수 없다. 브라이언의 인체가 염증을 유발하는 설탕의 영향에 극히 민감해진 것이다.

이것은 나의 다른 저서인 《지방 저항성 다이어트The Fat Resistance Diet》에서도 상세히 밝힌 현상이다. 브라이언의 경우 피부에서 느끼는 가려움의 정도가 그가 섭취한 설탕의 양을 알려주는 지표와 같았다.

브라이언은 습진이 올라올 때마다 내게 전화를 걸어 묻곤 했다. "선생님, 설탕에 이렇게나 민감해지다니 믿을 수가 없어요. 정말 설탕 때문에 이런 게 맞나요?"

나도 매번 이렇게 대답했다. "그 질문을 저한테 하면 어떡합니까, 몸이 뭐라고 하는지 들어보세요."

면역기능을 최상의 상태로 유지하려면 우선 인체의 영양 상태가 최상이어야 한다. 여러분이 먹는 음식은 세포에 영양을 공급하고, 세포가 영양을 얻어야 알레르기를 예방하고 감염과 맞서 싸우며 염증을 통제할 수 있다. 가장 몸에 좋은 식단이 모두에게 동일할 수는 없다. 최적의 영양은 사람마다 제각기 다르다. 각자의 식품 알레르기와 민감도, 입맛, 문화까지 모두 고려해야 한다. 내가 고안한 '알레르기 솔루션'은 여러분 각자가 필요로 하는 영양이 풍부한 식품을 찾아서 조절 T세포의 기능을 강화할 수 있는 식품들로 식단을 구성할 수 있게끔 돕기 위해 마련된 것이다.

~~~~~ 결론 ~~~~~

이번 장에서는 전 세계에서 진행된 영양과 알레르기에 관한 흥미로운 연구 결과를 살펴보고, 먹는 음식이 면역기능의 균형을 바로잡고 알레르기를 줄이는 데 도움이 될 수 있다는 사실을 집중적으로 설명했다. 영양학의 획기적인 발전으로 면역계의 지휘자라 할 수 있는 조절 T세포의 기능을 어떻게 영양으로 강화할 수 있는지 그 근거가 밝혀졌다. 조절 T세포가 제대로 기능하면 알레르기 반응을 예방할 수 있다.

내가 개발한 면역 균형 식단은 세계 곳곳에서 발표된 영양학 연구 결과를 토대로 천연 비타민과 식물영양소를 공급할 수 있도록 구성했다. 비타민 A와 엽산이 함유된 자연식품, 딸기와 파슬리, 차에 함유된 알레르기에 도움이 되는 특별한 영양소에 대해서도 알아보았다.

소프트웨어 설계자인 브라이언의 사례는 설탕과 단 음식을 즐겨 먹는 입맛이 습진에 어떤 영향을 줄 수 있는지 보여준다. 롤러코스터처럼 험난했던 식생활 개선 과정을 거쳐 피부 상태가 나아지고 이어 설탕의 유혹에 넘어간 뒤 습진이 다시 번진 경험을 통해 그는 자신의 몸이 설탕으로 인한 염증 반응에 얼마나 민감한지 제대로 깨달았다. 다행히 설탕을 갈구하는 욕구는 극복할 수 있으며, 이번 장에서는 그 방법에 대해서도 설명했다.

이번 장의 내용을 여러분의 담당 의사와 공유하면 여러분에게 꼭 맞는 영양 프로그램을 함께 수립하고 치유로 가는 길을 함께 걸어갈 수 있으리라 확신한다.

chapter 9

알레르기 때문에
살이 찔 수도 있을까?

"도저히 이해가 안 가요. 임신했을 때 몸매가 변했는데 지금까지 그대로라니까요."

메들린은 이렇게 호소했다. 첫아이를 가졌을 때 체중이 22kg 넘게 늘어난 메들린은 10년 동안 살을 빼려고 안간힘을 썼다. 강도 높은 운동과 식단 조절로 5kg 정도를 줄일 수 있었지만 목표를 채우려면 17kg을 더 줄여야 했다.

사실 메들린이 나를 찾아온 이유는 계속 재발하는 흉부 감염과 피로감을 해결하기 위해서였다. 그러다 대화를 나누던 중 체중 고민이 나왔고 상담 주제는 급속히 체중 조절 문제로 바뀌었다.

미네아폴리스에서 자란 메들린은 줄곧 꽃가루와 먼지 알레르기에 시달리고 감기에 자주 걸리긴 했지만 체형은 마른 편에 균형 잡힌 탄탄한 몸매였다. 그러다 10대 시절에 변비가 심하고 배가 아픈 증상이 나타나 더니 과민성 대장 증후군이라는 진단을 받았다. 고기를 먹지 말고 통곡류에 함유된 식이섬유를 많이 먹으라는 권고도 받았다. 그대로 하자 변비는 개선됐다.

메들린은 20대 중반에 고등학교 시절 만난 남자친구 브래드와 결혼을 했다. 남편이 애틀랜타에 새 직장을 구해서 결혼 직후 다니던 직장을 그만두고 전업주부 생활을 시작하자 체중이 5kg 불어났다. 원래 메들린은 달리기로 늘 날씬한 몸매를 유지해왔지만 애틀랜타는 꽃가루 날리는 기간이 길어서 3월부터 11월까지는 콧물이 나고 콧속이 간질간질해서 달릴 수가 없었다. 그런 증상이 나타나면 강력한 항히스타민제를 먹어야만 해결됐다.

그녀는 건강하게 두 아이를 낳았지만 체중이 22kg이나 늘고 매일 속 쓰림 증상이 찾아왔다. 채식주의 식단으로 식생활을 바꾼 뒤에도 체중은 줄어들 생각을 하지 않았다.

수유 기간이 끝난 뒤, 메들린은 다시 1년에 8개월 동안을 처방받은 항히스타민제를 복용하기 시작했다. 담당 의사는 속 쓰림을 가라앉힐 수 있는 약도 추가했다. 위산 생성을 억제하여 속 쓰림을 진정시키는, 양성자 펌프억제제로 불리는 약이었다. 처방받은 약을 먹기 시작하자 속이 더부룩한 증상이 새로 나타나 그렇지 않아도 늘어난 체중이 못마땅했던 메들린은 체중 문제에 더 신경이 쓰였다.

맨 처음 우리 병원에 온 건 폐렴 때문이었다. 예전에 자신의 친구가 폐

렴에 걸렸을 때 내게 치료를 받았다는 이야기를 들은 메들린은 남편 브래드가 출장차 뉴욕에 왔을 때 부부가 병원에 같이 상담하러 온 것이다. 메들린은 2년 동안 폐렴이 두 번씩이나 찾아와 매번 기침 증상이 동반되고 항생제를 복용하면 곧바로 상태가 나아졌다.

"체중 문제의 원인이 한 가지가 아닌 것 같습니다." 나는 이렇게 설명했다. "체중이 늘어나 알레르기가 심해지고 알레르기 때문에 체중이 늘어나는 악순환이 이어지고 치료약이 이런 상황을 더 악화시켰어요. 이례적인 일도 아니에요. 이런 문제를 갖고 있는 분들을 많이 만났습니다."

"저도 비슷한 생각을 하긴 했습니다만, 그런 쪽으로 이야기한 의사는 단 한 명도 없었어요." 그녀의 남편 브래드는 내게 근거를 알고 싶다고 했다.

비만과 알레르기: 악순환

"알레르기와 체중 증가는 직접적인 관계가 있습니다. 지방세포와 알레르기 반응을 일으키는 세포, 즉 비만세포와 호산구 사이에서 일어나는 상호작용에서 그런 관계가 형성됩니다." 나는 설명을 시작했다.

앞서 3장에서 살펴보았듯이 비만세포에는 염증을 일으키는 화학물질 수십 가지가 저장되어 있다. 알레르기 반응이 시작되면 비만세포는 이 화학물질을 생체 조직에 흘려보내고, 그로 인해 가려움증이나 부종, 발진, 재채기, 숨을 헐떡이는 증상 등 일반적인 알레르기 증상이 대부분 나타난다. 그런데 많이 알려지지 않은 사실 중 하나는, 이러한 화학물질이 지방세포의 성장을 촉진한다는 것이다.[1]

원래 지방세포에도 수많은 화학물질이 저장되어 있다. 체중이 증가하면 이 화학물질들이 지방세포에서 분비되어 혈액을 따라 몸속을 순환한다. 그리고 대부분이 염증 반응을 일으킨다.

그런데 지방세포에 저장된 화학물질 중에 반대로 염증을 줄이는 물질이 한 가지 있다. 아디포넥틴이라는 이 물질은 직접적인 항알레르기 효과도 발휘한다.[2] 또한 조직을 손상시키고 면역기능에 악영향을 주는 효소를 분비하는 호산구의 활성을 약화시킨다.[3]

이 지점에서 문제가 발생한다. 지방세포가 비대해질수록 아디포넥틴의 양은 줄어든다. 즉 지방세포가 뚱뚱해지면 호산구가 제멋대로 기능하고 그로 인해 알레르기성 염증이 늘어난다. 그리고 이것은 비만세포의 활성 증가와 지방세포의 성장 촉진으로 이어진다.[4]

이와 같은 악순환은 알레르기와 체중 증가가 얼마나 강력히 연계되어 있는지 잘 보여준다. 이는 의학계 연구에서 이미 입증된 관계이기도 하다. 과학적으로 밝혀진 내용은 다음과 같다.

- 체지방 증가는 천식, 알레르기성 비염, 습진 발생률 증가와 연관성이 있다.[5]
- 만성 알레르기성 비염 환자는 알레르기가 없는 대조군에 비해 과체중일 확률이 2.5배 더 높다.[6]
- 예일대학교 연구진이 미국 정부가 실시한 '전국 건강·영양조사' 데이터를 분석한 결과, 임상적 알레르기의 지표로 여겨지는 항히스타민제 처방약 사용량의 증가는 체중 증가와 관련이 있는 것으로 나타

났다.[7)]

- 과체중이거나 비만인 어린이와 청소년은 알레르기, 특히 음식 알레르기와 관련된 IgE 항체의 혈중 농도가 높다.[8)]

- 정상 체중인 여성도 허리둘레가 늘어나면 천식 위험성과 증상의 강도가 커진다. 미국 여성의 복부 비만율이 전체적인 비만율보다 2배가량 더 높다는 점에서 이는 매우 의미 있는 결과이며, 복부 비만이 인체의 염증을 증가시킨다는 것을 나타낸다. 복부 지방이 과도하게 형성되면 염증이 생긴다는 사실을 고려하면, 반대로 과체중인 사람이 체중을 줄이면 왜 천식 증상의 조절이 더 수월해지는지 알 수 있다.[9)]

나는 메들린에게 알레르기와 체중 증가의 악순환을 설명하고, 복용 중인 약이 상황을 사실상 악화시킨다는 점을 상기시켰다. 알레르기가 있거나 과체중인 사람이 속 쓰림을 양성자펌프억제제PPI로 치료하려고 하면 이러한 악순환이 더욱 가속화된다.

속 쓰림과의 연관성

지난 30년간 알레르기가 확산된 만큼 비만과 위·식도 역류질환도 확산됐다. 과학계에서는 이 3가지 질병이 확대된 것을 두고 서로 밀접한 연관관계가 있다고 평가해왔다.

체중이 표준치 이상으로 늘어나면 알레르기 위험성이 높아질 뿐만 아니라 위·식도 역류질환 발생 위험도 높아지고 이로 인해 알레르기성 호흡기 증상도 악화될 수 있다.

현재 속 쓰림이나 역류성 증상, 천식, 기침, 만성 축농증을 앓고 있거나 속 쓰림 치료제를 습관적으로 복용하는 사람은 이번 장의 내용을 주의 깊게 읽어보기 바란다. 일반적인 속 쓰림 치료 방법이 실제로 알레르기를 악화시킬 수 있기 때문이다.

속 쓰림은 위·식도 역류질환의 대표적인 증상으로 위액이 식도를 타고 거꾸로 올라와 통증과 염증을 유발하는 것을 의미한다. 이렇게 위액이 거꾸로 올라오는 현상을 역류라고 표현하고 식도에 발생한 염증은 식도염으로 불린다. 속이 쓰린 증상은 속이 타는 듯한 느낌이 들거나 산성 물질이 강하게 느껴지는 특징이 있어 위산과다, 산성 소화불량으로도 불린다.

약 광고를 보면 일반적인 속 쓰림 증상과 위·식도 역류질환을 구분하려는 시도가 엿보인다. 하지만 둘 다 동일한 문제고 염증의 정도만 다를 뿐이다. 위·식도 역류질환은 다음과 같은 방식으로 알레르기 증상을 악화시킬 수 있다.

- 식도염이 발생하면 위액의 역류 과정에 미주신경이 개입하면서 코와 부비강에 점액 형성이 촉진되고 코와 부비강의 알레르기 증상이 악화될 수 있다.[10]
- 애틀랜타에모리대학교 의과대학 연구진은 부비동 수술을 받았거나 현재 재발성 부비동염비부비동염을 앓고 있는 사람들에게서 위·식도 역류질환이 매우 흔히 나타난다는 사실을 확인했다.[11] 연구진은 해당 환자군에서 위·식도 역류질환이 코와 부비강의 염증을 일으키는

주된 원인이라는 견해를 밝혔다.

- 위액이 목구멍까지 올라오면 목이 따가운 증상과 함께 목소리가 거칠어지고 입에서 시큼한 맛이 난다. '인후두 역류'로 불리는 이 증상은 위·식도 역류질환이 확대되면서 나타난다.
- 위액은 기관지로 흡입될 수도 있다. 이 경우 기침이 발생하거나 천식 증상이 악화된다. 수많은 연구를 통해 천식 환자들은 천식이 없는 사람들보다 위·식도 역류질환과 인후두 역류 발생률이 훨씬 더 높은 것으로 확인됐다. 또한 위·식도 역류질환 발생 시 천식 증상의 관리가 힘들어지는 것으로 나타났다.[12]

만성 천식이나 재발성 비부비동염을 앓고 있는 사람은 위·식도 역류질환을 중요한 원인 요소 중 하나로 고려해야 한다. 문제는 일반적인 위·식도 역류질환 치료법이 알레르기를 악화시킬 수 있다는 점이다.

속 쓰림 치료제의 문제

위·식도 역류질환과 인후두 역류에는 위산 생성을 억제하는 약이 표준 치료법으로 활용된다. 이러한 약은 크게 2가지로 나뉜다. 약효가 강력한 양성자펌프억제제가 그중 하나로, 메들린도 의사에게 이 약을 처방받았다. 두 번째는 H2 차단제로 약효가 그보다 약하다. 가장 많이 알려진 양성자펌프억제제는 오메프라졸이라는 성분이고 H2 차단제 중에서는 라니티딘이라는 성분이 가장 유명하다. 일반적으로 많이 사용되는 위산 억제제는 아래와 같다.

위산 억제제

양성자펌프억제제는 위산을 분비하는 세포로부터 위 내벽의 표면까지 염산을 운반하는 효소의 활성을 억제한다. 다음은 몇 가지 대표적인 제품이다.

- 프릴로섹, 제그리드(오메프라졸 성분)
- 프레바시드, 덱실란트(란소프라졸, 덱스란소프라졸 성분)
- 넥시움(에스오메프라졸 성분)
- 아시펙스(라베프라졸 성분)
- 프로토닉스(판토프라졸 성분)

H2 차단제는 히스타민이 일반적으로 하는 기능 중 위산 생성량을 증대시키는 기능을 차단한다. 대표적인 H2 차단제는 아래와 같다.

- 잔탁(라니티딘 성분)
- 타가메트(시메티딘 성분)
- 펩시드 AC(파모티딘 성분)
- 액시드(니자티딘 성분)

제산제로 불리는 약은 위산 분비를 억제하지 않고 위산의 영향을 중화시킨다. 다양한 제품명으로 판매되며 모두 처방전 없이 구입할 수 있다. 또한 모든 제산제에는 수산화마그네슘('마그네시아유'로도 불림), 수산화알루미늄과 같은 고알칼리성 무기염이 함유되어 있다. 마룩스, 미란타, 젤루실 등과 같은 제품이 판매되고 있다.

위산 억제제는 미국에서 가장 널리 사용되는 약에 속하지만, 속 쓰림 치료 시 이러한 약물에 의존하면 안 되는 이유로 다음 4가지를 들 수 있다.

1. 위산 억제제로 역류 현상을 막지는 못한다. 산성 역류액이 비산성 역류액으로 전환될 뿐이며, 그렇게 바뀌어도 자극과 손상이 발생하는 건 마찬가지다. 위·식도 역류질환으로 발생하는 손상은 대부분 담즙과 펩신이라는 효소로 인해 발생한다. 둘 다 위액에 포함되어 있으며 위산 생성이 억제되더라도 그대로 남아 있다.

2. 양성자펌프억제제와 같은 위산 억제제 복용 시 심각한 부작용이 따를 수 있다. 장기 복용 시 뼈가 약해지고 골절, 영양실조 위험이 증가한다. 또한 폐렴, 식품 유래 감염, 클로스트리듐 디피실리균으로 인한 대장염 발생 위험도 높아지고, 대장에 치명적인 감염이 발생할 위험도 있다.[13)

3. 미국폐협회가 미국 내 연구센터 19곳과 함께 양성자펌프억제제가 천식에 끼치는 영향을 조사한 대규모 연구에서, 양성자펌프억제제

이용자는 호흡기 감염 발생 빈도는 높아지고 천식 관리 수준은 개선되지 않는 것으로 나타났다.[14] 나는 메들린의 폐렴이 계속 재발한 것도 양성자펌프억제제를 복용한 것과 직접적인 연관성이 있다고 생각한다.

4. 1년 넘게 양성자펌프억제제를 복용한 사람들 중 4분의 3은 의도치 않게 체중이 늘어난 것으로 확인됐다.[15]

위산 생성을 억제할 때 따르는 위험성

속 쓰림 치료를 목적으로 위산 억제제에 의존하면 안 되는 중요한 이유가 또 있다. 위산 생성을 억제하면 음식과 약물에 대한 알레르기 위험성이 커진다.

이와 관련하여 아래와 같은 연구 결과가 발표됐다.

- 비엔나대학교 의과대학 연구진이 석 달간 위산 억제제를 복용한 성인 152명을 대상으로 조사한 결과, 음식 알레르기가 발생한 이력이 없던 이들 중 15%가 양성자펌프억제제 복용 후 우유, 밀, 감자, 셀러리, 당근, 사과, 오렌지, 호밀 가루에 IgE 항체가 생성된 것으로 확인됐다. 또한 이들 중 3분의 1은 위산 억제제 복용을 중단하고 다섯 달이 지난 후에도 음식 알레르기성 항체가 형성된 것으로 나타났다.[16]
- 애틀랜타에모리대학교 연구진은 알레르기가 있는 어린이들이 위산 억제제를 복용하자 땅콩에 대한 IgE 항체가 500% 증가하고 임상에

서 음식 알레르기로 진단받는 비율이 70% 증가했다고 밝혔다.[17] 실험을 통해 위산 억제제로 발생한 음식 알레르기는 아나필락시스성 피부 반응을 일으킬 수 있는 것으로 확인됐다.[18]

- 양성자펌프억제제를 투여받은 입원 환자들은 해당 약을 투여받지 않은 환자들에 비해 경구 투여 약물에 알레르기 반응을 일으키는 비율이 4배 더 높은 것으로 나타났다.[19] 위산 결핍이 원인으로 여겨진다.
- 임신 기간에 위산 억제제를 복용하면 태어난 아기의 천식 위험성이 70% 증가한다.[20]

위산 억제제가 음식 알레르기 위험을 높이는 이유는 무엇일까? 이는 위산의 주된 기능이 단백질 분해로 시작되는 것과 깊은 관련이 있다. 단백질이 소화되면 알레르기 반응을 유발할 가능성이 무려 1만 배나 감소한다! 그러므로 위산 생성이 억제되면 음식물의 단백질이 소장에 도달해서 알레르기를 일으킬 가능성이 일반적으로 소화된 단백질보다 훨씬 더 높다.[21]

요지를 정리하면, 속 쓰림 증상이 있거나 위·식도 역류질환 또는 인후두 역류 증상이 나타나는 경우 알레르기성 호흡기 증상이 악화될 수 있다고 입증되었으나 위산 억제제 외에 다른 전략으로 문제를 해결해야 한다. 지금부터 내가 만성 위·식도 역류질환 또는 인후두 역류 증상을 앓고 있던 수많은 사람들이 양성자펌프억제제나 H2 차단제에 의존하지 않아도 되게끔 도움을 주었던 방법을 소개하겠다.

악순환에서 벗어나라: 약 없이 위·식도 역류질환 다스리기

역류 증상으로 악화된 호흡기 알레르기 증상을 위산 억제제의 도움 없이 완화시키기 위해 내가 개발한 프로그램은 위·식도 역류질환의 원인이 위산과다가 아니라는 명확한 사실을 토대로 한다.

위·식도 역류질환은 식도와 위를 구분하는 하부 식도 괄약근이 제 기능을 하지 못해 위의 내용물이 식도로 거슬러 올라가거나, 식도의 운동 기능이 떨어져 역류 운동을 재빨리 차단하지 못해서 발생한다.

위·식도 역류질환을 일으키는 주된 원인은 위 전체가 완전히 팽창된 상태가 되는 것이다. 그러므로 위·식도 역류질환의 적절한 치료는 위산을 억제하는 것이 아니라 위의 팽창을 방지하고 식도 운동성을 향상시키며 하부 식도 괄약근의 탄성을 강화하는 것이다.

나는 메들린과 브래드에게 체중을 줄이려면 먼저 제산제 없이 역류 현상을 해결하는 것이 우선이라고 설명했다. 그리고 약 없이 위·식도 역류질환을 약화시킬 수 있도록 내가 개발한 간단한 프로그램을 알려주었다. 속 쓰림 증상이 있는 환자들 중 90%가 먹던 약을 끊는 데 도움이 된 프로그램이다. 그 내용은 다음과 같다.

올바른 식생활

음식을 먹는 방식은 역류 현상에 큰 영향을 줄 수 있다.

- 밥은 적게 먹고 배가 완전히 부르기 전에 숟가락을 내려놓는다. 과식하지 않도록 주의해야 한다. 이를 통해 위·식도 역류질환의 주된 원인인 위 팽창을 방지할 수 있다.
- 음식은 편안하게 먹자. 식사 시간은 조용히 음식에 집중하고 꼭꼭 씹어서 삼키자. 식도의 정상적인 운동성을 강화하는 방법이다.
- 음식을 먹고 2시간 내에 드러눕지 말자. 위의 내용물이 비워질 수 있도록 도울 필요가 있고, 중력은 역류를 방지하는 데 도움이 된다.

알칼리수

pH가 8.5에서 9 정도인 알칼리수를 식수로 마시자. 자연에 존재하는 여러 수원에서 이러한 알칼리수가 생산된다.

알칼리수 섭취는 위산 억제와 거리가 아주 먼 방법이다. 위의 산성 환경을 바꿀 수는 없으나 위 바깥쪽, 즉 목과 식도에 닿는 음식물의 산성을 중화시키는 데 도움이 된다.

위·식도 역류질환으로 인한 손상은 대부분 펩신이라는 효소의 활성으로 발생하는데, 이 펩신이 활성을 나타내려면 산성이 매우 높아야 한다. 알칼리수는 목과 식도에서 펩신의 활성을 없애는 데 도움이 될 수 있다. 단, 펩신 활성을 없애려고 액상 제제나 씹어 먹는 알약 형태로 된 알루미늄 함유 제산제는 복용하지 말아야 한다. 알루미늄은 면역기능을 알레르기가 촉진되는 방향으로 바꿀 수 있다. 또한 알루미늄이 함유된 제산제는 양성자펌프억제제 못지않게 알레르기에 악영향을 줄 수 있다.[22]

구연산칼슘 분말

구연산칼슘 분말 150mg 정도를 소량의 알칼리수에 녹여서 매 식사 후, 그리고 취침 전에 마신다. 구연산칼슘 분말은 여러 판매점에서 쉽게 구할 수 있다.

정상적인 식도 운동과 하부 식도 괄약근의 닫힘 기능에는 칼슘이 반드시 필요하다. 식도가 건강하면 식도를 구성하는 세포 내부에 칼슘이 충분히 저장되어 있어서 운동성이 적절히 조절된다. 그러나 실험을 통해 식도의 건강 상태가 악화되면 칼슘이 외부에서 얼마나 주어지느냐에 따라 식도의 운동성이 좌우되는 것으로 확인됐다. 칼슘 보충제는 식도의 운동성을 개선하고 위·식도 역류질환의 악화 또는 예방에 도움이 된다.

대부분의 사람들은 칼슘이 위·식도 역류질환 예방에서 담당하는 기능에 대해 잘못 이해하고 있다. 즉 칼슘이 제산제 역할을 한다고 생각하지만, 사실 칼슘은 위산 중화와 전혀 무관한 2가지 기전을 통해 역류를 방지한다. 첫 번째는 식도의 운동 속도를 높여서 위의 내용물이 무엇이건 식도를 타고 역류하지 않고 다시 아래로 내려가도록 하는 기전이고 두 번째는 하부 식도 괄약근을 조이는 것이다. 또한 임상에서 내가 알게 된 사실은 약한 산성을 띠는 구연산칼슘이 탄산칼슘보다 효과가 더 뛰어나다는 점이다. 그 이유는 탄산칼슘보다 구연산칼슘의 용해도가 더 뛰어나서 칼슘이 식도세포로 더 빨리 침투할 수 있기 때문이다.

유념해야 할 점은, 칼슘 정제는 이와 같은 목적에 도움이 안 된다는 사실이다. 칼슘이 식도 하부와 위 상부에 작용하려면 수용액 상태여야 하고, 따라서 분말이나 액상의 형태로 씹어 먹거나 삼켜서 복용해야 한다.

칼슘은 이와 같은 방식으로 위산 억제제처럼 위산의 양을 줄이지 않고도 역류를 방지할 수 있다.[23)]

파워 해독

파워 해독과 음식 재섭취 프로그램을 활용하면 여러분이 먹은 음식 중 어떤 것이 속 쓰림과 목 안쪽이 따가운 증상, 코막힘, 기침, 재채기, 체중 증가를 유발하는지 찾는 데 도움이 된다. 일단 파워 해독을 진행하는 동안 이런 증상을 일으키는 음식이 대부분 상당히 빠른 시간 내에 드러난다. 이렇게 확인된 음식을 피하면 위·식도 역류질환이나 인후두 역류 증상을 크게 완화시킬 수 있다.

만일 양성자펌프억제제나 H2 차단제를 수주 동안, 혹은 그 이상 복용한 경우 약을 갑자기 끊지 않는 것이 좋다. 위산 억제제를 장기적으로 복용하면 '위산 반동'으로 알려진 증상이 나타날 수 있기 때문이다. 제산제의 작용으로 위산 분비가 중단되면 위는 그에 대한 반응으로 위산을 생성하는 세포의 수를 늘리고, 이 상태에서 약 복용을 중단하면 위산이 과도하게 생성된다. 따라서 대부분 복용량을 점차적으로 줄이는 방식을 택한다. 구체적인 방식에 대해서는 의사와 상담하기 바란다.

또한 제산제는 복용 중인 다른 약에 대한 인체 반응에도 영향을 줄 수 있으므로 제산제 복용 방법을 변경하거나 복용을 중단하기 전에 반드시 의사와 상의해야 한다.

음식 알레르기와 속 쓰림

지금까지 우리는 위·식도 역류질환이 호흡기 알레르기 증상과 천식, 비염을 악화시킬 수 있고 속 쓰림의 표준 치료법으로 활용되는 위산 억제제가 알레르기에 악영향을 줄 수 있다는 사실을 살펴보았다.

그런데 속 쓰림과 알레르기로 이루어진 악순환에서 세 번째 부분이 남아 있다. 바로 '음식 알레르기가 속 쓰림의 원인이 될 수 있다'는 것이다.

호산구성 식도염으로 불리는 질환이 바로 그 결과로, 앞서 3장에서 호산구는 알레르기 반응 기전에서 효과기세포에 해당된다고 설명했었다. 즉 알레르기 반응이 일어나면 호산구가 활성화되어 조직에 염증을 일으킨다. 만성 천식 환자의 폐에 영구적인 손상을 일으키는 주된 원인이기도 하다.

식도에 호산구가 침투할 수 있다는 사실은 지금으로부터 30년도 더 전에 처음으로 밝혀졌다. 초창기에는 흉통과 음식을 삼키기 어려운 증상을 유발하는 희귀 질환으로 여겨졌으나 지난 20년간 호산구성 식도염에 관한 관심이 점차 높아졌다. 미국에서는 15만 여명이 이 질환에 시달리는 것으로 추정된다.

광범위한 연구를 통해 호산구성 식도염은 음식 알레르기로 인해 발생하며 이 질병에 시달리던 환자들은 알레르기를 일으키는 원인 식품이 제거되면 이 식도염도 완전히 사라져 그 상태가 계속 유지되는 것으로 확인됐다.[24]

호산구성 식도염을 앓는 성인 환자 중 약 90%는 우유, 대두, 밀, 달걀,

땅콩과 견과류, 해산물 등 총 6가지 식품을 배제하는 식단으로 상당한 효과를 얻을 수 있다. 호산구성 식도염 환자의 약 40%는 입과 식도에 군락을 형성하는 칸디다 알비칸스라는 효모에 알레르기 반응을 나타낸다.[25] 칸디다균은 당을 먹고 번성하므로 이 균의 감염 수준을 줄이려면 섭취하는 당류를 줄여야 한다.

호산구성 식도염은 치료가 더딘 질병이라 몇 개월간 이어진다. 이 질병으로 진단받은 사람은 파워 해독 후 진행되는 음식 재섭취 단계를 변형해야 한다. 즉 위에서 언급한 6가지 식품군을 재섭취 기간에 포함시키지 말고 몇 개월간 식단에서 배제해야 한다. 이후 다시 식단에 포함시키기 전, 담당 의사를 찾아가 식도염 여부를 재검사로 확인하자.

메들린의 체중 감량법

약 없이 위·식도 역류질환을 통제하기 위해 내가 개발한 방법을 적용한 후, 메들린은 상당히 단시간 내에 속 쓰림 약을 먹지 않아도 되는 상태가 되었다. 그동안 장기적으로 위산 억제제를 복용해왔으므로 나는 메들린이 갑자기 약을 끊는 대신 그 양을 점차 줄일 수 있는 일정을 소개했다. 그리고 파워 해독과 음식 재섭취 단계를 그대로 따르도록 했다.

메들린의 체중은 파워 해독을 진행하는 동안 2kg 이상 줄고 음식 재섭취를 처음 시작한 뒤 10일 동안 다시 2kg 넘게 줄었다. 재섭취 2주차에 메들린은 두부와 콩(에다마메)의 자극 실험을 실시했는데 24시간 동안 그동안 빠진 체중이 다시 돌아오고 속 쓰림과 코에 충혈이 생기는 증상이 나타났다.

메들린의 경우 채식주의 식단으로 바꾼 다음 섭취량이 크게 늘어난 대두가 가장 문제가 되는 식품이었다. 식단에서 대두를 완전히 제외하고 면역 균형 식단을 실천하면서 먹는 양을 적정 수준으로 유지하자 체중을 정상 수준으로 감량할 수 있었다.

이러한 패턴은 건강에 좋고 칼로리도 제한된 식단을 유지하면서도 살이 빠지지 않는 사람들에게서 내가 수도 없이 관찰한 현상이다. 평소 일상적으로 먹는 음식 중에 알레르기 반응을 일으켜 체중 감량에 방해가 되는 종류를 찾아서 반드시 제거해야 해결된다.

음식 알레르기 때문에 과체중이 된 사람들은 대부분 파워 해독을 진행하면 메들린의 경우처럼 몇 kg이 빠진다. 초창기에 빠지는 체중은 지방이 아니라 알레르기성 팽만감과 부종이 사라진 결과이다. 실제로 이런 변화를 경험하는 사람들은 체중이 크게 줄지 않았는데도 주변 친구들로부터 얼굴이 굉장히 좋아졌다는 평가를 받는다. 지방이 줄어서가 아니라, 통통 부어 보이고 스스로도 둔하게 느껴지던 알레르기성 부종이 사라졌기 때문이다.

체중 감량을 가로막는 식품

알레르기를 유발하여 체중 감량을 가로 막을 가능성이 가장 높은 식품은 아래와 같다.

- **밀 또는 밀로 만들어진 식품** 흰색 밀가루는 밀을 정제한 제품임을 잊지 말자. 밀은 대부분의 빵, 크래커, 패스트리, 파스타, 국수 제품의 주요 성분이다. 또한 밀가루는 소스와 수프, 잼, 젤리의 점성을 높이는 용도로도 활용된다.

- **우유와 유제품** 치즈, 요구르트, 크림, 아이스크림, 버터가 포함된다. 유고형분이나 카세인, 유청과 같은 유단백은 조리된 식품에 첨가되는 경우가 많으므로 유제품을 식단에서 일체 배제하려면 성분표를 확인해야 한다.

- **효모** 빵이나 기타 제과 제품, 맥주, 시중에 판매되는 수프와 소스 제품에 첨가된다. 효모는 과일과 채소 표면에 자연적으로 존재하기도 하며 식초, 와인, 사우어크라우트(독일식 양배추 절임), 그밖에 발효 식품에도 효모 단백질이 포함된 경우가 많다. 말린 과일, 과일주스 제품, 발효된 사과즙에도 효모가 함유되어 있다.

- **대두** 식품에는 대두단백질이나 대두유, 레시틴 성분으로 첨가된다. 식품 성분으로 대두가 사용되더라도 조직 대두단백, 가수분해 채소단백, 식물성 유지, 모노글리세리드, 디글리세리드와 같은 다른 이름으로 명시되는 경우가 많다. 대두 성분은 소시지, 도넛, 고형 농축 육수(부용)에 드러나지 않는 성분으로 사용되기도 한다.[26] 또한 여러 통조림, 패스트푸드, 제과 제품, 런천미트, 아이스크림, 초콜릿에도 사용된다.

- **옥수수** 옥수수 시럽, 옥수수 전분, 감미료, 옥수수유, 그리고 덱스트로스나 말토덱스트린과 같은 명칭으로 우리 식품 공급망에 널리 확산

된 식품 성분이다. 식품 라벨에 잔탄검, 아세트산, 아세트산에틸, 아스코르브산(비타민 C), 바닐라 추출물이라는 성분이 명시된 경우 옥수수가 원료로 사용됐을 가능성이 있다.

체중 감량과 영양의 관계

면역 균형 식단은 체중이 줄어들 때 체내에서 증가하는 항알레르기 호르몬 아디포넥틴의 활성을 강화할 수 있도록 설계되었다. 과학계에서 진행된 여러 연구를 통해, 체중과 상관없이 특정 식품이나 식품 성분으로 지방세포의 아디포넥틴 생성량을 늘릴 수 있는 것으로 확인됐다. 그 예시는 아래와 같다.

- **우롱차** 일본 연구진은 과체중인 당뇨 환자들을 대상으로 우롱차를 하루에 4잔씩 마시도록 했다. 30일 후 우롱차를 섭취한 환자군은 혈중 아디포넥틴 농도가 크게 증가했으나 물을 마신 대조군에서는 아무런 변화도 나타나지 않았다.[27] 또 다른 연구에서 중국 연구진은 과체중인 남성과 여성에게 우롱차를 하루 4잔씩 마시도록 한 결과, 식단을 바꾸지 않고도 6주 후 체중과 허리둘레가 크게 감소했다.[28]
- **딸기에 함유된 피세틴**(면역 균형 스무디의 주성분) 실험 연구에서 피세틴은 지방세포의 아디포넥틴 생성을 자극하는 것으로 나타났다.[29] 쥐를 대상으로 한 실험에서는 고지방식을 공급할 경우 피세틴이 비만을 예방한다는 사실이 확인됐다.[30]

• **파슬리에 함유된 아피제닌 성분** 파슬리는 대부분의 요리에 고명으로만 활용된다. 하지만 이는 파슬리의 잠재적 효능을 크게 낭비하는 것이나 다름없다. 파슬리는 맛있는 허브일 뿐만 아니라 놀라운 효과를 가진 플라보노이드 성분인 아피제닌이 다량 함유되어 있다. 면역 균형 수프에 내가 파슬리를 듬뿍 넣는 이유도 이 때문이다. 지방세포에 염증이 발생하여 스트레스가 가중되면 아디포넥틴 생성량이 급격히 감소하는데, 아피제닌은 이러한 영향을 막을 수 있다.[31] 특히 아피제닌 섭취량이 많은 여성들은 혈중 아디포넥틴 농도가 높은 것으로 나타났다.[32]

아디포넥틴은 인체에 중요한 항염증 호르몬이다. 그리고 여러 인체 연구를 통해 체중과 상관없이 식생활이 체내 아디포넥틴 농도에 영향을 주는 것으로 밝혀졌다. 아디포넥틴 농도를 높이는 효과가 과학적으로 일관되게 확인된 식품은 견과류, 씨앗류, 베리류이다.[33] 이를 토대로 면역 균형 식단도 이 3가지 식품이 포함되도록 구성된다.

결론적으로, 매일 먹는 식품에 알레르기 반응이 발생할 경우 체중을 줄이려는 노력에 방해가 될 수 있다. 메들린의 사례로 살펴보았듯이 세밀한 분석을 거쳐 알레르기를 일으킬 수 있는 음식을 찾아서 알레르기 반응을 통제하면 식단 조절만으로 빠지지 않던 체중을 줄이는 데 도움이 될 수 있다. 음식에 대한 갈망과 음식 중독의 악순환 역시 숨겨진 음식 알레르기와 밀접한 관련이 있다.

파워 해독과 음식 재섭취 단계를 거치면서 체중이 크게 오락가락하고 속이 더부룩하거나 붓는 증상이 나타나면 알레르기와 체중의 이 같은 연관성 때문에 나타난 결과가 아닌지 의심해봐야 한다. 그 경우에 해당된다는 사실이 확인되면 체중 감량을 가로막는 음식이 무엇인지 찾아서 식단에서 배제할 수 있다. 알레르기를 일으키는 식품을 피하면 신체 에너지가 개선될 뿐 아니라 정신도 맑아질 것이다.

속 쓰림 증상을 약 없이 해소하는 효과적인 전략

체중 문제가 속 쓰림 증상이나 위·식도 역류질환, 인후두 역류 증상과 관련되어 있다면 위산 억제제를 매일 복용하는 것으로 증상을 잠재우는 방법을 택해서는 안 된다. 위산을 억제하는 약은 알레르기를 악화시키고 체중 증가의 원인이 될 수 있다. 이번 장에서 위산억제제에 대한 의존성에서 벗어날 수 있는 간단한 방법을 소개했으나 더 효과적인 전략이 필요한 사람들도 있을 것이다. 이 경우, 담당의사와 상담하여 아래 방법 중 한두 가지를 시도해보기 바란다.

- 끼니마다 알약 또는 분말 형태의 소화 효소를 섭취하여 위의 팽창을 통제한다.
- 야간에 역류 증상이나 기침이 심한 사람은 멜라토닌을 이용한다. 대부분의 사람들이 멜라토닌을 수면 보조 성분으로 알고 있지만 멜라토닌에는 다른 2가지 중요한 효과가 담겨 있다. 먼저 멜라토

닌은 칼슘을 제외하고 하부 식도 괄약근의 탄성에 직접적으로 영향을 주는 유일한 물질이다. 이 효과를 보기 위해서는 멜라토닌 3~6mg을 취침 전에 섭취한다. [34] 면역기능을 알레르기를 억제하는 방향으로 유도하는 것이 멜라토닌의 두 번째 추가적인 기능이다. 그런데 간혹 멜라토닌 복용 시 다음 날 온몸이 축 처지는 증상이 나타나는 사람들도 있다. 이 같은 민감 반응은 시간이 지나도 개선되지 않으므로 멜라토닌 복용 후 약에 취한 것 같은 기분이 느껴지면 즉각 복용을 중단해야 한다.

• 설탕과 전분 섭취량을 줄인다. 위산 억제제를 장기간 복용한 사람들은 위에 세균이나 효모가 과잉증식하기 쉽다. 이러한 미생물은 음식으로 섭취한 전분과 당류의 발효를 유도하여 가스를 발생시키고 이로 인해 위가 팽창할 수 있다. 앞서 설명했듯이 위 팽창은 위·식도 역류질환의 주된 요인으로 작용한다. 식단에서 전분과 설탕을 배제한 뒤 증상이 개선된 경우 위산 결핍으로 위에 세균이나 효모가 과잉 증식했을 가능성이 높다. 이 가능성에 대해 담당 의사와 이야기해보기 바란다.

• 셀리악병이 아닌지 의사의 진단을 받아보기 바란다. 셀리악병은 밀과 귀리, 보리에 함유된 단백질인 글루텐 섭취 시 나타나는 일반적인 유전성 질환이다. 셀리악병을 앓는 사람들은 글루텐을 제외한 식단을 유지하면 위·식도질환 증상을 약화시키는 데 도움이 된다. 병원을 찾아 혈액검사로 확인해보자.

~~~~~ 결론 ~~~~~

이번 장에서는 알레르기와 체중의 연관성을 보여주는 강력한 과학적 증거들을 설명했다. 알레르기 반응이 염증과 지방세포의 생장에 어떻게 영향을 주는지 살펴보고, 체중 증가로 알레르기 증상이 악화되고 알레르기로 인해 체중이 늘어나는 악순환에 대해서도 알아보았다. 식도 역류 증상, 알레르기, 체중 증가의 관계와 속 쓰림 치료제가 알레르기성 반응을 증대시킬 수 있다는 사실에 대해서도 설명했다.

두 아이의 엄마로 꽃가루 알레르기와 속 쓰림 증상에 시달리며 출산 이후 급격히 늘어난 체중을 빼려고 애쓰던 메들린의 사연도 소개했다. 나는 알레르기를 악화시킬 수 있는 위산 억제제에 의존하지 않고 속 쓰림 증상을 다스리는 방법을 그녀에게 알려주었다. 또 음식 알레르기가 체중 감량에 방해가 될 수 있다는 점, 우롱차와 딸기, 파슬리가 체중 감량에 도움을 줄 수 있다는 사실도 살펴보았다.

건강관리와 약물 치료는 의료보건 전문가의 평가가 필요한 부분이므로 담당 의사와 함께 이번 장의 내용을 살펴보고 여러분의 건강에 필요한 부분을 함께 찾아가기 바란다.

chapter **10**

몸과 마음의 치유

로라는 지금까지 지속적으로 음식 알레르기에 시달렸다. 제한된 식단에서 벗어나기만 하면 복통과 설사, 두통이 바로 나타났다. 외식이 특히 힘들었는데, 겉으로 드러나지 않는 재료가 음식에 들어 있는 경우가 많아서 먹고 난 뒤 탈이 나는 일이 잦았기 때문이다. 그녀는 첫아이를 임신했을 때 내가 쓴《우리 아이, 슈퍼 면역력을 키워라》를 읽고 알게 된 방식대로 이후 20년간 가족들의 식생활을 관리했다고 설명했다.

"제가 어떻게 해야 하는지는 잘 알아요. 하지만 시간적인 여유가 너무 없어요."

로라는 가족을 부양하고 운영 중인 소매점 사업도 관리하느라 자기 몸을 돌볼 시간이 거의 없었다. 아이들이 모두 자라서 독립하자 부친이 몸이 아파 자기가 모시게 되었다고 했다. 로라도 수많은 여성들처럼 아이들을 다 키우고 이어서 부모님을 부양하게 된 것이다. "이렇게 이야기라도 해서 위로받고 싶은 건지도 모르겠어요." 그녀는 이렇게 말했다.

나는 로라의 생활을 곰곰이 생각해봤다. 책임져야 할 일들이 끝없이 쌓인 삶, 눈코 뜰 새 없이 돌아가는 하루, 나 또한 그런 생활을 해왔고, 아마 여러분 중에도 그런 경험이 있는 사람들이 있을 것이다. 해내야 할 일이 너무 많아 감당이 안 될 때 지켜야 할 규칙을 추가하는 것은 해결책이 될 수 없다. 뭔가 다른 해결책이 필요하다.

로라의 경우처럼 건강과 일상생활의 질을 높일 수 있는 식생활을 유지할 수 없다면, 이미 어떻게 해야 하는지도 잘 알고 있고 오랫동안 가족들을 위해 실천해온 방법이 있는데도 자신에게 적용할 수 없다면, 문제의 시초와 더 가까운 곳에서 해결할 필요가 있다. 물리적인 방법이 아닌 정신적인 해결책이 필요한 것이다.

스트레스와 알레르기의 관계

스트레스는 제임스 본드 007 영화에 등장하는 악당처럼, 몸에 온갖 질병과 이상 증상을 일으키는 장본인인 경우가 많다. 알레르기 증상도 예외가 아니다. 스트레스와 알레르기의 연관성은 서양 의학의 시초, 고대 그리스 시대로 거슬러 올라간다. 초기 의학 문서에는 천식이 '신경성 천식'이라는 명칭으로 기록되어 있고, 2,500년 전 히포크라테스는 마음에 화가 나는 것과 호흡곤란 사이에 연관성이 있다는 이론을 제시했다.

의학계에서는 스트레스와 알레르기의 관계에 관한 연구가 계속 진행되고 있다. 오하이오주립대학교에서 실시된 연구에서는 알레르기 환자의 갑작스러운 증상 발현은 지속적인 정신적 스트레스와 직접적인 관계가 있으며, 스트레스가 줄면 증상이 발현되는 빈도가 감소하는 것으로 나타났다.[1]

해당 연구에서 일부 피험자는 스트레스 수준이 상승하고 며칠 만에 알레르기 증상이 나타났다. 이러한 결과는 눈덩이 효과의 위험성을 잘 보여준다. 즉 재채기, 콧물, 눈물이 많아지는 증상은 스트레스를 가중시키고 경우에 따라 이러한 증상이 스트레스의 주된 원인이 되기도 한다. 스트레스가 해소되면 알레르기 증상도 사라질 수 있지만 증상이 극심하게 발현되는 사례가 줄어들 뿐이다.

오하이오주립대학교 연구진은 실험을 통해 심리적 스트레스와 기분이 알레르기성 반응에 직접적인 영향을 줄 수 있다는 사실도 입증했다. 실험은 코 알레르기가 있는 사람들에게 소규모 관중 앞에서 암산을 하도록 하고, 암산 전과 후에 피부 테스트를 실시하는 것으로 진행됐다. 피험자가 느끼는 긴장감이 높아질수록 피부 테스트로 형성되는 붉고 가려운 발진의 크기가 증가하는 것으로 나타났다. 이렇게 증대된 알레르기 반응성은 24시간 이상 지속되었다. 스트레스가 되는 과제가 주어지지 않고 같은 공간에 가만히 앉아 있었던 피험자들에서는 이와 같은 변화가 나타나지 않았다.[2]

미시시피대학교 의과대학에서 발표한 논문에 따르면 스트레스와 알레르기에 관한 수많은 연구를 검토하고 데이터를 요약한 결과, 스트레스는 다음 증상과 관련이 있는 것으로 나타났다.

- 천식 발달
- 천식으로 인한 병원 입원치료율
- 피부 검사에서 알레르기 반응 발생 비율[3)]

미시시피대학교 연구진은 증상에 악영향을 줄 수 있는 상황에 직면했을 때 대처할 수 있는 기술을 훈련으로 키우는 한편 스트레스를 줄일 것을 권장했다. 더불어 감정을 표현하는 글쓰기나 이완 요법과 같은 심리적 중재법이 천식 개선에 도움이 된다고 밝혔다. 또 심리치료는 우울증 환자의 응급실 방문 빈도와 천식 증상의 악화 빈도를 줄이는 것으로 나타났다고 설명했다.

핀란드의 한 대학에서 학생들이 진행한 연구에서는 개인적인 갈등, 가족의 질병과 같은 스트레스 상황이 천식과 알레르기성 결막염 발생 위험을 높인다는 결론이 도출됐다.[4)]

알레르기와 마음의 관계

스트레스는 알레르기 증상을 유발할 뿐만 아니라 염증을 촉발하는 요인이라는 사실이 충분히 입증됐다. 위스콘신대학교 연구진은 "심리적 스트레스는 만성 염증성 질환으로 인한 증상을 유발하는 주된 원인"이라고 설명했다.[5)] 염증 반응이 천식에 끼치는 영향(12장 참고)을 고려할 때, 스트레스 관리는 천식 치료에 중요한 부분을 차지한다는 것을 알 수 있다.

한편 위스콘신대학교 연구진은 8주간 진행되는 명상 수업이 건강에 도움이 되는 다른 방법들과 비교할 때 스트레스 감소와 그로 인한 염증 감소에 얼마나 도움이 되는지도 조사했다. 건강에 도움이 되는 중재법으로 활용된 '건강 강화 프로그램'은 걷기 운동과 근력 운동, 균형 운동, 민첩성 훈련, 영양 교육, 음악 치료로 구성됐다.

명상 수업은 매사추세츠 의과대학의 마음챙김센터에서 개발한 스트레스 감소 프로그램이다. 앉은 자세나 걷기, 요가와 같은 수련 동작을 실시하면서 몸과 마음에 집중하고 현재를 인지하도록 하는 이 마음챙김 명상은 의료보건 분야에서 실시되는 주된 명상의 형태다.

이 연구에서 참가자들은 5분간 사람들 앞에서 연설을 하고 이어서 5분간 암산을 하는 것으로 스트레스 테스트를 받았다. 연구 결과 명상과 건강 강화 프로그램 모두 이 테스트로 인한 정신적 스트레스를 견디는 데도움이 되는 것으로 나타났다. 그러나 마음챙김 명상을 토대로 한 스트레스 감소 프로그램은 염증이 감소하는 결과로 이어졌으나 건강 강화 프로그램에서는 이 같은 결과는 나타나지 않았다. 이에 연구진은 명상을 염증성 질환을 치료하는 도구로 특히 유용하게 활용할 수 있다고 밝혔다.

덜 하려고 할수록 더 많은 것을 할 수 있다

지구상에 살아가는 우리 모두가 한 번쯤 경험해봤을 중요한 모순 중 하나는, '아무것도 안 하려고 할수록' 오히려 생산성이 더 좋아진다는 것이다. 평정심은 사고 활동을 하지 않는 것과는 다르다. 전 세계 모든 종교가 수용하는 진실이자 현대 과학계에서도 연구로 확인된 사실이다.6)

의학계 연구에서는 몇 시간 정도만 명상 훈련을 받으면 뇌의 기능적 효율성이 높아지고 집중력 또한 향상되는 것으로 나타났다. 규칙적으로 명상을 하면 의사결정의 효율이 높아지고 새로운 정보를 처리하는 속도와 수준이 개선될 뿐만 아니라 나이가 들어도 뇌 기능이 보존되는 효과가 나타난다.7)

나는 로라에게 '평정심'의 이점을 설명하고, 몇 년 전 듀크대학교에서 실시된 연구 결과를 소개했다. 스트레스를 많이 받는 근로자들을 위해 명상이나 요가로 구성된 사내 스트레스 감소 프로그램을 개발하여 적용한 이 연구에서, 2가지 이완 기법 모두 참가자의 정신적 스트레스를 낮추고 수면의 질을 개선하는 효과가 있는 것으로 나타났다.8)

나는 일상적으로 평정심을 찾는 연습을 하면 로라가 바쁜 일정을 소화하면서도 압박감에 덜 시달리고 일을 더 효율적으로 처리할 수 있으리라고 생각했다. 그래서 그녀에게 매일 어느 정도 시간을 들여 명상과 요가, 생각을 집중한 휴식을 취해볼 것을 권했다. 이 과정을 통해 로라가 자신의 식생활을 좀 더 수월하게 관리할 수 있는 시간과 에너지를 찾을 수 있으리라는 생각도 들었다. 나는 로라가 이 방법을 실천할 수 있도록, 앞으로 소개할 간단한 요령을 알려주었다. 특별히 어떤 방법 하나가 더 낫다는 증거는 없다. 그저 여러분이 가장 끌리는 것을 택하면 된다. 실제로 활용할 수 있는 방법이 여러분에게 가장 큰 도움이 된다.

평정심은 강한 정신을 만든다

로라에게 제시한 충고는 아주 간단하게 요약할 수 있다. 시간을 내서 명상을 하고 정신을 집중해서 휴식을 취하라는 것이다. 하지만 여러분이 한 번 시도해보면 보기보다 쉽지 않다는 사실을 깨닫게 될 것이다.

중요한 건 꾸준히 반복해서 시도해보는 것이다. 아무리 애를 써도 하루 10분을 하기 힘들다면 시간을 5분으로 줄여보자. 5분도 너무 길다고 느껴지면 2분으로 시도해보자. 이 연습이 생활의 일부가 되면 30초 만에 마음이 깊은 휴식 상태로 들어갈 수 있다. 현실에서 아무리 바쁘다 해도 평정심을 찾는 일은 결코 그렇게 힘든 일이 아니다.

이 방법은 실력이 출중한 운동선수들이 다른 선수들 속에서 두각을 나타내게 만드는 토대이기도 하다. 시상식에서 남들보다 한 단 더 높은 곳에 오르고, 큰 트로피를 거머쥘 수 있게 하는 비결이다. 강인한 정신력으로도 알려진 이 자질은 운동선수가 경쟁에서 느끼는 엄청난 부담을 견디고 최선을 다하게 만드는 힘이다. 이러한 정신력은 침착함과 집중력을 키우고 매일 이 상태를 유지할 수 있도록 연습을 거듭할 때 얻을 수 있는 결과물이다.

마음이 차분해지면 몸이 치유된다

나는 로라가 진료실을 나서기 전, 평정심으로 얻을 수 있는 또 한 가지 중요한 효과를 설명했다. 로라가 겪고 있는 심각한 증상을 덜어주고 특히 알레르기 반응의 민감성을 줄여준다는 내용이었다. 이와 함께 나는 편두통 환자들이 20분간 간단히 명상을 하면 통증이 크게 줄어드는 것으로 확인된 연구 결과와 규칙적인 명상과 집중 이완법이 과민성 대장 증후군을 앓고 있는 사람들의 복통과 설사를 감소시키는 것으로 나타난 또 다른 연구 결과를 소개했다.[9]

다른 방법들도 있다. 다음에서 소개할 점진적 근육 이완요법은 습진 환자의 가려움증을 약화시키고 수면의 질을 개선하는 효과[10]와 함께 임신여성과 10대 여자 청소년의 천식 증상을 감소시키는 효과가 있다.[11] 요가와 명상은 모두 천식 환자의 삶의 질 개선에 도움이 되는 것으로 확인됐다.[12]

시각화 과정이 포함된 명상은 천식 환자의 호흡기 증상과 폐 기능 개선에 도움이 되는 것으로 나타났다.[13] 클리블랜드 케이스웨스턴리저브대학교 연구진은 편두통과 복통 증상이 나타나는 피험자들을 대상으로 조사한 결과 명상과 시각화가 통증을 줄이고 분석검사로 나타나는 알레르기성 염증을 감소시키는 효과가 있다고 밝혔다.[14]

명상을 시작하는 방법

명상을 가만히 앉아서 해야 할 필요는 없다. 이번 장 뒷부분에서는 움직이면서 하는 명상과 몸을 움직이는 이완법 몇 가지를 소개할 것이다. 그러나 처음 명상을 시작할 때는 조용히 앉은 자세로 시작하는 것이 좋다. 조용한 장소의 편안하게 느껴지는 곳에 앉자. 침대나 소파 위에 앉으면 될 것이다. 시작하기 전에 텔레비전과 라디오, 휴대폰은 전원을 끄고 평정심을 즐겨보자.

머리부터 발끝까지 이완하기

양팔은 편안하게 옆으로 내린다. 눈을 감고, 호흡을 느껴보자. 아무것도 바꾸려고 하지 말고 그저 자신이 어떻게 숨을 쉬고 있는지 가만히 느끼면 된다. 숨을 들이쉬고 다시 내쉬는 동안 배가 부풀었나가 내려가는 것이 느껴질 것이다. 여기까지 잘 해냈다면, 몸을 인식하는 단계에 다다른 것이다.

이제 발가락에 주의를 집중해보자. 발가락에 어떤 느낌이 드는지, 가만히 느껴보자. 힘을 빼고 편안하게 이완하고, 이번에는 발가락을 꼼지락꼼지락 움직여보자. 자유로운 움직임을 느껴본다.

이제 발바닥으로 정신을 옮겨보자. 발에 긴장이 느껴지거나 피로감이 느껴질 수도 있다. 발을 부드럽게 펴고 발가락을 뒤꿈치 쪽으로 살짝 당겼다가 힘을 뺀다. 발에서 느껴지는 긴장이 빠져나가고 편안해진 몸을 느껴보자. 이 과정에서 약하게 한숨이 새어 나오더라도 아무 상관없다. 지금은 온종일 몸을 지탱하느라 힘들었을 발에 모든 정신을 집중해보자.

이제 발목으로 주의를 집중해보자. 발가락을 가볍게 위로 당겨서 구부렸다가 힘을 빼면서 발목과 종아리를 이완시킨다. 이제 정신은 자연스럽게 종아리 뒤쪽, 근육으로 옮겨간다. 발가락을 위로 당길 때 종아리 근육이 수축되는 것을 느껴보자. 다시 힘을 빼고 근육이 이완될 때 묵직해지는 근육을 인식해본다.

다음은 허벅지로 정신을 옮겨간다. 우리 몸에서 가장 강력한 근육이 형성된 곳이 허벅지다. 다리를 움직이지 말고 근육에 꼭 힘을 주면서 근육이 약간 부풀어 오르는 것을 느껴보고 다시 힘을 뺀다. 근육이 수축될 때 다리에서 약간 열기가 느껴질 수도 있다.

이제 무릎 뒷부분의 힘줄부터 엉덩이까지, 다리 뒷부분을 인식한다. 이 부분에 힘을 주어 근육을 수축시켰다가 다시 힘을 빼고 편안하고 부드러운 상태로 돌아간다.

다시 정신을 몸의 앞면으로 가지고 와서 복부를 느껴보자. 복부 근육을 가볍게 안쪽으로 힘을 주어 당겼다가 힘을 뺀다. 그대로 의식은 위로 이동하여 가슴 근육으로 이어지고 양쪽 팔꿈치를 조이면서 가슴 근육을 수축했다가 부드럽게 힘을 뺀다.

이제 양팔의 이두박근을 '알통 보여주기' 자세로 수축시켰다가 힘을 뺀다. 편안하게 이완되는 팔을 느껴보자. 이어 손가락을 오므려 가볍게 주먹을 쥐었다가 손을 푼다. 이번에는 어깨를 살짝 털며 팔과 손이 편안하게 아래로 늘어지도록 한다.

얼굴에 생긴 긴장도 풀어주자. 얼굴을 잠시 찡그렸다가 힘을 뺀다. 머리 전체가 편안해지도록 긴장을 푼다.

머리부터 발가락까지 몸 전체가 어떤 느낌인지 주의를 기울여보자. 평정심, 고요함, 침착함을 느껴보자. 긴장을 풀고 이 순간을 즐기자. 하루를 보내면서 스트레스에서 벗어나고 싶다고 느낄 때 이 순간에 느낀 감정을 되새기며 다시 이런 상태로 돌아올 수 있도록 해야 한다.

생각을 해독하는 명상

같은 생각이 머릿속을 빙빙 맴도는 기분을 느껴본 적이 있는가? 자꾸만 마음속에 떠오르는 생각 때문에 예민해진 기분이 든 적이 있을 것이다. 그런 생각 때문에 중요한 일에 집중하지 못한다고 느낄 때도 있다. 이 고정된 상태에서 벗어나 소음을 잠재우는 것은 명상의 주된 목표 중 하나이다.

지금부터는 정신을 흐트러뜨리는 생각에서 벗어나 곧장 마음의 평화를 얻는 간단한 생각 해독 연습을 해보자. 나 역시 이 방법을 수차례 활용하면서 아주 짧은 시간 내에 침착함을 찾을 수 있다는 사실을 깨달았다.

머리부터 발까지 이완하기 연습을 할 때와 마찬가지로 편안한 곳을 찾아서 앉는다. 그리고 손 하나가 이마 위에 놓여 있다고 상상해보자. 손이 이마에 얹혀 있어서 마음이 편안하고 생각이 차분하게 가라앉는 기분이 든다.

이번에는 이 가상의 손이 성가신 생각을 다 흡수할 수 있다고 생각해보자. 머릿속에서 그런 생각들이 흘러나와 손 쪽으로 흘러간다고 상상해보자. 이런 생각들이 빠져나가면서 머릿속에 느껴지는 독특한 공간감과 평온함을 느껴보자.

이제 상상 속의 손이 목 바로 뒤, 약간 윗부분을 잡았다고 생각해보자. 이번에도 생각이 흘러나와 손에 흡수되고, 마음은 평온한 상태로 유지된다.

명상을 통해 지력智力이 향상되면 어디에 쓸 수 있을까 궁금한 사람도 있을 것이다. 답은 아주 많은 곳에 쓸 수 있다는 것이다. 건강과 삶을 개선하기 위한 모든 노력에는 큰 집중력과 에너지가 필요하다. 명상을 하면 바로 그 2가지를 얻을 수 있다.

요가 명상과 천식

요가의 종류는 여러 가지가 있다. 개인적인 명상보다 서로 경쟁하는 스포츠 경기처럼 보이는 요가도 있고, 어떤 헬스클럽들에서는 격렬한 요가가 유행처럼 실시되기도 한다. 이런 요가들은 민첩성과 힘을 요하는 자세를 끝없이 유지하거나 굉장히 어려운 동작을 연속으로 빠르게 이어가는 경우도 있다.

이 책에서 내가 소개하려는 요가는 마음을 편안하게 가라앉히는, 요가의 핵심을 그대로 따르는 방식이다. 사하자Sahaja라고 불리는 이 명상 요가는 인도 연구진을 통해 천식 환자들의 증상을 개선하고 폐기능 강화에 도움이 되는 것으로 확인됐다.

해당 연구진은 신문 광고와 1차 진료기관 의사들, 천식 클리닉을 통해 연구 참가자를 모집했다. 연구 대상자는 18세 이상으로 최소 6개월 이상 경미한 수준에서 중등도 수준에 해당하는 천식을 앓은 사람들로 구성됐다. 이들은 두 그룹으로 나뉘어 한 쪽은 2주간 사하자 요가 수련을 하고 대조군은 일반적인 의학 치료를 받았다.

사하자 요가 그룹은 건강과 행복을 말없이 확언하는 방식을 통해 정신적 평정심을 유지하는 방법을 배웠다. 요가 방법이 담긴 영상을 시청하고 어떤 문제건 요가 강사와 이야기할 수 있는 기회도 제공되었다. 또한 매일 집에서 10~20분간 정신이 편안한 상태에 이르도록 연습하라는 권고도 제시됐다. 명상은 모두 앉은 자세로 실시되었다.

이 연구에서 요가 수련을 받은 사람들은 폐 기능이 2주 전 최초 측정 시에 비해 꾸준히 개선되었고 이 변화는 요가 수련을 마친 후 6주가 흐른 뒤까지 지속됐다. 두 그룹 모두 천식과 관련된 삶의 질이 개선되고 약을 치료하는 빈도가 줄어들었으나 요가 수련 그룹에서 그 효과가 더 빠르고 명확하게 나타났다.

이 연구의 핵심은 몸과 마음의 이완과 요가 명상이 천식 치료의 보완 요법으로 효과가 있다는 점을 보여준 것이다. 그렇다면 요가 명상의 어떤 점이 이 연구의 환자들에게 유익한 영향을 주었을까? 자신과 다른 사람을 긍정적인 혹은 자애로운 관점에서 바라보도록 하는 명상의 특징이 그러한 효과를 낳는 요인 중 하나라고 연구진은 추정하고 있다. 그리고 몸과 마음의 이완과 요가 모두 일반적인 약물 치료의 대체법이 아닌 보완 요법으로 고려해볼 필요가 있다고 강조했다. 15)

몸을 움직이고 정신이 차분해지면 마음이 편안해진다

가만히 앉아서 명상을 하고 싶지 않을 때도 있다. 몸을 좀 움직이면서 스트레스를 털어버리고 싶은 경우도 있게 마련이다. 스트레스를 해소할 수 있는 동작은 여러 가지가 있는데, 걷기와 요가, 특히 태극권은 머릿속을 비우고 심호흡을 즐기면서 더 깊은 고요함을 느끼는 데 도움이 된다. 이러한 운동은 몸과 호흡에 오롯이 모든 정신을 집중하도록 함으로써 시끌시끌한 마음 상태가 물러나도록 한다. 몸을 많이 움직이면서 스트레스를 해소하는 방법을 선호하는 사람들은 아래에 제시된 몇 가지 방법으로 마음을 가라앉힐 수 있을 것이다.

걸으면서 스트레스를 날리자

스트레스를 느낄 때 그저 몸을 움직이거나 5분만 편안하게 걸어 다녀도 치솟던 열기를 식히는 데 도움이 될 수 있다. 우리의 몸과 마음이 서로 연결되어 있고 몸에 답답하게 쌓인 긴장을 해소할 때 평온한 마음이 찾아온다는 것을 생각하면 당연한 결과다. 회사 일로 스트레스를 느낄 때 그 문제에서 몇 분간이라도 벗어나는 것이 스트레스도 줄이고 새로운 해결책을 떠올리는 효과적인 방법이 될 수 있다. 팔을 리드미컬하게 움직이고 명상을 하듯이 한 발을 딛고 다시 다른 발을 그 앞에 놓는 반복 동작을 이어가면 더 맑아진 마음과 몸이 다시 하나로 연결된다.

다시 자연으로

모든 인간은 자연 환경과 깊이 연결되어 있다. 따라서 가끔 자연으로 돌아가면 우리의 뿌리를 되찾는 데 도움이 된다. 일리노이대학교 연구진이 발표한 문헌 검토 논문에 따르면, 자연 환경과의 접촉은 신체적, 정신적 건강에 여러 가지 도움이 된다. 자연은 스트레스를 낮추고 슬픈 감정, 우울한 감정을 완화시킬 뿐만 아니라 지력을 강화하고 자기 수양 능력을 키우고 정신건강을 개선시키는 효과도 발휘한다.

자연과의 접촉은 면역기능도 향상시켜 신체가 더 건강해지고 당뇨 환자의 경우 혈당 조절 능력이 개선된다.[16] 일리노이대학교 연구진은 숲속을 걷는 것부터 도심 공원에서 휴식하는 것, 창밖으로 자연 풍경을 내다보는 것까지 모두 자연과 접촉하는 범위에 포함된다고 밝혔다. 어떤 방식이든 자연과 접촉하는 것이 그렇지 않은 것보다 이롭다.

광천수 목욕으로 즐기는 휴식

스트레스로 인해 체내 마그네슘 수치가 감소할 수 있다.[17] 13장에서 마그네슘 결핍으로 발생할 수 있는 결과를 설명하고 필수무기질인 마그네슘을 음식으로 섭취할 수 있는 방법도 소개할 것이다. 여기에서는 스트레스로 인한 마그네슘 결핍을 극복할 수 있는 또 다른 방법을 제시한다. 바로 30분 정도 시간을 들여 따뜻한 물에 목욕하는 방법이다. 폭신폭신한 목욕수건과 가운도 준비하자. 또 한 가지 준비해야 할 것은 '엡솜솔트Epsom salts'다. 황산마그네슘으로 구성된 이 소금을 욕조에 2컵 정도 넣고 물을 채우면 된다.

엡솜솔트에 함유된 마그네슘은 천연 근육이완제로, 목욕물에 몸을 담그면 긴장 해소에 도움이 된다. 영국 버밍엄대학교 연구진은 7일간 매일 12분씩 엡솜솔트에 몸을 담근 사람들은 체내 마그네슘 수치가 측정 가능한 수준으로 증가했다고 밝혔다.[18]

여러분 자신을 위해 이런 멋진 기회를 선사하는 것으로 몸을 '작동' 상태에서 '휴식' 상태로 바꿀 수 있다. 목욕을 마칠 때쯤이면 신경 쓰이는 일들, 걱정 따위는 물속에 흘려보내고 더욱 편안해지고 활력은 충전될 것이다.

잠깐의 휴식, 족욕

목욕을 즐길 시간이 없다면 욕조나 세숫대야에 따뜻한 물을 받아서 발을 5분 정도 담가보자. 편안한 자세로, 혹은 비스듬하게 기댄 자세로 발을 담그고 눈을 감는다. 날씨가 더울 때는 냉수나 실온과 같은 온도로 족욕을 하면 체온을 낮추는 데 도움이 된다. 효과를 극대화하려면 천천히 호흡하면서 정신을 호흡과 몸의 감각에만 집중하고 잡다한 생각이나 해야 할 일들은 다 흘려보낸다.

귓가에는 음악을

아름다운 음악을 듣는 것은 삶에 큰 기쁨을 주는 일 중 하나다. 좋아하는 음악에 푹 빠져 있을 때면 음악이 이끄는 대로 감정이 흘러가고 걱정은 흘려보낼 수 있다. 음악은 잠재력을 끌어모으고, 행동할 열정을 불어넣는 훌륭한 원천이다. 또한 편안한 마음으로 내면의 평화를 찾는 데도 도움이 된다.

미국, 캐나다, 프랑스의 학자들로 구성된 한 연구진은 음악을 들을 때 사람들이 더 큰 행복감을 느끼고 보다 긍정적인 태도를 갖게 된다는 사실을 확인했다. 이 연구를 통해 밝혀진 더 중요한 결과는 편안한 음악을 들을 때 스트레스 호르몬인 코르티솔 수치가 감소한다는 사실이다.19)

나는 편안하게 쉬고 싶을 때 클래식 음악을 듣는다. 성가나 새 지저귀는 소리, 파도 부서지는 소리, 빗소리 같은 자연의 소리를 들을 때도 있다. 무엇보다 여러분이 아주 편안하게 휴식할 수 있는 음악을 선택하는 것이 중요하다. 몸을 이완시키는 운동을 하면서, 또는 침대나 푹신한 소파에 누워서 음악을 틀고 볼륨은 낮게, 중간 정도로 맞춘다. 흘러나오는 음악 소리를 사랑하는 사람이 달콤하게 흥얼대는 소리처럼, 혹은 영혼을 어루만져주는 자장가로 느끼며 마음이 편안하게 흘러가도록 둔다. 음악의 아름다운 선율에 푹 빠져보자. 머릿속에 떠오르는 상상을 따라, 반복되는 곡조를 따라 마음은 멀리멀리 흘러간다. 이 과정은 명상할 때와 마찬가지로 평화와 깊은 휴식을 가져다준다.

신나는 춤으로 병을 없애보자

음악과 춤은 태초부터 인류에게 즐거움을 안겨주는 원천이자 표현 수단이었다. 우리는 축하할 일, 즐거운 일이 있을 때 춤을 추며 의사소통과 정신적 기쁨을 춤으로 표현한다. 춤을 출 때 느끼는 리듬감은 일로 쌓인 부담감을 덜어내는 데 도움이 된다. 혼자서도 출 수 있고 여러 명이 함께 출 수 있으며 어떤 경우든 개개인의 경험에 변화를 가져온다.

현대에 들어서는 연구를 통해 춤이 섬유근육통과 우울증, 고혈압, 심장질환, 암과 관련된 피로감 해소에 영향을 주고 삶의 질 향상에도 도움

이 되며 파킨슨병, 류마티스성 관절염, 천식에도 효과적인 것으로 밝혀졌다.[20]

춤은 나이와 상관없이 모든 사람에게 균형 감각과 기분, 신체 건강 개선에 도움이 된다. 뉴욕의 앨버트 아인슈타인 의과대학이 건강한 노인 469명을 5년간 추적 조사한 연구에 의하면 다른 사람들과 함께 춤을 즐긴 사람들은 인지기능이 손상될 위험성이 76% 감소한 것으로 나타났다.[21]

좋아하는 음악을 틀어놓고 최대한 자주 춤을 춰보자. 어떤 춤이든 어떤 음악이든 아무 상관없다. 춤을 추면서 느끼는 즐거움이 무엇보다 중요하다. 크리스티안 노스럽Christiane Northrup 박사도 흥미진진한 저서 《여신은 늙지 않는다Goddesses Never Age》에서 부에노스아이레스를 방문하여 탱고를 췄을 때 느꼈던 엄청난 환희에 대해 이야기했다.

노스럽 박사는 당시의 경험이 자신의 영혼과 진심 어린 대화를 나눈 역사적 사건이었다고 전했다. 그리고 다음과 같이 설명했다. "우리 자신의 중심과 조화를 이루는 움직임은 우리를 살아가게 한다. 이것이야말로 우리에게 절실히 필요한 '운동'이다."[22]

사람들과 교류하라

작은 화면, 혹은 큰 화면을 응시하는 데 무수히 많은 시간을 보내고, 그러느라 다른 사람과 이야기를 나눌 시간이 별로 없어 보이는 사람들이 너무나도 많다. 그러나 기술에 이렇게 의존하는 생활은 결국 우리를 고립시킬 수 있다. "인간은 사회적 동물"이라는 말도 있듯이 타인과의 교류는 인류의 커다란 부분을 차지하는 특성이다.

인류가 오랜 세월 진화 과정을 거치는 동안 여러 사람이 무리 지어 협력함으로써 생존 기회를 높였다는 것은 과학적으로도 입증된 사실이다. [23] 의학계의 연구에서는 외로움이 건강 악화, 면역력 손상과 관련이 있고 만성질환, 염증 증가, 생존율 감소와 연결고리가 있는 것으로 나타났다.

나는 다른 저서《파워 힐링Power Healing》에서 인간관계를 치유의 기둥 중 첫 번째로 꼽았을 정도로 중요하다고 생각한다. 공동체 의식, 소속감은 스트레스로 인한 악영향을 완화하고 전반적인 건강 개선에 도움이 된다. 그러므로 각자 소중하게 생각하는 사람들과 다시 교류하고, 그러한 관계가 얼마나 큰 행복감을 안겨주는지 살펴보기 바란다.

카네기멜론대학교와 캘리포니아대학교에서는 노인들을 대상으로 8주간 명상 수업을 실시하고 고독감과 염증 반응에 명상이 어떤 영향을 주는지 조사했다. 연구진이 특히 관심을 둔 부분은 그룹 단위로 진행되는 마음챙김 스트레스 감소 훈련이 외로움을 자각하는 수준과 고독감에 동반되는 경우가 많은 염증 반응 증가에 끼치는 영향을 파악하는 것이었다.

연구에 참가한 노인들은 명상 훈련을 받기 전 기본 자료로 수집된 검사에서 혈중 C 반응성 단백질의 수치가 높은 것으로 나타났다. C 반응성 단백질은 건강상 나타나는 악영향과 매우 밀접한 관련이 있어서 임상시험에서는 염증 반응을 확인하는 표지물질로 가장 많이 활용된다. 이 기본 조사에서는 염증 반응과 관련된 주요 유전자도 활성화되거나 발현이 증대된 것으로 나타났다. [24]

마음챙김 스트레스 감소 훈련은 매주 2시간씩 배정된 그룹 훈련과 6주차 또는 7주차에 조용한 곳에서 하루 내내 시간을 보내는 것, 매일 30분씩 집에서 마음챙김 명상을 실시하는 것으로 구성되었다.

대조군은 연구 기간이 종료된 이후에 이 마음챙김 훈련을 받았다. 8주간의 훈련이 끝난 시점에 훈련에 참가한 사람들은 예상대로 외로움을 덜 느끼는 것으로 나타난 반면 훈련을 아직 받지 않은 사람들은 전보다 더 외로움을 느끼는 것으로 확인됐다. 또한 마음챙김 훈련으로 염증 반응과 관련된 유전자의 발현이 증대되는 현상이 약화되고 혈중 C 반응성 단백질 수치도 감소한 것으로 나타났다.

이 연구에서 확인된 가장 의미 있는 사실은 명상 훈련에 참여한 사람들의 경우 염증 반응을 촉진하는 유전자의 활성이 감소하여 전신 염증의 위험성이 근본적으로 감소했다는 점이다. 유전자를 바꿀 수는 없지만 유전자의 기능은 '바꿀 수 있다'는 것을 보여준 결과다.

나만의 식물 기르기

뒤뜰 작은 텃밭에 채소나 꽃을 심어본 사람은 기르는 식물을 바라보는 것만으로도 얼마나 기분이 좋아지는지 경험해봤을 것이다. 식물이 자라고 성장하고 시드는 과정은 생명의 주기를 보여준다.

오스트리아의 신비주의 사상가이자 철학자인 루돌프 슈타이너Rudolf Steiner는 이 생명의 주기를 이해하는 것이 영적 깨우침의 첫 단계라고 믿었다. 한 번씩 흙을 고르게 갈고, 직접 기른 채소로 음식을 만드는 일, 혹은 그저 호스를 들고 가만히 물을 뿌리는 일에도 엄청난 치유 효과가 담겨 있다. 정원 일에 단 5분만 투자해도 마음을 편안하게 휴식하고 정신을 가다듬는 데 도움이 된다.

마당이 없으면 집 안에서 허브를 길러보자. 나는 개인적으로 이탈리안 파슬리를 즐겨 키운다. 화분에서 쉽게 키울 수 있고 창가에만 두면 잘 자랄 뿐만 아니라 물도 그렇게 자주 줄 필요가 없다. 새파랗게 돈아나 즐거움을 주는 잎은 꼭꼭 씹어 먹으면 신선한 향을 느낄 수 있다. 면역 균형 수프의 주재료이기도 하다.

요리하는 즐거움

조용하고 평화롭게 음식을 만들면서 명상과 같은 효과를 느끼는 사람들이 많다. 채소를 흐르는 물에 씻고 신중하게 재료를 골라 멋진 샐러드를 만들고 접시에 과일과 채소를 예쁘게 담는 일, 이 모든 과정이 커다란 즐거움을 안겨준다. 모든 요리가 완성되고 식탁에 차려지면 친구들, 혹은 사랑하는 사람들이 자신이 만든 음식을 먹는 모습을 지켜보는 것만으로도 치유 효과를 얻고, 하루 종일 일하면서 받은 스트레스에서 벗어나 편안함을 느낄 수 있다.

아침 커피 한 잔과 함께하는 명상

아침마다 커피 한 잔 마시는 시간을 소중하게 생각하는 사람들에게 한 가지 아주 좋은 소식이 있다. 여러분의 이 중요한 일상과 완벽하게 잘 어우러질 수 있는 명상법이 있다는 것이다. 커피와 명상은 언뜻 잘 어울리지 않는 것처럼 느껴질 수도 있지만, 좀 더 깊이 생각해보면 조용히 앉아 있는 시간을 선사한다는 점, 감각을 채우고 자연을 생각하게 한다는 점에서 공통점이 있음을 알 수 있다. 또한 놀라울 정도로 서로 보완하는 효과도 뛰어나다.

커피는 디카페인이든 일반 커피든 작은 농장에서 혹은 소규모로 재배된 유기농 커피를 준비해야 가장 큰 효과를 얻을 수 있다. 여러분이 커피를 추출하기 시작하는 순간, 향긋한 아로마가 공기에 퍼지면서 또 하루가 시작되었음을 알릴 때 이미 마법은 시작된다. 커피잔에 따뜻한 물을 붓고 잔이 데워지도록 잠시 그대로 두었다가 물을 따라낸다. 그리고 갓 내린 커피를 붓고 마음에 드는 곳에 자리를 잡고 앉아보자. 컵을 손에 쥐고 온기를 느끼며 잠시 향긋한 커피 향을 음미한다. 마시기에 적당한 온도로 약간 식을 때까지 기다렸다가 첫 한 모금을 마시면서 밀려오는 큰 만족감을 느껴보자.

커피를 쏟지 않도록 잔을 단단히 쥐고 마음속으로 여행을 떠날 차례다. 아열대 지역, 푸르른 식물이 무성하게 자란 어느 산, 커피나무가 자라는 곳을 떠올려본다. 가지런히 줄지어 자라는 커피나무들 사이를 마음의 눈으로 지나가면서 밝게 빛나는 빨간 커피 열매를 바라본다. 시간이 멈춘 듯한 농가의 풍경과 진흙으로 된 지붕이 올라간 옛날 시골집 한두 채와 포장되지 않은 길이 눈에 들어온다.

이번에는 시선을 옮겨 멀찍이 우뚝 서 있는 거대한 산을 바라본다.

부드러운 경사를 보며 숨을 들이쉴 때 온몸이 산과 하나가 되어, 산의 힘과 단단한 덩어리를 오롯이 흡수한다고 상상해보자. 산은 우리가 땅과 연결되어 있다는 느낌을 선사하고, 우리는 이 상상 속에서 떠오른 이미지를 하루 종일 간직하면서 꺼내볼 수 있다.

커피를 한 모금 마실 때마다 커피나무를 세심하게 돌본 농부들과 솜씨 좋게 맛 좋은 원두로 볶아내는 기술자들에게 감사하는 마음을 가져본다. 커피에 대한 만족감은 유기농 농장을 돕고 이런 농장과 농부들을 지켜주고 싶다는 마음으로 이어진다. 커피를 계속 마시면서 커피를 만든 사람들, 커피가 자라난 지역, 비옥한 토양을 떠올리고 만족감을 느껴본다.

다시 현실로 돌아오면, 집 안 가득 퍼진 기분 좋은 커피 향이 느껴진다. 곁에 다른 사람이 있다면 커피를 함께 마시면서 교감하고, 명상하면서 느낀 만족감을 그 사람에게도 전해보자. 집에서 일을 하는 사람은 명상으로 하루를 시작하면 잠시나마 바깥세상과의 유대감을 느낄 수 있는 기회가 될 것이다.

집에서 커피를 직접 내려서 마시지 않고 출근하는 길에 한 잔 사 들고 가는 경우에는 어떻게 해야 할까? 다급히 이동해야 하는 상황이라도 기차, 버스, 전철에서 얼마든지 명상을 할 수 있다. 단, 커피가 담긴 잔을 조심해서 잘 들고 있어야 한다. 명상을 하면서 목적지에 다다를 때쯤이면 조금은 더 평온하고 침착해진 기분을 느낄 수 있을 것이다.

잠을 자야 스트레스도 사라진다

수면은 건강에 반드시 필요한 요소이다. 스트레스를 없애고 에너지를 회복하는 데 숙면만큼 도움이 되는 것은 없다. 인체의 타고난 면역기능은 신체적, 정신적인 위협으로부터 인체가 스스로를 보호할 수 있게끔 잠을 충분히 자야 제대로 발휘된다.

만성 스트레스가 수면 문제와 관련이 있다는 사실은 과학적으로 입증됐다. 미국수면학회가 발표한 보고서에는 만성 스트레스에 시달리는 사람들의 경우 수면 지속시간이 짧고 수면의 질이 낮을 뿐만 아니라 낮 시간의 신체 기능도 떨어진다는 결과가 담겨 있다. 수면이 스트레스에 주는 영향도 마찬가지다. 즉 해당 연구에서 잠을 충분히 자지 못하면 스트레스가 생기는 원인이 될 수 있는 것으로 나타났다. 실제로 다른 사람들보다 피로감을 더 느끼고 총 수면 시간이 짧은 사람들은 스트레스를 느낀다고 답하는 비율이 더 높다.

스트레스 지수가 높고 잠을 충분히 못 자는 사람들에게 학자들이 제시하는 가장 단순하면서도 가장 효과적인 조언은 생활습관을 바꾸되 잠을 푹 자는 것을 중심에 두라는 것이다.[25]

잠은 치유의 과정이다. 인체가 하루 동안 쌓인 스트레스를 녹여내고 스스로 회복되면서 새로운 문제와 마주할 준비를 하는 시간이다. 동물 실험에서 수면 부족은 바이러스와 세균 감염에 더 취약한 상태로 만든다는 사실이 확인됐다. 사람의 경우 불면증은 NK세포자연살해세포의 활성을 떨어뜨린다. 건강한 청년이 새벽 3시부터 7시까지 깨어 있으면 다음 날 아침

NK세포의 활성이 30% 감소하는 것으로 나타났다.

잠은 건강 상태를 나타내는 주요 표지인자로도 활용된다. 미국국립수면재단에서 실시한 조사에서 스트레스가 많고 건강 상태가 좋지 않은 사람은 잠이 부족하고 잠을 푹 자지 못하는 것과 관련이 있는 것으로 밝혀졌다.

자신의 건강 상태를 괜찮은 편, 혹은 우수한 편이라고 답한 사람들은 건강이 좋지 않다고 답한 사람들보다 18~23분을 더 자는 것으로 조사됐다. 긍정적인 접근 방식을 활용하여 수면을 관리하면 스트레스를 줄이고 더 건강하게 살 수 있다.

성인에게 필요한 하루 수면 시간은 6시간에서 10시간까지 사람마다 다양하다. 대부분의 사람들은 7시간에서 9시간 정도면 충분하고 중간에 깨지 않고 쭉 잠을 잘수록 좋다.

낮 시간에 충분히 휴식하는 것도 중요하다. 매일 조용히 명상하는 시간을 보내면 혈압이 낮아지고 불안감이 해소되는 효과와 함께 밤에 잠을 푹잘 수 있고 만성 두통이나 다른 통증 증상이 완화된다.

소음, 불빛, 온도, 매트리스와 같은 환경적인 요소가 숙면에 방해가 될수도 있으므로 침실 환경을 세심하게 관리하는 노력도 반드시 필요하다.

건강한 숙면에 도움이 되는 팁을 몇 가지 소개하면 다음과 같다.

• 낮 시간에 적당히 운동을 한다. 규칙적으로 신체단련을 실시하거나 30분 정도 걷는다.
• 저녁에는 카페인이 함유된 차나 커피를 마시지 않는다. 술도 피해야

한다. 카페인 음료와 술은 수면에 방해가 될 수 있다. 저녁은 가볍게 먹고 잠자리에 들기 2~3시간 전에는 음식을 먹지 말아야 한다. 흡연도 금물이다.

- 편안한 매트리스와 베개를 마련하자. 잠자리가 편하고 안락하면 충분히 휴식할 수 있다. 물론 침실에 먼지나 다른 알레르기 유발물질이 없도록 관리하는 것도 중요하다.
- 침실 온도가 적정 범위를 유지하도록 하자. 15도~20도 정도로 조금 서늘한 온도가 적당하다.
- 자기 전에 몸을 편안하게 이완시키는 습관을 길러보자. 따뜻한 캐모마일 차 한 잔을 마시거나 라벤더를 침대 가까이 두는 것도 좋은 방법이고 마음을 차분하게 가라앉히는 라벤더 오일을 아로마테라피에 활용하는 방법도 있다.
- 잘 시간이 되면 긴장을 풀고 편안한 기분을 유지하자. 책은 읽어도 되지만 텔레비전이나 컴퓨터, 스마트폰 등 전자기기 화면은 수면의 질을 떨어뜨릴 수 있으므로 피해야 한다. 저녁 시간과 야간에 인체가 빛에 노출되면 잠을 촉진하는 호르몬인 멜라토닌 분비가 억제되고 생체시계의 흐름이 변형되어 잠자리에 들어도 쉽게 잠들지 못한다.
- 타르트체리주스를 하루에 2잔씩 마시면 수면에 도움이 된다. 영국 노섬브리아대학교 연구진은 체리주스를 마신 성인은 평균 수면 시간이 길어지고 낮 시간에 낮잠 자는 시간이 줄며 전체적인 수면 효율성이 높아진다는 결과를 발표했다. 비밀은 체리에 함유된 멜라토닌 성분에 있다. 멜라토닌은 강력한 항산화물질로, 잠들고 깨어나는 수면 주

기가 규칙적으로 돌아가도록 하는 데 중요한 역할을 한다.[26]

미국질병통제예방센터에 따르면 전체 미국인 중 약 3분의 1이 잠을 푹 자지 못한다. 수면의 질이 개선되면 스트레스도 줄고 알레르기 증상을 비롯해 삶의 질에 엄청난 변화가 일어날 것이다.

~~~~~~~ 결론 ~~~~~~~

이번 장에서는 우리의 내면으로 시선을 돌려, 내적 삶과 스트레스에 대한 반응이 건강에 어떤 영향을 줄 수 있는지 살펴보았다. 스트레스와 염증 반응, 알레르기가 서로 어떻게 얽혀 있는지 그 비밀을 풀어헤친 의학계의 중요한 연구 결과도 소개했다.

음식 알레르기로 고생하는 로라는 직장에 다니면서 아이들을 키우느라 복통과 소화불량, 두통에 시달렸다. 과도한 스트레스와 막중한 책임감 때문에 식단 관리를 지속할 수 없는 상황이었다.

나는 로라에게 명상을 비롯해 마음을 편안하게 이완시키는 방법들을 시도해보라고 권했다. 요가 강습에 등록하는 것으로 첫걸음을 뗀 로라는 큰 즐거움을 느끼고, 이는 마음의 평정심을 유지하고 신체 에너지, 집중력을 키우는 데 도움을 주었다. 나는 로라를 도와 그녀가 늘 바라던 대로 식단을 구성하고 실천할 수 있는 방법을 마련했다. 그러자 두통이 사라지고 소화 문제도 점차 개선됐다.

스트레스와 알레르기의 관계, 그리고 스트레스가 염증 반응을 증대시키고 천식 환자의 병원 입원 비율을 높일 뿐만 아니라 알레르기 반응성을 높인다는 과학적인 연구 결과도 살펴보았다. 이어 명상과 요가 등 몸과 마음을 잇는 간단한 방법을 통해 스트레스를 줄이고 건강을 향상시키는 데 우리 스스로가 적극적이고 중요한 역할을 담당할 수 있다는 사실도 알게 되었다.

자연과 접촉하는 일, 마음을 편안하게 하는 음악을 듣는 일, 춤을 추고 무기질 성분이 풍부한 물에서 목욕하는 등의 방법으로 스트레스를 물리칠 수 있다. 직접 시도해보면 주변 세상과 예전에는 몰랐던 새로운 관계, 더욱 조화로운 관계를 형성할 수 있다는 것을 깨닫게 될 것이다.

chapter 11
코 알레르기:
콧물이 다가 아니다

그레이스는 명품 소매업체에서 물품 구매를 담당했다. 워낙 쇼핑을 좋아해서 딱 맞는 직업이었지만 업무상 항공편으로 출장을 다녀야 할 일이 많고 그때마다 코 증상이 악화되는 것이 문제였다. 의류 구매 담당이라 최신 유행하는 옷들이 가득 걸려 있는 매장에 드나들 일도 많았다. 그레이스는 의류 매장과 창고 내부의 공기가 코를 자극하고 재채기가 나오게 한다는 사실을 깨달았다. 원인은 포름알데히드다. 새 옷에 흔히 처리되는 이 자극성 물질은 공기 중으로 증발되어 옷감 상점이며 전시장, 창고, 의류 매장 내부에 가득 떠다닌다.

골골거리는 생활에 질려버린 그레이스는 일은 계속 하고 싶은데 몸이 좋지 않아 일을 처리하지 못하는 일이 자꾸만 생기자 고민 끝에 내 병원을 찾아왔다.

그레이스는 어릴 때부터 코 알레르기가 있었다. 처음 알레르기 전문의를 만나 진단을 받은 것도 10세 때라고 했다. 당시 피부 검사에서는 먼지와 집먼지진드기, 몇 가지 곰팡이가 알레르기를 유발하는 것으로 나타났다. 알레르기 주사를 맞았지만 별 도움이 되지 않았다.

청소년기에 들어서자 수시로 감기에 걸리곤 하더니 때때로 감기가 부비강염으로 이어지기도 했다. 대학에 다니면서 코 수술도 받았다. 한 쪽으로 치우친 비중격(코 사이 뼈)을 바로잡는 수술을 받고, 이어서 부비강을 깨끗이 비워내는 수술도 받았다. 수술 과정에서 코 안에 낭종이 발견되었고, 재발을 막기 위해 스테로이드 성분의 스프레이를 매일 코에 뿌리라는 권고를 받았다.

수술을 받은 뒤부터 만성적인 코막힘과 부비강 울혈, 콧물 증상은 어느 정도 가라앉았지만 수시로 감기에 걸리거나 한번 감기에 걸릴 때마다 부비강염으로 이어지는 문제는 여전했다. 부비강염 때문에 항생제와 스테로이드제 치료도 받아야 했다.

그레이스는 4년 동안 항히스타민제와 코 스프레이를 사용하고도 코와 부비강에 지속적으로 울혈이 생기는 바람에 괴로워하다 처음으로 나를 찾아왔다. 상태는 점진적으로 악화되어 비행기를 탈 때마다 부비강염이 생겨서 항생제 치료를 받아야 하는 지경에 이르렀다. 담당 의사는 재수술을 권했지만 그레이스는 예전에 수술을 받고도 건강이 나아지지 않은 경험 때문에 과연 수술이 도움이 될까 의심스러운 마음이 들었다.

한 의사는 위산 역류 때문에 부비강에 문제가 생기는 것 같다는 의견을 내놓았다. 실제로 만성 비부비동염 환자의 40%가 이와 같은 문제를 겪고 있다. 그레이스가 겪은 증상 역시 코와 부비강에 발생한 염증을 의미하는 비부비동염에 해당됐다.[1] 위산 역류란 앞서 9장에서 설명했듯이 위 내용물이 식도와 목으로 거슬러 올라가는 증상을 가리킨다. 위산 역류의 가장 일반적인 증상은 속 쓰림이지만 목과 코에 자극이 발생할 수 있고 이것이 만성 비부비동염에 영향을 줄 수 있다.

위산 역류의 표준 치료법은 위산의 생성을 억제하는 약을 이용하는 것이지만 9장에서 설명한 것처럼 여러 가지 이유로 위산 억제제 사용은 피해야 한다. 그레이스의 경우는 이 약을 써도 효과가 없었다. 2년이나 위산 억제제를 복용했지만 아무런 도움도 되지 않았다.

그레이스는 증상을 완화시키기 위해 우유, 요구르트, 치즈, 아이스크림을 비롯한 유제품과 밀, 호밀, 보리 등 글루텐이 함유된 식품을 식단에서 제외했다. 그러자 매일 같이 발생하던 울혈 증상이 어느 정도 개선되었지만 신체 에너지가 급감하고 출장을 갈 때마다 몸이 아픈 건 매한가지였다.

내가 그레이스의 증상을 살펴보니 코와 부비강에 명확한 염증 징후가 나타났고 점도 높은 노란색 후비루가 발생한 상태였다. 신체 에너지가 급격히 떨어졌다는 이야기를 듣고, 나는 밀을 식단에서 제외한 글루텐 프리 식단 때문에 탄수화물 섭취량이 크게 줄어서 생긴 결과가 아닐까 하는 의심이 들었다. 그동안 치료한 환자들 중에는 저탄수화물 식단으로 바꾸고 에너지가 오히려 늘어난 경우도 있지만 더 피곤하다고 느끼는 사람들도 있었다. 6장에서 살펴보았듯이 식단 변화가 개개인마다 각기 다른 영향을 준다는 것을 보여주는 특징이다.

　나는 그레이스의 식단에 변화가 필요하다는 생각이 들었다. 그녀는 일단 또 다른 출장이 예정된 상황이라 파워 해독과 음식 재섭취 프로그램은 출장을 다녀와야 시작할 수 있었다. 그 사이에 바로 도움이 될 만한 방법이 필요했다. 그래서 나는 다음 3가지로 구성된 해결책을 제시했다.

- 곰팡이 알레르기 환자의 대다수는 당류와 정크푸드를 제외시키는 것과 함께 효모와 곰팡이를 섭취하지 않는 식단이 가장 큰 도움이 된다. 그레이스는 이미 유제품과 글루텐을 식단에서 제외하고 빵과 치즈를 안 먹는 식생활을 유지하는 중이었고 술은 가끔 마시는 정도였다. 나는 그레이스가 실천 중인 식단을 찬찬히 살펴보고 식초와 말린 과일이 주된 문제라는 사실을 알아냈다. 그레이스는 하루에 두 번씩 샐러드를 먹는데 주로 드레싱을 듬뿍 뿌려서 먹는 편이었고 건포도를 간식으로 계속 집어 먹었다. 나는 샐러드에는 올리브 오일과 레몬만 뿌려서 먹고, 간식은 건포도 대신 견과류를 먹으라고 조언했다.
- 밀을 식단에서 제외하면서 탄수화물 섭취량이 크게 줄었지만 하루 종일 건포도를 입에 달고 사는 습관은 몸에 당분을 수시로 공급하는 역할은 할지언정 부족한 열량을 채워주지는 못했다. 나는 그레이스에게 고구마, 호박 등 탄수화물 함량이 높은 채소를 더 많이 먹고 외식할 때는 쌀밥과 감자를 주문하라고 권했다.
- 그레이스에게 도움이 될 만한 영양보충제도 아래와 같이 몇 가지 제안했다.

- 급성, 만성 부비강염에 효과가 입증된 N-아세틸시스테인NAC과 브로멜린.
- 젖산균 추출물(비행 시 호흡기 감염이 발생하는 사람들에게 증상을 예방하는 효과가 있다).
- 비타민 D와 아연(그레이스의 혈액검사 결과 둘 다 수치가 낮은 것으로 확인됐다).

코 알레르기는 어떤 질병인가?

알레르기성 비염으로도 불리는 코 알레르기는 미국에서 거의 6천만 명이 앓을 정도로 가장 흔한 알레르기 질환이며,[2] 전 세계적으로는 5억 명이 앓고 있다.[3] 알레르기성 비염은 상당히 괴로운 증상이 동반되는데, 주로 코막힘, 콧물, 재채기가 발생하고 도무지 수그러들지 않는 증상 때문에 일이나 공부에 큰 방해가 되며 삶의 질이 극히 악화되는 결과를 초래한다.[4] 수면을 방해하는 원인으로도 작용하며, 이로 인해 피로와 짜증이 늘고 우울증, 기억력과 집중력 감소 같은 추가적인 문제가 발생한다.

과학계 연구에서는 많이 알려지지 않았지만 상당히 놀라운 사실도 밝혀졌다. 알레르기성 비염이 자동차 운전 시 반응 속도와 운전 능력에 악영향을 주고 그 결과 자동차 사고 위험성을 높인다는 것이다. 네덜란드에서 통제된 조건에 따라 실시된 한 실험에서는 꽃가루 알레르기가 있는 사람들이 꽃가루에 노출되기 전과 후, 더는 사용되지 않는 폐쇄된 도로에서 어떻게 운전하는지 살펴보았다.[5] 그 결과 꽃가루 노출이 운전 능력에 끼친 악영향은 여러 나라에서 음주운전 기준치로 설정한 혈중 알코올 농도 0.05% 상태인 운전자에게서 나타나는 반응과 흡사한 것으로 나타났다. 항히스타민제나 코 스프레이로 증상을 치료할 경우 이러한 문제가 어느 정도 사라졌지만 완전히 해소되지는 않았다.

워싱턴 D.C.에 위치한 참전군인 의료센터에서도 이와 비슷한 실험을 진행했다. 이 실험에서도 꽃가루 알레르기 노출이 주변을 경계하는 능력과 반응 시간에 악영향을 주고 작업 기억의 효율적인 활용, 추론과 연산 속도를 떨어뜨리는 것으로 확인됐다.[6] 이러한 영향은 진정제를 복용했을 때 나타나는 반응과 비슷했다. 문제는 약을 먹어서 생긴 결과가 아니라 알레르기의 직접적인 영향이라는 점이다. 공중보건과 안전의 관점에서 볼 때 알레르기성 비염은 진지한 고민이 필요한 심각한 질병이다.

의학계 연구에서 알레르기성 비염은 천식, 감기, 축농증에 대한 취약성을 높이는 것으로 나타났다.[7] 또 알레르기성 비염이 적절히 치료되면 학교 성적이 개선된다는 결과도 있다.[8] 그러나 알레르기성 비염 치료가 제대로 이루어지지 않는 경우가 많다는 사실도 연구를 통해 밝혀졌다.[9]

일반적으로 알레르기성 비염 치료에는 알약과 코 스프레이 형태로 된 항히스타민제와 스테로이드 성분이 함유된 코 스프레이, 그리고 몬테루카스트 등 알레르기 반응을 매개하는 체내 물질인 류코트리엔의 활성을 차단하는 약이 사용된다. 모두 매일, 지속적으로 사용할 때 가장 큰 효과를 볼 수 있으며 부작용으로 피로감, 코 출혈 등의 증상이 따르고 콧속이 과도하게 건조해져 후각이 제한될 수 있다.

알레르기성 비염과 일반 감기

알레르기성 비염과 감기를 일으키는 리노바이러스는 서로 자극하여 상황을 악화시키는 악순환 관계에 있다. 리노바이러스는 염증 매개물질인 ICAM-1이라는 분자와 결합하여 세포 내부로 유입된다. 알레르기성 비염에 걸리면 코 내벽 세포의 ICAM-1의 농도가 상승하고 이로 인해 리노바이러스에 감염될 확률도 높아진다.

인체가 리노바이러스에 감염되면 ICAM-1은 더욱 늘어나고, 그 결과 알레르기성 비염도 악화된다.[10] 실험 연구를 통해 현대인의 식생활에서 결핍되는 경우가 많은 필수무기질 아연이 이 ICAM-1과 결합하여 리노바이러스가 부착되는 것을 방지하는 것으로 밝혀졌다.[11] 통제 조건에서 실시된 수많은 임상시험에서 일반 감기 치료에 아연을 활용하면 증상의 강도와 지속시간이 모두 감소하는 것으로 나타났다.[12] 알레르기 솔루션 프로그램에서도 바이러스 감염으로부터 인체를 보호하기 위해 아연 수치를 최적의 상태로 유지하는 것이 한 부분을 차지한다.

비염과 부비동염의 종류

알레르기성 비염이 있으면 알레르기성 부비동염도 생길 수 있다. 미국에서는 전체 인구의 12.5%가 이 2가지가 합쳐진 만성 비부비동염을 앓고 있다.[13] 만성 비부비동염은 코 증상과 함께 후비루, 인후염, 기침, 안면 통증, 두통, 피로감을 유발한다. 또한 비염과 마찬가지로 수면과 정신

292

집중력을 저해하고 천식 증상을 악화시키는 주된 요인으로 작용한다.[14)]

알레르기성 비염과 만성 비부비동염 모두 각각 2가지 유형으로 나눌 수 있다. 알레르기성 비염은 계절성 비염과 사계절 비염으로 나뉘며 만성 비부비동염은 코 내벽에 말랑말랑하고 통증이 없는 용종이 발생하는 경우와 그렇지 않은 경우로 나뉜다. 이러한 유형을 알면 알레르기 솔루션 프로그램을 자신의 알레르기 치료에 도움이 될 수 있는 방향으로 활용할 수 있다. 예를 들어 코 용종은 음식 알레르기와 매우 밀접한 연관성이 있으므로 식단을 변경하는 치료가 병행되면 일반적인 치료 효과가 한층 더 강화될 수 있다.

계절성 비염은 주로 꽃가루나 야외에서 접촉하는 곰팡이 포자로 인해 발생한다. 증상의 발현 시점과 강도 모두 공기를 통해 무엇과 접촉했느냐에 따라 좌우된다. 안타깝게도 산업시설에서 방출되는 물질들로 인해 지구 대기 중 이산화탄소 농도가 상승하고 그 결과 꽃가루도 거의 일 년 내내 공기 중을 떠도는 경우가 많은 실정이다.

사계절 비염은 음식이나 먼지, 애완동물의 털에 발생한 비듬, 실내 공기에 존재하는 곰팡이 등 지속적으로 노출되는 알레르기 유발물질로 인해 발생한다. 코나 부비강에서 자란 세균이나 곰팡이에 대한 알레르기 반응으로 발생하기도 한다.

대기오염은 호흡기 내벽을 자극하는 원인이고, 결과적으로 유형과 상관없이 알레르기성 비염과 부비동염 전체를 악화시킨다.

통제 범위를 벗어난 돼지풀

액션 영화에서 그려지는 미래의 풍경은 푸른 식물을 거의 찾아볼 수 없는 척박한 황무지인 경우가 많다. 하지만 실제 미래의 모습은 영화 속 장면과 전혀 다를 수도 있다. 온실가스가 지배한 자연, 식물이 비정상적으로 자라난다면 어떻게 될까?

지금 우리가 살고 있는 도시에서 그 가능성을 미리 엿볼 수 있다. 성장 속도가 빠르고 꽃도 다른 식물들보다 일찍, 더 크게 피어나는 돼지풀이 그 주인공이다. 이런 특징이 나타나는 이유는 대체 무엇일까? 도시는 시골 지역보다 기온이 높고 이산화탄소 농도도 더 높기 때문이다. 실제로 오염이 심해지고 기온이 높아질수록 온실효과는 심각해지는데, 이런 환경일수록 돼지풀은 더 잘 자라는 것으로 밝혀졌다. 문제는 돼지풀이 계절성 알레르기 비염의 주된 원인이라 수백만 명의 알레르기 환자들에게 엄청난 악영향을 줄 수 있다는 점이다.

미국 농무부 소속 과학자들은 전 지구적인 기후 변화가 돼지풀 화분에 어떤 영향을 주는지 조사했다. 미래를 미리 다녀올 수는 없는 노릇이므로, 연구진은 볼티모어 도심으로 향했다. 그곳에서는 이미 지구 온난화로 전 세계에 나타난 변화, 즉 대기오염으로 이산화탄소 농도와 기온 상승이 나타나고 있다.

연구진은 알루미늄 화분에 똑같은 흙을 담고 돼지풀 씨앗을 심은 뒤 도심지, 도심과 가까운 교외 지역, 그리고 도심과 65km 떨어진 시골 지역에 화분을 두었다. 그 결과, 도심지에 둔 돼지풀은 시골 지역에 둔 돼지풀보다 크기가 2배 더 크게 자라고 화분은 5배 더 많이 형성됐다. 15)

알레르기성 진균성 부비동염

균류는 식물과 유사하지만 클로로필(엽록소)이 없고 유기물을 먹고 자란다. 효모, 곰팡이, 흰곰팡이, 버섯 등이 균류에 속한다. 코 알레르기의 일종인 알레르기성 진균성 부비동염은 환경에 흔히 존재하는 진균류가 코 내부와 부비강으로 연결되는 통로에서 자라면서 알레르기 반응을 유발할 때 발생한다.

주로 만성질환으로 발생하고, 대부분 세균성 부비동염 치료에 주력하는 일반적인 치료로는 해결되지 않는 특징이 있다. 젊은 성인에게서 많이 발생하고 점성이 매우 높은 콧물이 형성된다. 알레르기성 진균성 부비동염 환자들은 균류와 접촉 시 다양한 과민반응을 보이는데, 주로 1형, 3형, 4형 반응이 나타나는 것으로 알려진다. 16)

알레르기성 진균성 부비동염에서 풀리지 않는 가장 큰 의문은 코와 부비동에 서식하는 진균류가 이 병을 앓는 사람에게는 극심한 염증 반응을 일으키는 반면 이런 만성 부비동염이 없는 사람의 경우 아무런 반응도 유발하지 않는다는 점이다. 의학계 연구에서는 이와 관련하여 다음과 같은 결과가 확인됐다.

- 텍사스대학교 연구진은 이 문제의 답을 얻기 위해 실험을 실시했다. 알레르기성 진균성 부비동염 환자의 혈액세포를 진균 추출물에 노출시키고 건강한 사람의 혈액세포에서 나타나는 반응과 비교하는 실험이었다. 그 결과 건강한 사람의 혈액세포는 조절 T세포의 활성이 증가하는 것으로 나타났으나, 이와 같은 인체 보호 반응이 알레르기성 진균성 부비동염 환자의 혈액세포에서는 발견되지 않았다.[17] 그러므로 알레르기성 진균성 부비동염 역시 다른 대부분의 알레르기성 질환과 마찬가지로 조절 T세포의 기능 저하가 원인일 가능성이 크다.
- 비타민 D 결핍도 알레르기성 진균성 부비동염 발생에 영향을 줄 수 있으며, 보충 섭취 시 도움이 될 수 있다.[18]

애틀랜타의 한 의사는 만성 부비동염 환자들이 사는 집안의 곰팡이 오염 수준과 코에 발생하는 염증 강도가 직접적인 상관관계가 있다고 밝혔다.[19]

환경 중에 존재하는 곰팡이 노출이 코 내부에서 자라는 진균류에 대한 인체의 알레르기 반응에 영향을 줄 수 있음을 암시하는 결과이다.

알레르기성 진균성 부비동염은 복합적이고 치료가 까다로운 질병이므로 해당 질병을 잘 아는 숙련된 의사에게 치료를 받아야 한다. 적절한 의학적 치료와 함께 환경을 통한 곰팡이 노출을 줄이고(5장 참고) 체내 비타민 D 수치를 건강한 수준으로 유지하는 한편 면역 균형 식단으로 조절 T세포의 기능을 강화하면 도움이 될 수 있다.

식생활, 환경, 그리고 알레르기성 비염

환경에 존재하는 알레르기 유발물질이 알레르기성 비염에 어떤 영향을 주는지에 대해서는 충분히 밝혀졌다. 그러나 음식이 알레르기성 비염을 일으킨다거나 증상을 완화하는지 등의 여부는 제대로 알려지지 않았다. 사계절 비염의 경우, 식품만으로도 발생할 수 있다. 계절성 비염은 특정 식품이 특정 꽃가루에 대한 알레르기 반응을 악화시키는 것으로 밝혀졌다. 이러한 현상을 교차 반응성이라고 하며, 특히 돼지풀과 자작나무 화분에서 이러한 특징이 뚜렷하게 나타난다(301쪽 '꽃가루와 음식의 관계' 참고). 나는 환자들을 치료하면서 환경에 존재하는 곰팡이에 알레르기 반응을 나타내는 사람은 음식에 생긴 곰팡이에도 민감 반응을 보이는 경우가 많고, 음식으로 섭취하는 곰팡이와 효모를 피하면 증상이 개선될 수 있다는 사실을 알게 되었다. 앞서 4장에서 소개한 케이트의 경우도 이에 해당된다.

만성 부비동염과 음식 알레르기: 포도상구균과의 연관성

유럽에서 실시된 몇 건의 연구를 통해, 코 용종이 발생하는 만성 비부비동염CRS 환자들이 음식 알레르기가 있는 경우가 매우 많다는 사실이 확인됐다. 한 연구에서는 코 용종이 발생한 사람의 81%가 피부 알레르기 검사에서 특정 식품에 양성 반응이 나왔다.[20] 또 다른 연구에서는 코 용종이 생긴 환자의 70%가 식품 알레르기 증상을 보였다. 흡입성 알레르기 환자와 비교하면 2배에 달하는 비율이었다.[21]

학계에서는 코 용종이 코와 부비강에 포도상구균이 다량 생장하는 것과 관련이 있다는 사실도 밝혀졌다. 포도상구균이 만들어내는 독소는 슈퍼항원초항원으로 불리는데, 이 물질은 콧물이 목으로 흐를 때 함께 삼켜서 체내로 유입된다. 이렇게 유입된 독소가 소화기를 따라 이동하고 섭취한 음식에 알레르기 반응을 나타내도록 유도하는 것이다.[22]

포도상구균의 독소는 염증 반응을 일으키고 조절 T세포의 활성을 없앨 뿐만 아니라 이들 세포의 기능을 변형시켜 염증을 감소시키는 대신 촉진하게 만든다.[23] 일반적으로 코에 용종이 발생하면 스테로이드 성분의 코 스프레이로 용종의 크기를 줄이는 것이 표준 치료법으로 활용된다.

그러나 알레르기가 있는 사람은 코 용종에 스테로이드를 사용할 경우 알레르기가 없는 사람에 비해 이러한 축소 효과가 잘 나타나지 않는다.[24] 보통 알레르기성 질환의 증상이 스테로이드로 약화되는 경우가 일반적이라는 점을 감안하면, 의외의 결과라 할 수 있다.

포도상구균이 이런 특징을 나타내는 원인일 수 있다. 포도상구균의 독소는 스테로이드 효과를 억제시키고[25] 동시에 음식 알레르기를 유발한다. 이 2가지 작용이 만성 부비동염의 주된 요인이 되는 경우가 많다.

영양학 연구에서는 음식에 함유된 플라보노이드 성분이 포도상구균 독소와 결합하여 활성을 없애는 것으로 밝혀졌다.[26] '면역 균형 식단'이 만성 비부비동염 해소에 도움이 되는 여러 가지 이유 중 하나이기도 하다.

항균비누와 포도상구균
환경 독소는 코에 서식하는 포도상구균의 생장을 촉진할 수 있다. 지난 40년간 비누, 샤워젤, 치약 등에 항균 성분으로 아무런 규제 없이 활용된

합성 화학물질 트리클로산이 그 경우에 해당된다. 트리클로산은 옷과 주방 조리대, 의료장비에 사용하는 살균제에도 사용되며, 피부와 입에 닿을 경우 체내로 흡수되는 특징이 있다.

미시건대학교 연구진은 한 조사를 통해 전체 피험자 중 절반의 코 분비물에서 트리클로산이 검출됐다고 밝혔다. 그리고 트리클로산 검출치가 높을수록 위험한 포도상구균이 서식하는 규모도 더 큰 것으로 나타났다. 상세 조사에 착수한 연구진은 트리클로산이 포도상구균의 인체 세포 공격력을 높인다는 사실과 함께, 실험동물에서 트리클로산 노출은 포도상구균 감염 취약성을 높인다는 사실을 확인했다.[27]

야외 환경도 트리클로산 오염에서 예외가 아니다. 도시화가 진행되면서 강의 트리클로산 오염도가 증가했는데 이는 민물 생태계에 급격한 변화를 가져올 수 있다. 또한 트리클로산은 정상 세균의 다양성을 감소시키고, 전 세계적으로 생태계와 인체 건강에 골칫거리가 되고 있는 시아노박테리아를 증대시키는 원인으로 작용한다.[28]

트리클로산의 영향은 환경에 존재하는 독소가 체내 미생물 생태계를 변화시키고 이로 인해 알레르기 취약성에도 변화가 일거나 취약성이 커진다고 보는 알레르기 솔루션의 핵심 원칙이 정확하다는 사실을 잘 보여준다. 따라서 관련 제품 구입 시 라벨을 잘 읽어보고 트리클로산이 함유된 제품은 피해야 한다. 독성물질을 피하는 것은 여러분의 건강과 지구에 모두 이로운 일이다.

식품에 들어 있는 효모와 곰팡이

효모와 곰팡이는 음식을 오래 보존하고, 발효시키고, 풍미를 더하기 위한 목적으로 많이 사용되는 식품첨가물이다. 예를 들어 맥주는 맥아보리를 으깬 뒤 양조효모를 첨가해서 생산한다. 또 와인은 으깬 포도에 우리 피부에도 자연적으로 존재하는 효모를 넣어 발효시켜서 만든다. 곰팡이는 발효된 식품이나 숙성된 식품, 혹은 부패한 식품에서 발견된다.

효모와 곰팡이에 의한 발효나 부패의 범위를 생각하면 우리가 무수한 알레르기 유발물질에 노출된 채 살아가는 것도 그리 이상한 일이 아니다. 실제로 과학계에서는 인체에 알레르기를 일으키는 물질 중 150가지 이상이 효모와 곰팡이라는 사실이 밝혀졌다. [29] 세계적으로 명성이 높은 덴버의 국립유대교병원National Jewish Hospital 연구진은 흡입성 곰팡이에 알레르기가 있는 사람들은 곰팡이 추출물을 입을 통해 섭취하는 반응 검사에서도 알레르기 반응이 나타나는 경우가 많다고 밝혔다. [30]

이런 점을 고려하여, 나는 대기 중 곰팡이에 알레르기 반응을 나타내는 사람들에게는 효모와 곰팡이를 섭취할 수 있는 음식 섭취를 중단한 뒤 인체의 반응성을 확인해보라고 권고한다.

다음은 효모나 곰팡이가 존재할 가능성이 높은 식품과 음료 몇 가지를 정리한 것이다. 광범위한 식음료에서 효모와 곰팡이가 검출될 수 있다는 사실을 꼭 기억하기 바란다.

- 빵, 크래커
- 맥주, 와인, 기타 발효 음료
- 식초, 절인 채소
- 말린 과일, 시중에 판매되는 과일주스
- 다양한 치즈, 기타 숙성 식품
- 시중에 판매되는 토마토소스
- 홍차
- 효모 추출물(시판 수프와 소스 성분으로 많이 사용됨)
- 버섯
- 맥아가 첨가된 모든 식품
- 훈제 식품(육류와 생선 포함)
- 포도, 크랜베리(생과일도 마찬가지)
- 멜론(곰팡이와 교차 반응할 수 있는 항체 함유)

꽃가루와 음식의 관계

꽃가루 알레르기가 있는 사람들은 민감 반응을 일으키는 화분에 함유된 것과 비슷한 단백질이 들어 있는 음식을 먹으면 알레르기 반응이 나타날 수 있다. 이와 같은 교차 반응성은 돼지풀과 잔디, 자작나무 화분에서 가장 광범위한 연구가 진행되었다.

이 책을 시작하면서 소개했던 비비안을 다시 떠올려보자. 나는 자작나무 꽃가루와 음식의 연관성을 토대로 원인을 알 수 없었던 비비안의 급성 증상이 해소되도록 도와주었다.

돼지풀, 잔디, 광범위 알레르기 유발물질

돼지풀 꽃가루는 여름이 끝나갈 즈음 미국 전역 대부분의 지역에서 꽃가루 알레르기를 일으키는 주된 원인이다. 과학계에서는 돼지풀 식물 하나에서 한 시즌 동안 10억 개의 꽃가루 입자를 방출할 수 있다고 추정했다. 이 입자는 굉장히 가벼워서 산들바람에도 쉽게 떠다니며 엄청난 거리를 이동한다. 돼지풀 꽃가루가 수평으로는 약 650km 떨어진 바다까지, 위로는 3km 이상 대기에서 검출되었다는 보고도 있다.[31] 돼지풀 알레르기가 있는 사람은 멜론이나 바나나에도 민감 반응이 나타나 입 주변이 가렵고 입술이 부어오르는 수준부터 꽃가루 알레르기가 악화되는 경우까지 다양한 증상이 발현될 수 있다.

돼지풀과 식품 사이에서 나타나는 알레르기 유발물질의 교차 반응은 '광범위 알레르기 유발물질'이라 불리는 단백질이 원인으로 추정된다. 돼지풀과 잔디의 꽃가루를 비롯해 수많은 식물과 화분에서 발견되는 이와 같은 단백질은 꽃가루 알레르기 환자의 약 3분의 1에 알레르기 반응을 일으킨다. 꽃가루 알레르기 환자는 이로 인해 멜론, 수박, 바나나, 감귤류 과일, 토마토나 라텍스에도 알레르기 반응이 나타날 수 있다.

광범위 알레르기 유발물질은 호흡기 증상 외에 다른 증상을 유발하며 두드러기, 설사, 위경련, 아나필락시스, 목 안쪽이나 입술이 가렵고 붓는 구강 알레르기 증후군 증상 등이 나타날 수 있다.[32] 경우에 따라 운동, 진통제(아스피린, 이부프로펜, 나프록센) 등 추가적인 요인이 더해질 때 이러한 광범위 알레르기 유발물질의 영향이 증상으로 나타나기도 한다.

늦여름에 돼지풀 꽃가루건초열로 인해 비염이 발생하거나 늦봄에 잔디 알레르기봄 열병로 비염이 발생하는 사람들은 광범위 알레르기 유발성분이 들어 있는 식품을 섭취할 경우 증상이 악화될 수 있으며 특히 알레르기가 극심한 계절에 그러한 영향이 나타날 수 있다.

자작나무

이른 봄에 수분이 이루어지는 자작나무의 꽃가루는 재채기와 기침, 눈이 가려운 증상을 유발할 수 있다. 자작나무가 빽빽하게 들어선 북유럽 지역의 연구진들은 자작나무 꽃가루 알레르기가 있는 사람의 약 4분의 3은 Bet v 1, Bet v 6이라 불리는 자작나무 알레르기의 주된 항원과 비슷한 단백질이 함유된 식물에도 알레르기 반응을 나타낸다고 밝혔다.

사과, 셀러리, 당근, 헤이즐넛, 대두, 복숭아를 비롯한 핵과류와 오렌지, 리치, 딸기, 감, 호박은 자작나무 꽃가루와 교차 반응할 수 있고 특히 화분 알레르기가 있는 사람은 봄철에 알레르기 반응을 일으킬 수 있다.

독일 파울에를리히연구소는 자작나무 꽃가루에 알레르기가 있는 환자의 약 70%가 자작나무 꽃가루와 관련된 식품에 노출되면 증상이 나타난다는 결과를 발표했다.[33] 꽃가루와 관련된 음식 알레르기는 조리 과정에서 파괴되는 경우가 많지만, 최근 연구에서 헤이즐넛과 셀러리는 세심하게 조리를 해도 알레르기 증상을 유발할 수 있는 것으로 나타났다.[34]

핀란드에서는 자작나무 꽃가루 알레르기 환자들을 대상으로 11월부터 이듬해 3월까지 매일 꿀에 자작나무 꽃가루를 섞어서 섭취하도록 하는 창의적인 임상시험이 실시됐다. 뒤이은 4월과 5월, 자작나무 꽃가루가 날리는 시기에 이 환자들은 대조군에 비해 알레르기 증상이 60% 감소하였으며 아무런 증상이 나타나지 않는 날이 2배 늘어나고 항히스타민제 복용률도 50% 감소했다.35) 앞서 3장에서도 설명한 것과 같이, 자작나무 화분을 경구 섭취할 때 나타나는 보호 효과는 경구 내성이라 불리는 기전을 통해 형성되는 것으로 보인다.

대기오염, 그리고 꽃가루와 음식의 연관성

꽃가루와 식품의 상호작용을 일으키는 알레르기 유발성분은 대부분 식물이 보호 목적으로 스스로 만들어낸 단백질이다. 학계 연구에서 이 단백질에 관한 우려스러운 결과가 밝혀졌다. 대기오염이나 기후 변화와 같은 환경적 스트레스가 이러한 단백질의 발현을 촉진하고 그 결과 꽃가루와 음식으로 인한 알레르기 반응의 발생 가능성도 더 커졌다는 사실이다.36) 해당 연구에서는 대기오염 악화, 기후 변화는 우리가 노출되는 꽃가루의 양을 늘릴 뿐만 아니라 꽃가루 입자 자체의 알레르기 유발 가능성을 높인다는 사실도 확인됐다.

프로바이오틱스의 알레르기성 비염 치료 효과

프로바이오틱스는 건강에 이로운 영향을 줄 수 있는 살아 있는 균을 배양한 것이다. 대부분의 배양액에는 젖산균과 비피더스균, 또는 다른 여러

균들이 함유되어 있다. 이중맹검 방식으로 위약 대조군을 포함하여 진행된 임상시험에서, 프로바이오틱스 중 몇 가지는 알레르기성 비염의 증상 완화와 면역 균형 개선 효과가 있는 것으로 밝혀졌다.[37]

알레르기성 비염에 가장 도움이 되는 것으로 알려진 프로바이오틱스는 '락토바실러스 파라카제이'라는 균이다. 계절성 비염이나 사계절 비염에 시달리는 환자들이 여러 종류의 락토바실러스 파라카제이를 활용해왔는데 종류와 상관없이 모두 비슷한 효과를 나타내고 증상 완화, 삶의 질 개선과 같은 결과를 얻을 수 있는 것으로 보인다.

또한 면역계의 기능을 자극하여 제1형 알레르기 증상을 물리치는 효과도 있다. 비피도박테리움 락티스, 락토바실러스 아시도필루스가 추가된 혼합물을 이용한 정면 대결에서도 락토바실러스 파라카제이의 효과가 가장 뛰어난 것으로 확인됐다.[38] 과학계에서 밝혀진 프로바이오틱스와 알레르기성 비염의 관계를 정리하면 아래와 같다.

- 잔디 꽃가루 알레르기가 있는 사람들에게 락토바실러스 파라카제이 중 ST-11(LP-11) 균종을 4주간 발효유 제품으로 섭취하도록 하자 잔디 꽃가루에 대한 알레르기 반응성이 감소했다.[39]
- 잔디 꽃가루 알레르기가 한창인 시기에 LP-11을 하루 100억 마리씩 파우더 형태로 섭취하도록 하자 코 안이 가려운 증상이 현저히 개선됐다.[40]
- 락토바실러스 파라카제이의 일종인 33번 균종LP-33은 집먼지 알레르기 증상을 약화시키고 삶의 질 개선에 도움이 되는 것으로 나타

났다.[41)]

- 항히스타민제로도 증상이 완전히 가라앉지 않는 잔디 꽃가루 알레르기 환자들에게 LP-33 섭취를 강화한 치료를 실시하자 눈 주변의 가려움증이 감소하고 삶의 질이 개선된 것으로 확인됐다.[42)]

- 만성 비염 때문에 매일 항히스타민제에 의존해야 하는 환자들에게 락토바실러스 파라카제이의 일종인 HF A00232를 제공하자 8주 후 항히스타민제 복용을 중단하고도 증상이 악화되지 않았다. 또한 항히스타민제 사용을 중단하면서 알레르기와 관련된 삶의 질이 개선됐다.[43)]

- 사계절 비염 환자들을 대상으로 12주간 항히스타민제 치료와 함께 락토바실러스 존소니의 일종인 EM1을 공급하자 4주째부터 프로바이오틱스의 효과가 뚜렷하게 나타났다. 이후 8주간 효과는 점점 더 크게 나타났고 프로바이오틱스 섭취를 중단한 후에도 3개월까지 그 효과가 유지됐다.[44)]

통제된 조건에서 실시된 임상시험에서도 프로바이오틱스가 알레르기성 비염 증상 완화에 아래와 같이 도움이 되는 것으로 확인됐다.

- 먼지 알레르기 환자들을 대상으로 락토바실러스 살리바리우스의 일종인 PM-A0006을 파우더 형태로 12주간 하루에 40억 마리씩 제공한 결과, 섭취 4주에서 8주부터 코와 눈 증상이 크게 개선되기 시작했다.[45)]

- 집먼지 알레르기로 인해 사계절 비염을 앓는 환자들에게 락토바실러스 아시도필루스의 일종인 L-92를 발효유 제품으로 섭취하도록 하자 증상이 완화됐다.[46]

- 스위스에서 잔디 꽃가루가 최고조에 오른 시기에 비피도박테리움 락티스의 일종인 NCC2818을 환자들에게 섭취하도록 한 결과, 알레르기성 비염 발생률이 감소하고 알레르기성 염증 반응이 사라졌다. 이러한 효과는 섭취 3주 후부터 뚜렷하게 나타났다.[47]

- 핀란드에서 자작나무 꽃가루 알레르기 환자들을 대상으로 자작나무 꽃가루 시즌이 시작되기 2개월 전부터 락토바실러스 아시도필루스의 일종인 NCFM(ATCC 700396)과 비피도박테리움 락티스에 속하는 B1-04(ATCC SD5219)를 캡슐 형태로 하루 50억 마리씩 4개월간 복용하도록 한 실험이 실시됐다. 그 결과 프로바이오틱스를 복용한 환자들은 코 분비물 검사에서 알레르기성 염증 반응이 감소한 것으로 나타났으며 일부 환자는 알레르기 증상도 감소했다.[48]

- 일본에서 삼나무 꽃가루 알레르기 환자들을 대상으로 비피도박테리움 롱검의 일종인 BBS36을 14주간 요구르트로 섭취하도록 한 결과, 알레르기 증상이 감소하고 약물 이용량도 크게 줄었다.[49]

이와 같은 놀라운 결과를 통해 프로바이오틱스로 불리는 락토바실러스균과 비피더스균이 알레르기성 비염의 증상 개선에 도움이 될 수 있다는 사실을 알 수 있다. 면역 균형을 되찾아 알레르기 반응에 대한 저항성이 향상되는 방식으로 이러한 효과가 나타나는 것으로 추정된다. 그리고 락토바실러스균이 비피더스균보다 더 강력한 효과를 발휘한다. 알레르기성 비염의 경우 프로바이오틱스의 효과는 3주에서 8주 정도가 지난 뒤부터 뚜렷하게 나타나고 프로바이오틱스 복용을 중단한 뒤에도 수주간 지속된다.

한꺼번에 여러 종류의 미생물이 함유된 제품이 한 종류만 들어 있는 제품보다 효과가 뛰어난 것은 아닐 수도 있다. 심지어 균이 반드시 살아 있어야 효과를 얻을 수 있는 것도 아니다. 그간 내가 환자들을 치료하면서 여러 번 확인한 사실은, 모두에게 큰 효과를 발휘하는 유일한 프로바이오틱스는 없다는 것이다. 알레르기성 비염이 주된 건강 문제라면 여러 가지 프로바이오틱스를 선택할 수 있다.

프로바이오틱스는 감기 발생률과 병의 지속 기간을 줄여주는 효과도 있는 것으로 밝혀졌다.50) 알레르기성 비염을 줄이기 위해서는 감기부터 줄이는 것이 중요하다. 둘 다 병세가 심각해지면 이번 장 앞부분에서도 소개한 염증 매개물질 ICM-1이 생성되기 때문이다. 또한 감기는 만성 비부비동염을 발생시키는 주된 요인이다.

균형을 되찾은 그레이스

그렇다면 이번 장 초반에 소개한 그레이스는 어떻게 됐을까? 일단 그녀는 건강 문제없이 출장을 무사히 다녀왔다. 그리고 돌아온 뒤에도 건강한 상태가 유지될 수 있도록 아래와 같이 나와 함께 노력했다.

- 먼저 나는 현재 살고 있는 아파트의 습기를 없애라고 조언했다. 수분이 과도한 환경은 먼지와 집먼지 알레르기의 성장을 촉진시키는데, 이 2가지 모두 중요한 알레르기 유발성분이다.

  그레이스는 실내에서 주로 가습기를 틀고 생활했는데 이것이 코 문제에 도움이 되기는커녕 오히려 상태를 악화시키고 말았다. 이와 함께 나는 매트리스에서 잘 증식하는 집먼지진드기에 몸이 노출되지 않도록 보호 효과가 있는 커버를 씌우라고 조언했다.

- 두 번째로 가장 알맞은 식단을 찾을 수 있도록 파워 해독과 음식 재섭취 프로그램을 실시하라고 그녀에게 제안했다. 식초는 섭취 즉시 코 울혈과 두통을 유발하여 그레이스에게 알레르기 반응을 일으키는 주된 음식으로 밝혀졌다. 유제품도 그에 못지않은 영향을 주었다. 글루텐은 그레이스에게 문제가 되지 않는 성분이었으나 효모는 예외였다. 이에 따라 그레이스는 식초와 함께 이번 장 앞부분에서도 소개했던 효모, 곰팡이 함유 식품을 식단에서 제외했다.

- 세 번째로 나는 오랫동안 항생제를 복용한 그레이스의 인체에 어떤 영향이 발생했는지 점검했다. 그녀는 몸에 이로운 균이 고갈되고 조직에 효모가 과잉 증식하는 상태였으며 항생제가 면역 균형에 도움이 되기보다 오히려 염증을 일으키는 해로운 균이 발생했다. 이런 상태를 치유하는 과정을 나는 '유익균 재형성'이라고 부르는데, 이 치유법에 대해서는 14장에서 다시 소개할 것이다.

- 마지막으로 나는 면역 균형을 되찾기 위해서는 식단 조절뿐만 아니라 삶 전체가 균형을 이루어야 한다는 점을 설명했다. 평소에 그레이

스는 운동을 거의 하지 않고, 가까운 친구들과도 거의 만나지 않았다. 여가 시간은 대부분 텔레비전을 보면서 보냈다. 일 외에 즐길 수 있는 다른 삶이 그녀에겐 필요했다.

알레르기 솔루션 프로그램의 마지막 단계에서 그레이스처럼 삶의 균형을 찾아야 하는 과제에 맞닥뜨리는 사람들이 많다. 그레이스가 자신의 삶에 통제력을 갖기 위해서는 알레르기 때문에 몸이 아프고 그로 인해 알레르기 증상이 악화되는 악순환에서 벗어나야만 했다.

문제의 핵심을 통제하고 스스로의 노력으로 건강이 개선되자 그레이스는 자신감을 되찾고 다른 변화도 시도할 수 있었다. 상품 구매자에서 디자이너로 직업까지 바꾸었다. 처음 나를 찾아왔을 때만 해도 늘 몸이 아파 직장을 잃을까봐 염려하던 사람이었는데, 건강해지자 스스로 직장을 떠나 더 좋아하는 일을 하게 된 것이다.

코와 부비강 알레르기 환자들을 위한 해결책

코와 부비강 알레르기는 반응이 나타나는 코와 부비강만의 문제가 결코 아니다. 몸 전체와 관련이 있고, 전신 질병이므로 전신에 작용할 수 있는 해결책이 필요하다. 코 내부의 포도상구균이나 진균류로 인해 조절 T세포가 제 기능을 하지 못하고 이것이 알레르기와 관련된 경우에는 국소 치료로 증상이 가라앉는 경우도 있다.

코와 부비강, 상기도 건강을 지키는 데 도움이 되는 몇 가지 단계를 정리하면 아래와 같다.

- 집과 일하는 공간을 오아시스로 만들자. 환경오염은 날로 증가하고 있지만 5장에서 소개한 방법을 잘 지키면 독소와 곰팡이 노출을 줄일 수 있다.
- 6장, 7장, 8장에서 설명한 식단 관리법을 참고하여 알레르기 유발물질이 포함된 식품을 피하고 대기오염에 대한 인체 저항력을 키우자. 동시에 항염증 작용을 하는 조절 T세포의 기능을 강화해야 한다.
- 꽃가루 알레르기가 있는 사람은 꽃가루가 한창 날리는 기간에 교차 반응 가능성이 있는 식품은 피해야 한다. 단, 그 기간 외에는 이러한 음식을 섭취하여 경구 내성이 형성되도록 하자. 만일 교차 반응 유발 식품을 섭취한 뒤 얼굴이나 입, 목이 가렵거나 붓고 숨을 쌕쌕대는 증상, 재채기, 호흡곤란 증상이 나타나거나 어지럽고 서 있기가 힘든 경우 섭취를 중단하고 이상 반응에 대해 의사와 상담해야 한다.
- 영양 결핍과 불균형은 면역기능에 악영향을 줄 수 있으므로 해결해야 할 문제이다.
- 만성 비부비동염 환자는 비타민 D 결핍인 경우가 많다. 혈중 비타민 D 농도가 낮으면 중증 부비강질환 발생과 관련이 있다.[51] 비타민 D는 면역기능에 독특한 영향을 준다. 즉 몇몇 감염에 대

한 방어력을 키우는 동시에 염증을 억제하는 역할을 한다. [52] 그러므로 비타민 D 보충 섭취가 필요한 상태인지 의사와 상담하여 확인하고, 필요한 경우 혈중 비타민 D 검사를 받아보는 것이 좋을지도 문의해보자.

- 호흡기 감염이 수시로 발생하는 경우, 병원을 찾아가 혈장이나 혈청 중 아연 수치를 확인하고 아연 보충 섭취가 필요한지 확인해보자.

- 세포에서 형성되는 가장 강력한 해독 물질이자 항산화물질인 글루타티온 수치를 높이자. 구체적인 방법은 13장에서 소개할 예정이다.

- 아미노산의 일종인 NACN-아세틸시스테인는 글루타티온 수치를 높여주는 항산화물질이자 호흡기 건강에 도움이 된다. 만성 비부비동염 환자에서 나타나는 주된 문제 중 하나는 분비된 점액의 점도가 너무 높아서 잘 제거되지 않아 감염이 촉진된다는 것이다. NAC는 호흡기 분비물의 점도를 낮춰 호흡기관 세포의 점액 제거 능력을 강화한다. [53] 나는 만성 비부비동염 환자들에게 하루 두세 번 NAC 600~900mg을 섭취하도록 권한다.

- 브로멜린은 파인애플 줄기에서 생성되는 복합효소로 의사의 처방을 받아 구할 수 있다. 1960년대부터 부비강염 치료에 사용된 물질로, 보통 일반적인 치료에 추가되는 형태로 제공된다. [54] 위약 대조군을 포함한 이중맹검 방식으로 실시된 연구에서 브로멜린은 급성 부비강염의 회복 속도를 위약군에 비해 크게 앞당기는

것으로 밝혀졌다. 55) 브로멜린은 만성 비부비동염 환자의 증상의 강도, 삶의 질을 나타내는 지표를 개선하고 조직 염증을 약화시키는 효과가 있다. 56) 또한 NAC와 마찬가지로 코 분비물의 점도를 낮추고 57) 항염증 효과도 있다. 일반적인 브로멜린 복용량은 하루 500~ 1,000mg이다.

∾∾∾∾ 결론 ∾∾∾∾

이번 장에서는 미국에서 가장 많이 발생하는 알레르기 질환인 알레르기성 비염에 대해 살펴보았다. 충혈, 콧물이나 코막힘 증상을 동반하고 숙면을 방해하는 경우도 많은 질환이다. 이로 인해 삶의 질이 저하되고 환자들은 신경이 곤두서거나 피로감을 수시로 느낀다.

미국과 유럽에서 실시된 여러 연구를 통해 알레르기성 비염이 정신 집중력과 정신 기능 저하에 직접적인 영향을 줄 수 있다는 사실이 밝혀졌다. 비염의 종류와 개개인이 섭취하는 영양, 환경이 이 질병에 얼마나 중요한 영향을 주는지도 설명했다.

그리고 먹는 음식이 꽃가루 알레르기 증상을 악화시킬 수 있고, 오염과 기후 변화가 돼지풀과 같은 식물에서 만들어지는 꽃가루의 양을 증대시키거나 꽃가루의 알레르기 유발 기능을 강화시켜 알레르기 증상을 악화시킬 수 있다는 사실도 확인했다. 또 식이보충제에 관한 연구에서 프로바이오틱스에 해당하는 몇 가지 종류가 알레르기성 비염 증상 완화에 얼마나 놀라운 효과가 있는지도 살펴보았다.

세계 곳곳을 돌며 고급 상품 구매자로 일하던 그레이스도 만나보았다. 의류와 접할 일이 많은 그레이스는 옷에 주로 많이 함유된 포름알데히드에 자주 노출되었고 이로 인해 알레르기성 비염이 악화되곤 했다. 곰팡이 노출을 줄이고 식단을 조정하려는 노력과 함께 소화 문제를 해결하는 것으로 그레이스는 회복으로 가는 길에 들어설 수 있었다.

여러분도 회복의 길로 들어서고 싶다면 이번 장의 내용을 담당 의사와 상의하고 함께 협력할 것을 강력히 추천한다.

chapter **12**
천식:
들이쉬는 모든 숨결마다

고등학교 상급생인 새라는 호흡이 거칠고 숨을 거의 제대로 쉬지 못했다. 심각한 천식 발작으로 생명 유지에 꼭 필요한 산소가 폐로 전달되는 핵심 기관인 기도가 제 기능을 하지 못했다. 이마에 금빛 머리카락이 들러붙은 채로, 새라의 얼굴은 점점 창백해졌다. 녹색 눈동자에는 절망이 가득했다. 과거에도 천식 발작을 경험해본 적이 있던 터라 두려움에 사로잡혔다. 전문적인 치료가 시급히 필요한 상태였다.

새라의 부모는 아이를 차에 태우고 위태로운 속도로 병원을 향해 밤길을 달렸다. 코너를 돌 때마다 차가 기우뚱거리고 직선 도로에서 미친 듯이 내달리는 동안 새라는 뒷좌석에서 숨만 쌕쌕댔다.

시내에 있는 병원까지의 거리는 10km도 채 되지 않았지만 너무 멀게

만 느껴졌다. 병원 건물에 도착한 뒤, 새라의 부모는 응급실이라고 적힌 건물을 찾아 두리번거렸다. 얼른 뒷좌석에서 새라를 내리게 한 뒤 다급히 응급실로 들어서자 환한 형광등 때문에 순간적으로 앞이 잘 보이지 않았다. 온갖 연령대의 수많은 사람들이 몇몇은 잠옷 차림으로 치료를 기다리고 있었다. 미국의 응급실에서는 매년 이런 풍경이 200만 건 정도 펼쳐진다.

이번 장에서는 2장과 5상에 등장했던 문제의 근원, 즉 대기오염과 담배 연기, 독성 화학물질이 바득바득 이를 갈며 인체의 기도에 엄청난 파괴를 일으키는 문제에 대해 살펴본다. 쉼 없이 돌아가는 무수한 산업 기계들이 이러한 악당에게 힘을 실어준다. 그 악영향은 지구 곳곳으로 퍼져 알레르기와 천식을 비롯해 셀 수 없이 많은 질병을 일으킨다. 이들과 맞선 상대편은 누구일까? 바로 자신의 건강을 지키려고 애쓰는 사람들이다. 다윗과 골리앗의 대결이나 마찬가지인 싸움이다.

천식의 대확산

미국 툴레인대학교와 오리건 건강과학대학교의 연구에 따르면 전 세계 3억 명 이상이 천식을 앓고 있다. 미국 질병통제예방센터의 산하기관인 국립보건통계센터는 미국의 천식 환자를 2천5백만 명 정도로 추정한다. 미국의 경우 천식 환자는 꾸준히 증가해왔고 이제는 최고점에 이르러 10명 중 1명이 생애 중 어느 시점에 천식을 경험하는 수준에 이르렀다. 학술지 〈뉴잉글랜드 의학저널The New England Journal of Medicine〉에는 '천식의 대

확산'이라는 제목으로 이 문제를 중점적으로 다룬 자료가 게재됐다. 미국에서 천식으로 응급실을 찾는 사례는 매년 200만 건 이상이고, 약 4,500명이 천식으로 사망한다.[1]

천식은 복잡하고 원인이 다양한 질병이다. 급성 천식의 주된 증상인 숨을 쌕쌕대는 증상과 호흡곤란, 흉부 압박감, 기침은 1) 기관지 내벽의 세포에서 과도한 점액이 형성되어 염증 반응이 촉진되거나 2) 기관지 내벽의 근육이 수축되는 2가지 문제가 핵심 원인으로 작용한 결과이다. 이 2가지 문제가 한꺼번에 발생하면 기도가 급격히 좁아지는 현상이 발생한다. 이 증상은 원래 상태로 되돌릴 수 있다.

천식 환자의 50~80%는 알레르기가 천식의 원인이다.[2] 알레르기로 인한 천식 반응은 그 유형이 워낙 다양해서, 천식은 알레르기성 질환 전체를 통틀어 가장 복잡한 문제에 해당된다. 제1형 과민반응과 제4형 과민반응 모두 천식을 유발할 수 있다. 이 2가지 과민반응은 개별적으로 작용하거나 한꺼번에 작용할 수 있으며 호흡하는 공기의 오염 수준, 과체중 여부, 식도 역류 문제의 발생 여부, 비염이나 코 용종 발생 여부를 비롯한 다양한 요인에 의해 증상이 좌우된다. 이렇게 발생하는 과민반응은 후반기에 발생하거나 지연되어 나타나는 경우 모두 '기도 개형'이라 불리는 과정을 통해 폐의 섬세한 구조를 손상시킨다.

먼지, 진드기, 동물 털의 비듬, 곰팡이, 꽃가루와 같은 환경 자극은 천식 환자들에게 알레르기를 일으키는 가장 일반적인 원인이다. 음식 알레르기도 천식 환자의 10~50%에서 나타난다.[3] 음식 알레르기의 경우 천식 증상을 악화시키는 데 결정적인 역할을 할 수 있으며, 천식을 앓는 경우 음식 알레르기 유발물질 노출 시 치명적인 수준의 반응이 발생할 가능성이 높아진다. 따라서 7장에서 소개한 '음식 재섭취를 통한 유발검사'를 절대 시도하지 말아야 한다. 천식 환자는 알레르기 반응이 발생할 수 있는 음식을 반드시 피해야 한다.

일반적인 천식 치료는 스테로이드제로 염증을 통제하고 기관지확장제로 기관지가 좁아지지 않도록 하는 방식으로 실시된다. 그러나 천식 환자의 약 10%는 스테로이드제나 기관지확장제에 인체가 반응하지 않아 천식이 심각한 만성질환으로 발전한다.

천식 관리란 무엇인가?

일상적인 활동에 제약이 없고 밤에도 천식 증상 없이 외출할 수 있으며 일주일에 세 번 이상 기관지확장제 치료로 증상을 완화시키지 않아도 되는 상태, 그리고 천식으로 인해 학교나 직장에 나가지 못하는 일이 없거나 심각한 급성 천식 증상이 발생하지 않는 상태를 '천식이 관리된 것'으로 정의한다. 몇몇 연구에서 도출된 데이터에 따르면 이처럼 질병이 잘 관리된 상태로 살아가는 천식 환자는 3~4명 중 한 명에 불과하다.[4] 큰 도움이 필요한 문제임은 분명해 보인다.

이번 장에서는 과학계 연구와 사람을 대상으로 한 임상시험에서 천식을 극복하거나 관리하는 데 가장 도움이 되는 것으로 밝혀진 영양학적 요소를 설명한다. 그와 같은 연구 결과를 간단히 정리하면 아래와 같다.

- 천식 반응을 유발하는 식품을 피하라.
- 해독 효과가 있고 항산화 성분이 풍부하게 함유된 채소와 과일을 먹어라.
- 견과류, 씨앗, 해산물로 건강에 이로운 지방을 섭취하라.
- 프로바이오틱스로 면역 균형을 강화하라.
- 인체에 가장 중요한 항산화 성분인 글루타티온의 활성을 높이는 식품과 식이보충제를 섭취하라.

위와 같은 요소들이 나타내는 효과는 수많은 연구들로 뒷받침되었다. 그러나 천식 환자에서 면역기능이 증폭되는 기전은 천식을 앓고 있지 않은 사람들과 동일하지 않다는 근거가 점점 더 많이 밝혀지는 상황이므로, 개개인에게 맞는 치료법을 찾는 것이 중요하다.[5] 천식은 복잡하고 다면적인 특성이 있는 질환이므로 치료 계획은 반드시 의사와 상의하여 수립해야 한다.

백악관에도 찾아온 천식

미국 제26대 대통령 시어도어 루스벨트는 어릴 때부터 천식을 앓았다. "나는 몸이 약하고 골골대는 아이였다. 대부분 천식이 문제였고, 어른들은 내가 숨쉬기 좋은 곳을 찾아 이곳저곳에 데려가곤 했다." 그의 자서전에는 이런 구절이 나온다.

천식 발작이 찾아오면 증상이 너무 끔찍해서 루스벨트는 '이러다 곧 죽겠구나'라는 생각을 하곤 했다. 거친 숨을 겨우 쉬는 것은 목이 졸리는 느낌이었다. 부모가 자신을 가리켜 오래 살지는 못할 것 같다고 이야기하는 소리도 엿들었다. 집 밖에 나가는 것도 무서울 지경이었고 엄청난 공포에 사로잡혀 살았다. 그 두려움에서 벗어날 수 있는 방법이 필요했다.

루스벨트의 부친은 아들에게 이 끔찍한 천식을 이겨내기 위해서는 "몸을 만들어야 한다"고 이야기했다. 그리하여 어린 루스벨트는 몸과 마음을 튼튼하게 만들고 말겠다는 목표를 세우고 엄격한 훈련 프로그램을 시작했다.

그는 몇 시간이고 체조에 몰두했으며, 복싱 수업을 받고 사냥, 등산, 말타기, 수영에 이어 멀리뛰기, 달리기, 조정, 레슬링을 배웠다. 이를 계기로 평생 야외 활동을 즐겼던 그는 자연과 벗 삼아 보내는 시간 속에서 몸을 치유하는 힘을 얻을 수 있다는 사실을 깨달았다.

루스벨트의 사례는 스스로를 적극적으로 돌보고 건강을 관리한다면 질병도 개선될 수 있다는 것을 잘 보여준다. 미국 역사상 가장 유명한 천식 극복 사례로 꼽히는 루스벨트 대통령을 통해 몸이 약한 것은 노력으로 충분히 이겨낼 수 있다는 사실을 배울 수 있다. 건강을 최상의 상태로 관리하면 이루고자 하는 모든 것을 이루거나 해낼 수 있는 능력이 강화된다. 6)

산화적 스트레스와 알레르기, 그리고 천식

모든 천식 환자의 폐에서 공통적으로 나타나는 특징 중 하나인 산화적 스트레스는 천식 증상을 더 심하게 악화시킨다.[7]

인체는 에너지를 얻고 유해한 세균을 없애는 연료로 산소를 활용한다. 산화라고 불리는 이 과정은 연소 기관에서 불길이 적절히 관리된 상태로 활활 타는 것과 비슷한 개념이라 할 수 있다. 인체에는 이와 함께 항산화 물질을 이용한 방어 체계가 마련되어 있어서 산화 과정을 통제하고 세포가 손상되지 않도록 보호한다.

산화적 스트레스는 산화와 항산화, 이 2가지 필수 작용 사이에 균형이 깨질 때 발생한다. 생체조직이 이용하는 산소는 모두 호흡기관을 통해 유입되므로 폐는 특히 산화적 스트레스에 쉽게 노출된다. 그리고 염증만큼 이 스트레스를 악화시키는 요인은 없다.

산화적 스트레스는 호흡 기관지의 근육 수축을 자극하고 자극에 대한 기도의 과민한 반응을 촉발하는 한편 점액 분비량 증대에 직접적인 영향을 주는 것으로 밝혀졌다.[8] 또한 대기오염과 알레르기성 천식의 연결고리를 형성하는 핵심 요인이기도 하다. 대기오염은 천식 발생과 악화에 모두 큰 영향을 준다. 누구나 대기오염으로 인해 산화적 스트레스가 발생할 수 있으나 최근 연구에서 천식 환자들은 대기오염으로 인한 산화적 스트레스 발생 시 염증 반응이 악화된다는 사실이 밝혀졌다.[9]

천식 환자들은 대기오염물질과 담배 연기에 노출되는 것을 최대한 피하도록 노력해야 한다. 담배 연기에는 4,700가지가 넘는 화학물질이 들어 있고 산화를 촉진하는 물질도 고농도로 함유되어 있다(한번 내뿜는 연기마다 10조 개의 분자가 들어 있다). 이러한 물질 중 일부가 호흡기 내벽의 세포에 잔류하여 담배 연기에 노출된 후 오랜 시간이 지난 뒤에 손상을 일으킬 수 있다.[10)

영양 vs. 천식: 항산화 성분

과학계에서는 지난 10여 년간 천식 예방과 증상 관리에 항산화 성분이 어떤 역할을 하는지 상세한 연구를 진행했다. 그 결과 흥미롭고도 엄청난 가능성을 암시하는 사실들이 확인됐다. 나는 이렇게 밝혀진 사실들을 알레르기 솔루션 프로그램에 적극 활용한다.

식생활에서 음식에 함유된 알레르기 유발물질을 제거했다면, 다음으로 해야 할 일은 자연식품을 통해 항산화 성분을 충분히 섭취하여 천식을 이겨내는 것이다. 과학적으로도 다음과 같은 사실들이 밝혀졌다.

- 천식 환자들은 비타민 A, C, E와 같은 항산화물질의 혈중 농도가 낮은 것으로 확인됐다.[11) 식이보충제를 복용하면 이 문제를 해결할 수 있다. 중증 천식에 시달리는 환자들은 증상이 그보다 약한 환자들에 비해 음식으로 섭취하는 항산화 성분의 양이 훨씬 더 부족한 것으로 밝혀졌다.[12) 산화적 스트레스로 인해 항산화물질이 파괴된 결과인지, 아니면 천식 환자의 식생활이 영양학적으로 불충분하여 발생한 결과인지는 아직 명확하게 알려지지 않았다. 그러나 어느 쪽이든 음

식으로 항산화 성분을 더 많이 섭취하면 천식 예방과 증상 관리에 도움이 될 것이다.

- 과일과 채소 등의 항산화 성분을 충분히 섭취하는 사람들은 일반적인 서구식 식단, 즉 채소와 과일 섭취량이 적은 사람들에 비해 천식 발생률이 낮은 것으로 확인됐다. 핀란드 연구진이 1만 명 이상을 대상으로 조사한 결과 항산화물질 중 과일과 채소에 함유된 플라보노이드를 섭취할 경우 천식 발생을 줄일 수 있는 것으로 밝혀졌다.[13]

과일과 채소의 천식 개선 효과

학술지 〈미국 임상영양학회지The American Journal of Clinical Nutrition〉에서 호주 연구진은 천식을 앓고 있는 성인 환자들을 두 그룹으로 나눠 각각 다른 식단을 제공하고 채소와 과일에 함유된 항산화 성분이 천식 예방에 효과가 있다는 사실을 입증했다. A그룹에게는 하루에 채소 5회 섭취량과 과일 2회 섭취량이 포함된 항산화물질이 풍부한 식단을 제공하였으며, B그룹에게는 일일 기준 채소가 2회 섭취량, 과일이 1회 섭취량 함유되어 항산화물질이 적은 식단이 각각 제공되었다.[14]

2주가 경과하자 항산화 성분이 풍부한 식단을 따른 환자들은 그렇지 않은 환자들보다 호흡 검사에서 폐 기능이 향상된 것으로 나타났다. 14주가 지나자 항산화물질 함량이 낮은 식단을 따른 사람들은 폐 기능이 더 약화되었을 뿐만 아니라 전신 염증 수준을 나타내는 주요 지표인 혈중 C-반응성 단백질의 농도도 상승했다.

위의 호주 연구진은 항산화물질 함량이 낮은 식단에 토마토주스(하루 2컵 정도)를 추가하면 폐 염증이 감소한다는 사실을 확인했다.[15] 토마토는 카로티노이드와 비타민 C를 섭취할 수 있는 우수한 식품이다. 항산화 성분 함량이 낮은 식단에 토마토주스를 추가하여 섭취한 천식 환자들은 토마토주스를 추가하지 않은 동일 식단의 환자들보다 점액의 백혈구 수가 줄었다. 그러나 토마토주스만으로는 공기의 유입 상태가 개선되지는 않았다. 그러한 결과를 얻기 위해서는 항산화 성분이 풍부한 자연식품으로 구성된 식단이 토마토주스보다 더 효과적이다.

비타민 E의 2가지 얼굴

비타민 E는 음식으로 섭취할 수 있는 항산화물질 중에서 아마도 가장 잘 알려진 종류일 것이다. 사실 한 가지가 아닌 8가지로 나뉘는 비타민 E는 각각이 인체에 다른 영향을 준다. 음식이나 식이보충제에 함유된 비타민 E는 어떤 종류를 섭취하느냐에 따라 천식을 예방할 수도 있지만 악화시킬 수도 있다는 사실이 연구를 통해 확인됐다.

인체 조직에는 자연에 존재하는 8가지 비타민 E 중 알파 토코페롤과 감마 토코페롤 2가지가 주로 존재한다. 실험 조건에서는 이 2가지 모두 유사한 항산화 효과를 나타내지만 세포에서는 알파 토코페롤이 흡수되고 감마 토코페롤은 분해되므로 알파 토코페롤의 농도

가 10배 가량 더 높다. 16)

이 2가지 토코페롤은 염증을 물리치는 방식에도 차이가 있다. 감마 토코페롤은 동물 실험과 사람을 대상으로 한 인체실험에서 세균, 연기, 오존 노출 시 발생하는 급성 비알레르기성 염증을 약화시키는 독특한 효과를 발휘하는 것으로 확인됐다. 17)

그러나 시카고의 노스웨스턴대학교 연구진은 알레르기가 있는 쥐를 대상으로 한 실험에서 감마 토코페롤이 기관지의 과민반응성을 높이고 폐 조직에 염증을 일으키는 호산구 수를 늘리는 작용을 하며 알파 토코페롤은 그 반대로 작용한다는 사실을 밝혔다. 18) 연구진은 급성 폐 감염이나 폐 손상과 달리 만성 알레르기성 천식에서는 알파 토코페롤이 염증을 물리치고 기도의 과잉 반응을 차단하며 감마 토코페롤은 염증을 촉진하고 기도의 과민성을 높이는 동시에 알파 토코페롤의 유익한 영향을 방해한다고 결론지었다. 19)

연구진은 지난 40년간 미국인의 감마 토코페롤 섭취량과 유아용 조제식의 함량이 증가했다는 사실에 주목했다. 감마 토코페롤 함량이 높은 대두유 섭취량이 늘어난 것이 주된 요인이었다. 20) 올리브유와 같은 다른 식물성 유지에는 감마 토코페롤의 양이 미미한 수준이다. 비타민 E 보충제도 대두유가 성분 운반체로 사용되는 경우가 많으므로 비타민 E 보충제(라벨에 알파 토코페롤이 함유되어 있다고 명시된 제품) 자체가 드러나지 않는 감마 토코페롤 섭취원이 될 수 있다.

천식 환자의 경우 혈중 알파 토코페롤 농도가 낮다는 사실이 몇몇 연구를 통해 밝혀졌다. 21) 노스웨스턴 대학 연구진이 4,500명을 대상

325

으로 조사한 결과 혈중 감마 토코페롤의 농도가 높을수록 폐 기능이 악화되고 반대로 알파 토코페롤 농도가 높을수록 폐기능이 개선되는 것으로 나타났다. [22)]

연구진은 천식 환자에서 나타나는 이 2가지 비타민 E의 상반되는 영향의 기전에 대해서도 조사했다. 염증 반응이 일어날 때 조직에 염증성 세포를 운반하는 PKCa 단백질인산화효소C알파라는 효소가 이러한 영향을 만든다는 것이 연구진의 생각이었다. [23)] PKCa는 천식 환자의 염증을 증대시키고 천식 반응의 후반부에 나타나는 기도 개형 발생률을 높인다. [24)] 알레르기가 있는 쥐의 경우 폐에서 알파 토코페롤이 PKCa의 활성을 저해하는 반면 감마 토코페롤은 활성을 강화하는 것으로 나타났다.

테네시 주 네쉬빌에 위치한 밴더빌트대학교에서도 노스웨스턴 대학 연구진이 밝힌 결과를 뒷받침하는 내용이 밝혀졌다. 알레르기성 천식 환자들에게 넉 달 동안 천연 알파 토코페롤을 하루 1,500mg씩 고용량으로 섭취하도록 한 뒤에 나온 결과였다. [25)] 연구진이 선택한 알파 토코페롤은 여러 식이보충제 제품에 함유된 디엘-알파 토코페롤과 같은 합성물질이 아니라 천연 원료에서 얻은 디-알파 토코페롤이다. 이 디-알파 토코페롤만 비타민 E의 기능을 정상적으로 발휘할 수 있으므로 2가지를 구분하는 것이 중요하다.

연구진이 천연 토코페롤을 섭취하도록 한 결과, 환자들의 혈중 알파 토코페롤 농도가 높아지고 감마 토코페롤의 농도는 감소했다. 이와 함께 폐에서 알레르기를 일으키는 중간물질과 산화적 스트레스를 나타내는 지표도 감소했다. 기관지 수축을 일으키는 화학물질인 메타콜린에 대한 기도의 반응성도 감소했다. 이 임상시험 결과는 알파 토코페롤이 천식 환자에게 도움이 되는 반면 감마 토코페롤은 해로운 영향을 준다는 노스웨스턴 연구진의 설명을 뒷받침한다.

저용량 비타민 E(대부분 알파 토코페롤)의 섭취와 관련된 임상시험에서는 엇갈리는 결과들이 도출됐다. 가장 큰 효과는 오존이나 이산화황과 같은 대기오염 물질에 노출된 사람이 섭취할 때 나타나는 것으로 확인됐다. 이들이 저용량 비타민 E를 섭취하면 대기오염 물질로 인한 기도 염증 증가를 예방할 수 있는 것으로 나타났다. [26]

이와 같은 연구를 통해 나는 비타민 E가 천식과 알레르기성 질환에 어떤 영향을 주는지 판단할 수 있게 되었지만 더 많은 연구가 실시되어야 하고 특히 임상시험이 추가로 진행되어야 한다고 생각한다. 천식 환자들의 경우 비타민 E만 함유된 보충제를 복용하지 말아야 한다는 것이 내 개인적인 견해다. 고용량 비타민 E 보충제를 단독으로 복용할 경우 산화를 방지하는 것이 아니라 오히려 산화를 촉진할 수 있고 시간이 경과할수록 산화적 스트레스가 커질 수 있다는 것이 그 이유 중 한 가지다. [27]

또한 비타민 E 보충제는 세포의 정상적인 기능을 위한 필수 영양성분인 코엔자임 Q10의 혈중 농도를 감소시킬 수 있다. 유럽에서 실시된 한 연구 결과에 따르면 비타민 E 보충제를 섭취한 천식 환자들은 혈중 코엔자임 Q10의 농도가 감소했다. [28] 스테로이드제를 흡입해야 하는 환자들에게 코엔자임 Q10 보충제를 섭취(120mg/일)하도

록 하자 스테로이드제 사용량이 크게 감소했다. [29]

정리하면, 비타민 E 보충제는 신중하게 선택해야 한다. 천식 환자들에게 가장 도움이 되는 비타민 E는 대두 성분이 함유되지 않은 천연 디-알파 토코페롤이다. 또한 비타민 E만 단독으로 섭취하지 말고 8장에서 소개한 면역 균형 식단과 같이 항산화 성분의 섭취량을 늘리는 전체적인 식이요법 프로그램에 포함시켜야 한다. 고용량 비타민 E 보충제를 복용할 경우 코엔자임 Q10을 매일 120mg 이상 함께 복용해야 한다.

영양 vs. 천식: NOX의 조절

천식 환자들에게 산화적 스트레스를 일으키는 주된 원인 중 하나로 비만세포와 백혈구에서 발견되는 NOX(NADPH oxidase)라는 효소가 꼽힌다. NOX는 인체 감염을 막아주는 효소이기도 하지만, 천식을 비롯한 여러 질병이 발생한 경우 NOX의 활성으로 인해 염증과 산화적 스트레스가 뒤따른다.

꽃가루 입자에는 식물의 고유한 NOX가 함유되어 있는 것으로 밝혀졌다. 이로 인해 천식 환자는 특정 꽃가루에 알레르기가 없는 경우에도 꽃가루에 과량 노출되면 천식 증상이 악화될 수 있다. 또한 꽃가루 입자가 디젤 배기가스와 함께 기도에 유입되면 두 물질의 상승작용으로 산화적 스트레스가 더욱 증폭되고, 꽃가루 입자와 디젤 입자로 각각 유발되는 염

증 반응을 합한 것보다 더욱 심각한 수준의 염증이 발생한다.[30]

이탈리아 레체대학교 연구진은 채소와 과일, 허브, 향신료에 함유된 플라보노이드 성분이 NOX의 과도한 활성을 억제할 수 있다는 연구 결과를 발표했다. 어유에 함유된 오메가-3 지방산(EPA, DHA)도 동일한 효과를 발휘할 수 있는 것으로 나타났다. 수많은 임상시험에서 천식 환자가 오메가-3 보충제를 복용하면 도움이 되는 것으로 나타난 이유가 무엇인지 설명해주는 결과이다.[31]

어유는 특히 천식 환자들에게 나타나는 알레르기의 후기 반응을 가라앉히는 데 효과가 있는 것으로 보인다. 미국국립보건원 산하 국립심장·폐·혈액연구소의 후원을 받아 18~30세의 젊은 미국인들을 대상으로 20년간 실시된 장기 연구에서 생선에 함유된 오메가-3 지방산 섭취량이 낮을 경우 천식 발생 위험이 2배 이상 커지는 것으로 확인됐다.[32]

식용유를 바꿔야 할까?

음식으로 섭취하는 지방 성분은 천식 위험성에 큰 영향을 준다. 또한 음식이나 보충제를 통해 섭취하는 지방의 특성이 바뀌면 천식 관리에도 커다란 영향이 발생한다.

지방은 지방산이라는 성분으로 구성되며 크게 포화지방과 불포화지방으로 나뉜다. 이는 화학적 구조를 나타내는 명칭으로, 불포화지방산은 원자와 원자가 이중결합으로 연결되어 있다. 단일 불포화지방산에는 이중결합이 한 군데, 다중 불포화지방산은 이중결합이 두 곳 이상 존재한다.

포화지방이 함유된 식품은 대부분 실온에서 고체 상태로 존재하며, 버터가 가장 좋은 예이다. 반면 불포화지방산으로 구성된 식품은 식용유처럼 대부분 실온에서 액체 상태로 존재한다. 불포화지방산의 함량이 높고 녹는점이 낮을수록 온도가 낮아도 액상으로 존재할 가능성이 크다.

- 올리브유의 주성분은 단일 불포화지방산인 올레산이다. 실온에서는 액체로 존재하지만 냉장고에 넣으면 고체가 된다.
- 옥수수유의 주성분은 다중 불포화지방산이며 냉장고에 넣어도 액상이 유지되지만 냉동 보관하면 고체가 된다.
- 어유는 다중 불포화지방산의 비율이 옥수수유보다 훨씬 높아서 냉동 보관해도 액상이 유지된다.

대부분의 불포화지방산은 화학적인 배열이 '시스cis'에 해당된다. 즉 이중결합 양쪽의 원자가 서로 마주보는 형태로 분자가 접히는 특성을 부여한다. 이와 달리 인공적으로 제조, 가공된 지방 중 일부는 원자가 이중결합을 기준으로 서로 반대 방향에 위치하는 '트랜스trans' 구조로 되어 있어서 분자가 구부러지지 않고 곧게 뻗어 있다. 트랜스지방은 식품 업계가 제품의 보관 기간을 늘리기 위해 시스 구조의 다중 불포화지방산에 수소를 첨가하여 만들어낸 지방의 형태이다. 소의 반추위에서도 지방에 수소가 첨가되는 자연적인 반응이 이루어져서 쇠고기와 우유에는 트랜스지방산이 낮은 농도로 존재한다.

나는 1988년에 발표된 첫 번째 저서《우리 아이, 슈퍼 면역력을 키워라》에서 트랜스지방산의 위험성을 부모들에게 경고했다. 이후 무수히 많은 연구를 통해 트랜스지방 섭취가 건강에 끼치는 해로운 영향이 확인됐다. 총 50만 명의 어린이를 대상으로 실시된 국제 소아 천식·알레르기 연구ISAAC에서는 트랜스지방산이 천식 발생에 가장 큰 영향을 주는 섭취 물질로 확인됐다.[33] 더 최근에 유럽에서 실시된 연구에서는 트랜스지방산의 주된 섭취 원인인 마가린이 성인의 천식 발생 위험을 높이는 것으로 나타났다.[34]

필수지방산: 오메가-6과 오메가-3

인체는 포화지방산과 단일 불포화지방산을 직접 만들 수 있지만 다중 불포화지방산은 체내에서 만들어지지 않는다. 필수지방산으로 불리는 이러한 다중 불포화지방산은 화학적인 구조에 따라 크게 오메가-6과 오메가-3으로 나뉜다.

나는 의학계에 몸담고 살아온 지난 대부분의 세월 동안 필수지방산이 건강과 질병에 끼치는 영향에 대해 글을 쓰고 강의도 해왔다. 1986년에는 이에 관한 내용이 학술지 〈미국 영양학회지The Journal of the American College of Nutrition〉에 게재됐다.

이 논문에는 알레르기 환자들은 체내 세포가 필수지방산을 제대로 활용하지 못하는 문제가 있으므로 더 많은 필수지방산을 공급해야 한다는 내용이 포함되어 있다.[35] 여기서 지켜야 할 가장 기본적인 원칙은 음식을 통해 필수지방산을 섭취해야 한다는 점이다. 식물성, 동물성 식품 모두 오메가-6과 오메가-3 섭취에 활용할 수 있으며 차이가 있다면 보통 동물성 식품에 필수지방산이 더 많이 함유되어 있다는 점이다.

오메가-3은 항염증 기능이 있는 것으로 밝혀지면서 크게 주목받고 있는 물질이다. 그러나 필수지방산의 또 다른 한 축을 담당하는 오메가-6의 기능은 그리 간단하게 설명할 수 없다. 염증을 일으킬 수도 있고 저해할 수도 있기 때문이다. 천식 환자들은 오메가-6이 도움이 되는 것으로 보이며, 특히 오메가-3과 섭취 비율이 적정한 균형을 유지할 때 이러한 효과가 나타나는 것으로 추정된다. 따라서 무조건 많이 먹는 것보다 둘 사이의 균형을 맞추는 것이 가장 중요하다.

균형 잡힌 오메가 지방산은 천식에 도움이 된다

내가 1980년대에 필수지방산 연구의 선구자인 데이비드 호로빈David Horrobin 박사, 터프스대학교 알레르기·염증학 교수인 로스 록클린Ross Rocklin 박사와 함께 실시한 연구에서, 알레르기 환자는 체내 오메가-6 대사가 원활히 이루어지지 않는 것으로 나타났다. 알레르기를 앓고 있는 사람은 특수한 오메가-6 보충제를 통해 체내 균형을 적정 수준으로 유지해야 한다는 사실을 잘 보여주는 결과이다.36) 이 같은 개념은 이번 장 뒷부분에서 소개할 여러 임상시험에도 적용되어 큰 공헌을 했다.

앞에서 언급한, 미국의 젊은 성인들을 대상으로 20년간 조사한 연구에서도 생선을 통해 섭취하는 오메가-3 지방산의 소비량이 감소하면 천식 발생과 직접적으로 관련이 있는 것으로 확인됐다. 바꿔 말하면 오메가-3을 섭취하면 천식 발병이 줄어든다는 것이다. 학술지 〈임상영양실무Nutrition in Clinical Practice〉에 실린 리뷰 논문을 보면 일반 피험자군에서 오메가-3 섭취량이 높을수록 염증이 감소한다는 결과가 나와 있다. 천식 환자들에서도 이와 동일한 결과가 관찰됐다. 즉 식품을 통해 오메가-3을 많이 섭취할수록 염증이 덜 발생하고, 천식 관리에도 도움이 되는 것으로 확인됐다. 반면 오메가-6의 섭취 비율이 오메가-3보다 높을 경우 천식 관리에 도움이 되지 않았다.[37]

나는 염증을 방지하는 식생활을 통해 체중을 줄일 수 있는 방법을 소개한 저서 《지방 저항성을 키우는 다이어트The Fat Resistance Diet》에서 지방을 균형 있게 섭취하는 가장 좋은 방법은 트랜스지방을 피하고 오메가-3 지방산의 섭취량을 늘리고 오메가-6 섭취량은 줄이는 것이라고 제안했다. 기본적인 원칙은 다음에 자세히 나와 있다.

알레르기 솔루션에서 사용하는 식용유

현대 서구식 식단을 알레르기에서 벗어나기 위한 균형 잡힌 식단으로 바꾸기 위해서는 아래에 소개된 식품을 선택해야 한다. 단, 여기에 제시된 식품에 알레르기가 있는 경우에는 다른 선택이 필요하다.

• 오메가-3이 함유된 식품을 충분히 섭취하라. 식물에는 오메가-3

지방산이 대부분 알파 리놀렌산의 형태로 함유되어 있다. 그리고 생선에는 오메가-3이 EPA와 DHA 등 2가지 형태로 들어 있다. 알파 리놀렌산 중 일부는 체내에서 EPA와 DHA로 전환된다. 이 모든 형태의 오메가-3 지방산이 건강에 도움이 된다. 알파 리놀렌산을 섭취할 수 있는 식품은 아래와 같다.

- **씨앗류** 치아씨, 아마씨, 대마씨햄프씨드, 삽자sabja, 또는 스윗 바질씨 등이 좋다. 면역 균형 스무디에는 치아씨가 함유되어 있다.

- **호두** 호두유를 샐러드드레싱으로 활용하면 특별한 풍미를 더할 수 있다.

- **시금치, 케일 등 잎채소** 지방의 총 함량은 낮지만 규칙적으로 섭취하면 오메가-3 지방산을 충분히 얻을 수 있다. 면역 균형 스무디에는 시금치가 함유되어 있어 한 잔당 약 300mg의 오메가-3을 섭취할 수 있다.

• 생선 알레르기가 없는 경우, 오메가-3 지방산이 풍부하게 함유된 생선을 일주일에 두 번씩 섭취한다. EPA와 DHA가 풍부한 생선으로는 연어와 정어리, 송어, 고등어, 청어, 앤초비 등을 꼽을 수 있다. 참치의 경우 대형 포식 어류라 자연적으로 축적된 수은이 다량 함유되어 있다. 따라서 참치는 한 달에 한 번 이상 섭취하지 말아야 한다.

• 경화 또는 부분 경화된 식물유가 함유된 식품을 피하면 트랜스지방 섭취를 피할 수 있다. 마가린, 수많은 제과 제품에 그와 같은 식용유지가 사용된다. 제품 라벨에 "트랜스지방 제로", "트랜스지방

무함유"라는 문구가 적혀 있어도 그대로 믿지 말아야 한다. 1회 제공량을 기준으로 트랜스지방이 0.5g 미만으로 함유된 경우(우리나라의 경우 0.2g 미만) 식품업체가 그와 같은 문구를 명시할 수 있기 때문이다. 1회 제공량이 적게 함유되어 있다는 이유만으로 몸에 해로운 트랜스지방이 함유되어 있는데도 들어 있지 않다고 강조 표시된 식품들이 꽤 많다.

- 음식을 만들 때 사용하는 기본적인 식용유로는 엑스트라 버진 올리브유를 사용하라. 옥수수유, 홍화유, 해바라기유, 대두유는 오메가-6 함량이 높으니 피해야 한다. 앞서 노스웨스턴대학교의 연구 결과에서도 대두유 섭취량 증가는 천식 발생 위험 증가와 관련이 있는 것으로 확인됐다(324쪽 '비타민 E의 2가지 얼굴' 참고).

필수지방산 보충제와 천식: 향후 진행되어야 할 임상시험

천식 관리에 도움이 되는 종류의 식용유로 바꾸는 방법도 좋지만, 오메가-3 보충제를 신중하게 선택하면 그 효과를 증대시킬 수 있다. 전 세계 연구진들이 오메가-3 섭취와 천식 증상, 호흡 시 공기의 흐름, 염증의 관계를 밝히기 위한 연구를 진행해왔다. 대부분 식생활에는 변화를 주지 않고 식이보충제를 이용하는 방법이 적용되었다. 나는 치유 효과를 제대로 얻기 위해서는 음식을 보충제로 대신하는 것보다 식단에 보충제를 추가하는 방법이 바람직하다고 생각한다.

현재까지 진행된 연구들은 각기 다른 평가 지표를 설정했다. 환자들의 입장에서 가장 중요한 문제는 증상 변화이고, 의사들은 폐 기능의 변화, 즉 호흡 시 공기의 흐름에 가장 주목한다. 증상과 공기 흐름을 모두 평가하는 경우에도 다른 지표도 함께 살펴볼 필요가 있다. 호흡기 분비물에 나타난 염증 징후, 기관지를 수축시키는 화학물질인 메타콜린 등 인위적으로 다양한 자극 물질을 투여하거나 알레르기 유발물질을 흡입하도록 한 뒤 기관지에 나타나는 반응성 등이 그러한 지표에 해당된다.

검체 분석으로 확인할 수 있는 변화는 보통 환자에게서 나타나는 증상이나 호흡 시 공기 흐름이 개선되는 시점보다 훨씬 앞서서 나타난다. 즉 임상적으로 유의미한 변화는 어느 정도 시간이 지나야 나타난다.

오메가-3에 관한 세계 각국의 연구

지금부터 소개할 연구는 대부분 무작위, 이중맹검 방식으로 위약 대조군을 포함하여 실시되었다. 임상 시험에서는 이러한 조건이 가장 기본적인 요건으로 여겨진다.

- 초창기에 실시된 연구 중 프랑스에서 실시된 한 연구에서는 천식 환자들에게 어유를 섭취하도록 하고 1년간 추적 조사를 진행했다. 9개월이 지나자 어유를 섭취한 환자들은 위약을 제공받은 환자들에 비해 호흡 시 공기 흐름이 크게 개선된 것으로 나타났다.[38]
- 일본 연구진은 어유 보충제가 천식에 도움이 된다는 결과를 발표했

다. 이 연구에서 10개월간 어유 보충제를 섭취한 사람들은 천식 증상의 수준과 기도의 과민반응이 크게 감소했다.[39]

• 이탈리아 연구진이 공기 중 알레르기 유발성분에 영향을 받는 계절성 천식 환자들을 대상으로 30일간 매일 오메가-3 지방산을 3g씩 섭취하도록 하자 위약을 섭취한 사람들에 비해 기관지의 과민반응성이 현저히 낮아졌다. 연구진이 오메가-3 보충제 섭취를 중단시키고 30일이 경과한 후 재검사를 실시하자 기도의 과민반응성이 보충제 치료를 받기 전 수준으로 돌아왔다. 오메가-3 보충제를 꾸준히 섭취해야 한다는 사실을 보여준 결과였다.[40]

• 독일과 영국 연구진은 어유 보충제가 천식 환자들이 알레르기 유발물질을 흡입했을 때 발생하는 반응에 어떤 영향을 주는지 조사했다. 독일 연구진은 집먼지진드기 알레르기가 있는 천식 환자들에게 오메가-3을 비교적 낮은 농도로 섭취하도록 했다(5주간 일일 690mg씩 섭취). 그러자 이 환자들은 집먼지진드기가 포함된 에어로졸에 노출되었을 때 기관지 염증이 감소한 것으로 나타났다.[41] 영국 연구진은 천식 환자들에게 10주간 오메가-3 지방산을 일일 6g씩 섭취하도록 하자 알레르기 유발물질을 흡입했을 때 천식 후기 반응이 크게 개선되었다고 밝혔다.[42]

• 미국 인디애나대학교 인간성능연구소 연구진은 운동으로 유발되는 천식에 오메가-3 지방산이 어떤 영향을 주는지 조사했다. 신체 운동으로 천식 증상이 악화되는 결과가 일관되게 확인된 천식 환자들에게 3주간 어유로 오메가-3을 매일 5.2g씩 섭취하도록 한 결과, 운동

으로 인한 천식 증상 예방에 도움이 되는 것으로 나타났다. 기관지 염증 수치도 감소하였으며 운동 시 기관지확장제가 필요한 경우도 감소한 것으로 확인됐다. 운동성 천식에 시달리는 전문 운동선수들을 대상으로 한 연구에서도 비슷한 효과가 나타났다.[43)]

• 덴마크 연구진은 장기적인 실험을 진행했다. 개개인의 평생 건강 기록이 세심하게 관리되는 북유럽 지역에서는 이러한 연구를 비교적 손쉽게 실시할 수 있다. 연구진은 임신한 여성들을 두 그룹으로 나눠 임신 30주차부터 출산할 때까지 한 그룹은 어유를 통해 오메가-3 지방산을 매일 2.7g씩 섭취하도록 하고 위약으로 설정된 다른 그룹은 올리브유를 섭취하도록 했다.[44)] 그리고 출산한 자녀를 16년간 추적 조사한 결과, 임신 후반기에 어유를 섭취한 그룹의 여성들이 낳은 아이들은 대조군에 비해 알레르기성 천식의 발생 비율이 87% 낮은 것으로 나타났다.

• 노벨상의 본거지인 스웨덴 카롤린스카연구소 소속 연구진은 천식 환자가 어유 보충제를 복용할 경우 혈중 오메가-6 대비 오메가-3 비율이 감소할 뿐만 아니라 강력한 염증 유발물질의 생성량이 감소한다고 밝혔다.[45)]

이와 같은 연구를 통해 전 세계 다양한 인구군에서 오메가-3 지방산의 보충 섭취가 천식 반응을 약화시키는 데 도움이 된다는 것을 알 수 있다. 기도와 관련된 민감 반응은 몇 주 내에 변화가 나타나지만 천식 증상이 임상적으로 개선되기까지는 수개월이 소요될 수 있다.

오메가-3을 섭취할 수 있는 또 다른 방법

천식에 도움이 되는 오메가-3 지방산을 어유로만 섭취할 수 있는 것은 아니다. 인디애나대학교의 인간성능연구소와 러시아 상트페테르부르크 소재 파블로프 의과대학 연구진은 뉴질랜드산 녹색입홍합에서 추출한 오메가-3의 효과를 조사하였다.

미국 연구진은 홍합에 함유된 오메가-3을 섭취할 경우 천식 증상과 치료약의 복용량이 감소하고 염증을 매개하는 화학물질의 생성량도 줄어드는 동시에 운동 유발성 천식에 대한 저항성이 커졌다고 밝혔다.[46]

러시아 연구진은 홍합 추출물을 섭취한 그룹이 위약군에 비해 낮 시간에 나타나는 숨을 쌕쌕거리는 증상과 산화적 스트레스가 크게 감소하고 아침 시간대의 호흡 흐름이 개선된 사실을 확인했다. 이 실험에서 환자들이 섭취한 오메가-3은 일일 100mg에 불과했다.[47]

한편 일본 오카야마 의과대학 연구진은 오메가-3을 섭취할 수 있는 식물성 식품인 들깨기름과 오메가-3 대신 오메가-6 함량이 높은 옥수수유의 영향을 비교했다.[48] 2주 후 들깨기름을 섭취한 천식 환자들은 천식으로 발생하는 류코트리엔 수치가 옥수수유 섭취군보다 감소한 것으로 나타났다. 그리고 4주가 지나자 들깨기름 섭취군의 폐 기능이 옥수수유 섭취군에 비해 현저히 개선된 것으로 확인됐다.

오메가-3만으로는 부족하다면

미국 와이오밍대학교 연구진는 오메가-3을 과량 섭취하고 천식 증상이 악화되는 환자들도 있다는 사실을 발견했다. 오메가-3 섭취 후 긍정적인 반응이 나타난 피험자들과 달리 이들은 어유를 섭취한 후에도 염증성 류코트리엔 수치가 감소하지 않았다.[49]

앞서 내가 1980년대에 호로빈 박사, 록클린 박사와 공동으로 실시했다고 소개한 연구에서 오메가-3 지방산에 이와 같이 상반된 반응이 나타나는 이유 중 한 가지를 추정할 수 있다. 일부 알레르기 환자 중에는 인체가 오메가-6 지방산을 제대로 활용하지 못하여 오메가-6 지방산의 특별한 공급원이 필요한 경우도 있다. 이러한 환자들은 오메가-6의 활용도가 떨어지는 문제가 해결되지 않은 상태에서 오메가-3 섭취량이 늘어나면 증상이 더욱 악화될 수 있다.

이 문제는 항염증 효과가 있는 특별한 오메가-6 지방산인 감마 리놀렌산과 오메가-3을 함께 섭취하는 것으로 해결할 수 있다. 달맞이꽃 오일, 블랙커런트 씨에서 추출한 오일, 보리지라는 식물의 씨앗에서 추출한 오일 등으로 감마 리놀렌산을 공급할 수 있다. 모유 수유를 할 경우 모유를 통해 아기에게 감마 리놀렌산이 전달된다. 감마 리놀렌산은 1980년대에 내가 동료들과 알레르기 환자들을 관찰하여 입증한 오메가-3 대사 이상 문제를 극복하는 데 도움이 된다.

의학계에서도 이와 관련된 연구 결과가 아래와 같이 밝혀졌다.

- 알레르기성 천식 환자에게 감마 리놀렌산(750mg/일)과 EPA(순수 오메가-3, 500mg 이하/일)를 혼합하여 4주 동안 섭취하도록 한 결과 위약군에 비해 백혈구의 류코트리엔 생성량이 크게 줄고 천식 증상과 기관지 확장용 호흡기 사용도 감소했다. 천식과 관련된 삶의 질도 큰 폭으로 개선됐다.[50]
- 호흡기질환 분야에서 세계적으로 잘 알려진 치료기관인 미국 덴버의 국립유대교병원 연구진은 어린이 천식 환자들을 대상으로 유단백과 유청, 비타민, 무기질이 함유된 액상 조제식에 어유와 감마 리놀렌산이 함유된 모리지 씨유를 추가하여 12주간 섭취하도록 했다.[51] 그러자 유청과 유단백 성분만 섭취한 아이들에 비해 산화적 스트레스가 감소하고 호흡 시 공기 흐름도 개선된 것으로 확인됐다.
- 이집트의 의사들은 천식 환자가 비타민(200mg/일)과 아연(15mg/일)을 어유와 함께 섭취할 경우 어유만 단독으로 섭취하는 것보다 그 효과가 더 크게 나타난다고 밝혔다.[52]

나는 면역 균형 식단과 같은 영양 조절 프로그램을 구성할 때 오메가-3과 함께 감마 리놀렌산도 때때로 추가하고, 아연과 몇 가지 항산화 성분도 선별해서 포함시킨다.

천식의 생태학

인체는 수많은 생물이 북적북적 살아가는 열대우림과 같다. 몸 안과 밖,

모든 표면에는 100조 개의 미생물이 카펫처럼 덮여 있다. 인체를 구성하는 세포보다 많은 이 미생물은 건강에 중요한 역할을 한다. 우리 몸의 미생물은 면역계를 자극하고 호르몬 조절을 돕고 원치 않는 염증 반응으로부터 인체를 보호한다. 인체와 미생물의 관계는 아마존 강 유역의 생태계에서 관찰되는 생물들의 관계만큼이나 매우 복잡하고, 다음과 같은 이유로 그곳 생태계만큼이나 현재 큰 위험에 처해 있다.

- 설탕과 지방 함량은 높고 섬유질, 플라보노이드 함량은 낮은 현대식 식단
- 우리의 식품 공급망까지 침투한 항생제에 계속해서 노출되는 현실
- 항균 비누와 샴푸
- 만성 염증

모두 인체와 오래전부터 우호 관계를 맺은 미생물의 관계를 해치는 요소들이다. 우리 몸의 미생물들은 포위 공격의 대상이 되어버렸고 우리는 그 대가를 톡톡히 치르고 있다. 대대적으로 확산된 알레르기도 그 대가 중 하나이다. 천식도 마찬가지다.

인체의 생태계가 천식에 끼치는 영향에 관한 연구는 이제 막 시작되었으나 2가지 흥미로운 결과를 소개하고자 한다. 내가 임상 현장에서 굉장히 중요하다고 느낀 부분이기도 하다.

- 천식 환자의 기도에 서식하는 미생물은 천식을 앓지 않는 사람의 기

342

도에 서식하는 미생물과 차이가 있다. 세균뿐만 아니라 효모에도 해당되는 이야기다.[53] 이러한 차이는 천식에 따른 결과로 보이며, 천식을 일으킨 원인은 아닌 것으로 추정된다. 천식 환자의 기도에 서식하는 미생물은 천식이 없는 사람의 기도에 있는 미생물보다 염증을 촉발할 가능성이 더 크다.

30년 넘게 인체의 미생물학적 생태를 연구한 결과, 나는 동일한 패턴을 수차례 반복해서 확인했다. 인체 어느 부위에서건 염증이 발생하면 그 주변에는 미생물이 자라기 좋은 환경이 조성되고 이로 인해 염증은 더욱 촉발된다. 미생물 불균형으로 불리는 이러한 현상은 미생물의 입장에서 보면 지극히 당연한 결과이다. 염증이 생기면 더 번성할 수 있으니 염증이 더 많이 일어나도록 자극하는 것이다. 문제의 시작이 미생물인지 여부는 사실 그리 중요하지 않다. 미생물 자체가 문제가 되기 때문이다.

• 장내 미생물은 알레르기 발생에 큰 영향을 줄 수 있다. 생물의 다양성이 줄면 열대우림도 약화되는 것처럼 장내 미생물의 다양성이 줄면 알레르기가 발생하기 쉽다. 이는 인체를 보호하는 면역 반응이 약화되면서 나타나는 결과로 추정된다.[54] 그러므로 프로바이오틱스를 적절히 섭취하면 알레르기와 천식에 도움이 될 수 있다.

프로바이오틱스가 천식에 도움이 될까?

애완동물을 키우면 집과 인체의 생태에 변화가 생긴다. 가족 모두가 똑

같은 애완동물을 껴안고 쓰다듬는 과정에서 동물의 몸에 있는 미생물도 전원이 함께 공유할 가능성이 높다. 그리고 애완동물의 몸에 존재하는 미생물은 훨씬 더 다양하다. 동물을 키우는 집은 집 안에 쌓이는 먼지에서 발견되는 미생물도 달라진다.

캘리포니아 샌프란시스코대학교 연구진은 애완견을 키우는 집에서 모은 먼지와 애완견이 없는 집에서 모은 먼지에 각각 쥐를 노출시키는 실험을 실시했다. 이어 바퀴벌레와 달걀 흰자 성분에 민감 반응을 일으키도록 하는 방법으로 쥐에게 알레르기성 천식을 유발했다. 그러자 애완견을 키우는 집의 먼지에 노출된 쥐는 알레르기에 저항력이 생긴 것으로 나타났다. 소화기관에서는 동물을 키우지 않는 집의 먼지에 노출된 쥐보다 훨씬 더 다양한 균이 발견됐다. 한 가지 놀라운 사실은 알레르기에 저항력이 생긴 쥐에서 '락토바실러스 존소니'라는 균이 발견된 것이다. 연구진이 프로바이오틱스에 해당하는 이 균을 새로운 쥐의 그룹에 먹이자 알레르기성 천식을 유발해도 저항력이 생기는 것으로 나타났다.[55]

사람을 대상으로 한 연구에서는 프로바이오틱스의 종류와 임상시험의 설계방식에 따라 다양한 결과가 나왔다. 2가지 흥미로운 연구 결과를 살펴보자.

- 대만에서 어린이들에게 8주간 락토바실러스 가세리 A5 균종을 섭취하도록 하자 연구진이 확인한 모든 지표가 크게 개선됐다. 이 연구의 지표는 폐 기능, 알레르기성 천식 증상, 혈액의 염증 수준이었다.[56]
- 이탈리아에서 집먼지 알레르기가 있고 천식 관리가 상당히 잘 이루

어진 상태로 지내던 어린이들에게 락토바실러스 루테리를 2주간 섭취하도록 했다. 그러자 폐 기능에는 아무런 변화가 없었으나 기도의 염증이 감소했다.[57] 다만 이 연구는 기간이 너무 짧다. 앞서 오메가-3에 관한 연구에서 살펴봤듯이 2주는 염증을 줄이기에는 충분한 시간이지만 폐 기능까지 개선될 만한 기간은 아니다.

여러 연구를 통해 락토바실러스나 비피더스균 중 몇 가지 균종이 함유된 프로바이오틱스 보충제가 알레르기성 천식 환자의 염증과 증상을 약화시키는 데 도움이 되는 것으로 확인됐다. 어떤 종류의 보충제를 사용하건, 알레르기 솔루션 프로그램의 한 부분으로 활용할 때 가장 큰 효과를 얻을 수 있다.

내가 치료한 알렉사라는 환자도 이 프로그램을 통해 직업을 포기하지 않을 수 있었다.

다시 편하게 숨을 쉬다

대형 신문사 기자인 40세의 알렉사는 인도 지부장을 맡게 되면서 세계에서 오염도가 가장 심각한 도시 중 한 곳인 뉴델리에서 상당히 오랜 시간을 보내기 시작했다. 새로운 일을 맡고 불과 몇 주가 지나자 어린 시절에 앓다가 이후 수십 년 동안 사라졌던 병이 돌아왔다. 바로 알레르기성 천식이었다. 밖에 나가면 숨을 쌕쌕대는 증상과 기침, 호흡곤란 증상이 악화되고 대기오염 수준에 따라 증상도 오락가락 급변했다.

뉴델리의 한 병원을 찾아간 알렉사는 몬테루카스트라는 약과 장시간 기관지 확장 작용을 하는 스테로이드제 흡입기로 치료를 받았다. 마침 콜카타(옛 지명은 캘커타)에 갈 일이 있었고, 목적지에 도착하기 전까지는 치료 덕분에 증상이 잠잠했지만 도착 후 폐에 감염이 발생하여 입원 치료를 받아야 했다. 그곳 병원에서는 천식 증상을 가라앉히기 위해 스테로이드제를 복용했다. 뉴델리로 돌아온 알렉사는 스테로이드제를 끊을 수 없다는 사실을 깨달았다. 복용량을 줄일 때마다 천식 증상이 급격히 익화됐기 때문이다.

알렉사는 휴가 기간에 가족들을 만나러 뉴욕에 왔다가 내 병원을 찾아왔다. 뉴욕에서 지내는 동안 천식 증상은 어느 정도 나아졌지만 자동차 배기가스를 맡으면 코가 화끈거리고 지하철을 타면 숨을 쌕쌕거리는 증상이 나타났다. 그리고 밤이 되면 기침이 훨씬 심해지고 호흡곤란 증상이 나타나 운동을 할 수가 없었다. 알렉사는 대기오염 때문에 나타나는 증상에서 벗어날 수 없다고 한탄했다. 전 세계의 대기오염이 얼마나 심각한지 새삼 깨닫게 되는 사례이기도 하다.

알렉사를 검진해보니 폐에서 호흡이 가쁜 소리가 들리고 코에서도 알레르기를 나타내는 징후가 발견됐다. 코 안쪽이 부어 있고 색이 창백한, 알레르기성 비염 환자의 전형적인 특징이 나타난 것이다. 혀에는 백태가 두껍게 덮여 있었다. 이 하얀 막을 채취해서 배양하자 '칸디다 알비칸스'로 밝혀졌다. 구강에서 이렇게 칸디다균이 과량 증식한 것은 스테로이드제가 분명한 원인이다. 그리고 1년 전 콜카타 병원에서 항생제 치료를 받으면서 더욱 증식했을 것으로 추정됐다.

알레르기 피부시험에서 알렉사는 칸디다균에 알레르기가 있는 것으로 확인됐다. 중증 천식 환자의 3분의 1 정도에서 발견되는 특징이다.[58] 효모 알레르기가 있는 천식 환자들은 입 안에 서식하는 효모를 통해 칸디다균의 일부가 호흡기로 유입되면 천식 증상이 촉발된다.[59] 의사로서 환자들을 치료해온 지난 세월 동안 나는 이 과정이 수많은 천식 환자들의 증상을 자극하는 중요한 요소라는 사실을 알게 됐다.

하지만 알렉사의 경우, 칸디다균 알레르기가 천식을 일으킨 주된 원인은 아니라는 생각이 들었다. 칸디다균 알레르기는 약물복용으로 시작된 부차적인 요인이고, 이로 인해 염증과 장내 세균의 불균형이 초래되어 스테로이드제를 끊을 수 없는 악순환이 시작되었다는 점에서 애초에 해결되었어야 할 문제였다.

나는 알렉사가 다시 건강을 되찾고 일에 복귀할 수 있도록 4주 동안 도와주었다. 인체 해독 능력을 강화하고 항산화물질의 인체 보호 효과를 증대시키는 한편 스테로이드제, 항생제 치료로 인한 장내 세균의 불균형 상태를 바로 잡는 치료가 필요했다.

나는 구강에서 과잉 증식한 효모를 없애기 위해 우선 항진균제를 처방했다. 그런데 항진균제를 한 번 복용하자 숨을 쌕쌕대는 증상이 악화됐다. 알렉사의 몸에서 자란 효모로 인한 알레르기 증상이 얼마나 심각한 상태였는지 보여주는 증거였다. 효모는 죽기 시작하면 알레르기 유발물질을 분비하여 천식 증상을 악화시키기 때문이다. 나는 알렉사의 몸에서 나타나는 반응을 보면서 칸디다균 알레르기가 천식에 중요한 자극요소였음을 알 수 있었다.

항진균제를 이용한 치료는 일단 중단해야 한다고 판단했다. 알렉사의 몸에 서식하는 효모를 천천히 줄여나가야 하는 상황이므로, 대신 허브를 이용하기로 했다.

내가 선택한 허브는 베르베린으로 광범위하게 활용되는 몇몇 허브 중에서도 엄격히 연구된 물질이다. 베르베린은 효모를 사멸시키는 효과와 함께 항산화, 항염증 작용을 하고 음식 알레르기가 있는 환자들을 대상으로 한 연구에서는 혈액세포의 알레르기 반응을 억제하는 것으로 밝혀졌다.[60] 알렉사에게도 베르베린은 효과가 있었고, 2주 후에는 다시 항진균제 치료를 시작할 수 있었다.

이와 함께 알렉사는 한 달에 걸쳐 스테로이드제 복용량을 점차적으로 줄이고 몬테루카스트 복용을 중단했다. 그리고 다음 장에서 설명할 방법을 활용하여 항산화 성분인 글루타티온의 체내 농도를 높이는 데 집중했다. 알렉사는 유제품 알레르기가 없어서 플레인 요구르트를 이용하여 호흡 증상을 개선시킬 수 있었다.

휴가가 끝나갈 즈음에는 스테로이드제를 완전히 끊었다. 천식 증상은 사라지고 폐 기능도 정상으로 돌아왔다. 그동안 면역 균형 식단을 잘 지켜온 알렉사에게 나는 인도에서도 식단을 유지하는 방법을 알려주었다. 인도는 항염증 효과가 있는 채소와 향신료가 풍부한 곳이기도 하고, 스무디에는 치아씨 대신 삽자씨를 넣으면 된다. 또한 요구르트를 일상적으로 먹는 곳이니 프로바이오틱스 보충제를 구할 필요도 없었다.

마침내 알렉사는 인도로 떠났고, 나는 소식을 기다렸다.

한 달 뒤, 희소식이 들려왔다. 기침이나, 숨을 쌕쌕대는 증상, 호흡곤란 증상이 전혀 없다는 소식이었다. 알렉사는 대기오염이 유독 심한 날에는 건강을 위해 되도록 실내에 머물렀다. 뉴델리에 도착한 직후 다른 곳을 방문해야 할 일이 생겼지만 몸 상태는 악화되지 않았다.

알렉사의 사례는 다음과 같이 정리할 수 있다.

- 대기오염이 알렉사의 폐 건강을 악화시키고 항산화 성분의 고갈을 초래했다.
- 스테로이드제와 항생제로 인해 장내세균의 불균형이 발생하여 증상이 극에 달했다.
- 칸디다균 알레르기와 과잉 증식한 칸디다균의 영향으로 상태는 악화일로로 접어들었다.
- 알레르기 솔루션 프로그램 덕분에 건강을 회복할 수 있었다.

~~~~~~ 결론 ~~~~~~

이번 장은 천식 발작으로 응급실을 찾은 새라의 이야기로 문을 열었다. 미국에서는 천식으로 그와 같이 병원을 찾는 사례가 매년 200만 건 발생한다. 천식이 제대로 관리되는 경우는 천식 환자 중 극히 일부에 불과하다는 사실이 여러 연구를 통해 확인됐다.

이어 이번 장에서는 영양과 천식 관리에 관한 연구 결과와 산화적 스트레스의 영향에 대해 살펴보았다. 그리고 항산화 성분이 함유된 식품으로 산화적 스트레스를 줄일 수 있다는 사실도 확인했다. 채소와 과일에 함유된 항산화 성분이 천식에 도움이 된다는 호주 연구진의 놀라운 결과도 소개했다. 오메가-3 지방산과 천식에 관한 과학계의 연구에서 수많은 사람들이 평소 섭취하는 식용 유지를 바꾸는 것으로 효과를 얻을 수 있다는 점도 설명했다.

체내 미생물군과 천식의 관계도 짚어보았다. 오염된 대기 환경에 노출된 후 천식이 재발한 알렉사의 사례를 통해 대기오염으로 인한 천식 문제도 살펴보았다.

천식은 의료보건 전문가의 도움이 반드시 필요한 질병이므로, 의사와 상담하고 반드시 이 책의 내용을 함께 논의해보기 바란다.

chapter 13
알레르기를 무찌르는
초강력 항산화물질

뉴욕의 한 병원에서 호흡기질환 치료사로 일하는 레베카는 일한 지 약 1년 뒤에 천식에 걸리고 말았다. 정말 아이러니한 일이 아닐 수 없다. 급성 또는 만성 폐질환을 앓고 있는 사람들이 편안하게 숨 쉴 수 있도록 돕는 것이 호흡기 치료사의 일이었기에 레베카의 병은 굉장히 드문 일로 여겨졌다.

하지만 학계의 연구 결과를 보면 결코 이례적인 일이 아님을 알 수 있다. 저명한 학술지로 꼽히는 〈내과학연보Annals of Internal Medicine〉에 실린 한 논문에 따르면 호흡기 치료사들은 일을 시작한 후 천식 발생률이 전보다 3배에서 5배까지 높아질 가능성이 높다.[1)

텍사스대학교의 주도하에 세계 여러 나라 연구진의 참여로 실시한 또 다른 연구에서도 의료보건 분야 종사자들의 천식 위험도가 상승하는 원인이 무엇인지 조사했다. 연구진은 환경적 노출이 주된 요인일 것으로 추정하고, 병원에서 사용하는 세척, 멸균용 화학물질과 건물 청소세제, 다양한 접착제를 살펴본 뒤 "직업적인 노출이 의료보건 분야 종사자들에게 발생하는 천식에 중요한 영향을 준다."고 밝혔다.

해당 연구진은 이와 함께 에어로졸 형태로 환자들에게 투여되는 약이 의료보건 분야 종사자의 천식 위험도 증가와 연관이 있다고 밝힌 과거 연구 결과를 인용했다.[2]

나는 레베카에게 우리가 5장에서 살펴본 내용, 즉 가정에서 사용하는 청소용 스프레이를 포함한 에어로졸 형태의 모든 화학물질은 천식이 발생하거나 악화될 위험을 높인다고 설명했다.

천식이 생긴 이후 레베카는 증상을 가라앉히기 위해 매일 스테로이드와 기관지확장제로 구성된 약으로 치료를 받았다. 호흡기 치료사였기에 이와 같은 약의 잠재적인 부작용을 누구보다 잘 알고 있었던 그녀는 남은 평생을 약에 의존하며 살고 싶지 않았다. 레베카가 약물 의존성을 이겨내도록 하려면 우선 만성이 된 천식에 어떤 요인이 작용했는지부터 파악할 필요가 있었다.

레베카는 지금껏 먼지와 집먼지진드기 알레르기에 시달리며 살았다. 현미경으로 봐야 확인할 수 있는 이 거미를 닮은 진드기는 인체 피부에서 생기는 각질을 먹고 자란다. 이 2가지 원인요소에 노출되면 코가 막히는 증상이 나타나는데 거의 매일 아침 반복된다고 그녀는 말했다. 또한 알레르기 환자들에게서 흔히 나타나는 만성적인 피부 건조증도 나타났다. 레베카는 라벨에 "100% 천연성분", "무독성"이라고 적힌 청소세제로 아파트 곳곳을 먼지 하나 없도록 깨끗이 청소하고 겨울철에는 피부가 수분을 잃지 않도록 가습기를 사용했다. 나는 이런 이야기를 들으면서 문제와 해결책을 동시에 찾을 수 있었다.

5장에서 살펴보았듯이 실내 습도가 높으면 집먼지진드기가 잘 자라는 환경이 조성된다. 나는 레베카에게 우선 철물점에서 구입할 수 있는 저렴한 습도계로 아파트의 상대습도를 측정해보라고 권했다. 진드기는 상대습도가 50% 이상일 때 잘 자란다.

나는 레베카에게 집안의 습도를 30~40%로 유지하게끔 하고 영양을 보충함으로써 피부 습도를 지킬 방법을 찾아보기로 했다. 12장에서 소개한 어유와 달맞이꽃 종자유 보충제도 한 가지 방법이 될 수 있다. 이 2가지 성분은 천식 증상을 완화할 뿐만 아니라 속에서부터 피부 수분을 유지하는 작용이 활발해지도록 한다. 이와 함께 나는 레베카에게 5장에서 소개한 진드기 퇴치법도 실천해보라고 권했다.

직장에서는 환경을 마음대로 통제할 수 없지만, 그래도 레베카가 직접할 수 있는 중요한 보호 조치가 있었다. 사용하는 도구들은 환기가 잘되는 곳에서만 세척하고 스프레이 세정제는 최대한 사용하지 않는 것, 그리고 에어로졸 형태로 약을 분무하는 치료를 할 때 공기 중으로 약이 최대한 적게 분산되도록 하는 것이다.

다음 단계로 나는 레베카의 식생활과 생활방식에 대해 알아보았다. 그녀는 지금 하는 일도 즐겁게 하고 일주일에 서너 번은 달리기도 한다고했다. 식생활도 설탕 섭취량이 북미 대륙 국민들의 평균적인 수준보다 낮은 비교적 건강한 식단을 유지하고 있었지만 그래도 개선할 부분이 많았다.

레베카가 취미로 달리기를 한다는 이야기를 듣고 나는 과호흡 증상이 있을지도 모른다는 생각이 들었다. 미국 전체 국민의 약 3분의 1이 때때로 과호흡, 즉 숨을 과도하게 쉰다. 그리고 운동이나 심리적 스트레스로 인한 과호흡은 천식 발작을 일으킬 수 있다.3)

나는 천식 환자들의 약물 의존성을 줄이는 데 도움이 되는 것으로 밝혀진 아주 간단하면서도 효과적인 호흡 조절법을 레베카에게 알려주었다.4) 러시아인 의사 콘스탄틴 부테이코Konstantin Buteyko가 개발한 이 방법은 런던 헤일클리닉의 창립자 테레사 헤일Teresa Hale이 집필하고 내가 서문을 쓴 책《자유롭게 숨쉬기 Breathing Free》에 자세히 나와 있다. 일부 국가에서는 부테이코 센터를 통해 이 호흡법을 배울 수 있는 강의 영상을 구할 수 있다.

레베카는 호흡기 전문 치료사답게 부테이코의 호흡법을 금세 이해했다. 그리고 왜 치료사 교육을 받을 때 이런 방법을 들어본 적이 없었을까 의아해했다.

치료 다음 단계로 넘어가기 전에 나는 식생활을 몇 가지 바꿔보라고 제안했다. 일단 함께 논의한 결과 레베카의 건강에 문제를 일으키는 음식은 없는 것으로 추정되었으므로, 나는 호흡기 건강을 강화할 수 있는 식품을 충분히 섭취하도록 하는 데 주력했다.

이를 위해 브로콜리, 컬리플라워, 방울양배추와 같은 십자화과 채소와 케일 섭취량을 늘려서 매일 이러한 식품을 170g에서 220g씩 섭취하라고 권했다. 또 일주일에 세 번은 바닷물고기를 먹고 아몬드, 호두와 같은 견과류가 주된 간식이 되어야 한다고 설명했다. 그리고 앞장에서 소개한 노스웨스턴대학교 연구진의 연구 결과를 레베카에게도 이야기하고 대두유가 함유된 식품은 피하라고 조언했다.

치료 마지막 단계로 강력한 항산화 성분인 글루타티온을 강화하는 방법을 마련했다. 먼저 레베카는 비변성 유청 단백질을 매일 섭취하고 아미노산인 N-아세틸시스테인NAC도 하루 세 번에 걸쳐 600mg씩 섭취했다.

늘 답답하게 막히던 코 증상이 나아지기 시작할 때쯤 나는 천천히, 조심스럽게 천식 흡입기 사용 빈도를 줄여보기로 결정했다. 정해진 일정이 철저히 지켜지도록 모니터링하면서 먼저 기관지확장제 복용을 중단하고, 스테로이드제 흡입제 사용도 줄여나갔다. 현재 레베카는 3년째 흡입기 없이 생활하고 있다.

레베카의 치료 과정 중에서 무엇이 가장 큰 도움이 되었을까? 환경 변화? 호흡 조절? 식생활 변화? 아니면 글루타티온 강화? 나는 이 모든 요소가 전부 중요한 기능을 하고 서로 상승효과를 나타냈다고 생각한다. 그중에서도 글루타티온의 영향은 매우 중요하다고 할 수 있다.

인체와 가장 절친한 친구, 글루타티온

글루타티온은 여러 항산화물질 중에서도 우리 몸과 가장 절친한 친구이다. 이 책에서도 여러 번 등장했으니 아마 여러분도 이제 익숙해졌으리라 생각한다. 그리 잘 알려지지 않은 이 소중한 친구는 보이지 않는 곳에서 묵묵히 인체의 해독 작용을 돕고 면역계 균형을 유지하는 등 수많은 일을 한다. 알레르기 반응을 억제시키는 인체의 핵심 무기이기도 하다. 이제는 전 세계 곳곳에서 글루타티온이 천식 증상 개선에도 도움이 된다는 사실이 하나둘 밝혀지고 있다.

글루타티온은 항산화물질 중에서도 단연 우수한 물질이다. 동시에 비타민 C와 비타민 E, 셀레늄의 기능을 돕는 팀플레이 실력도 뛰어나다. 특히 폐와 코, 부비강 건강에 글루타티온이 중요한 역할을 한나. 호흡기에서 작용하는 주된 항산화물질이기도 하다.

연구를 통해 글루타티온이 알레르기성 비염 환자나 부비강 건강에 이상이 있는 사람들, 천식 환자들에게 중요한 영향을 준다는 사실이 확인됐다. 네덜란드 암스테르담 자유대학교 병원 연구진은 만성 축농증 환자들의 코 내벽 글루타티온 농도가 축농증이 없는 사람들의 절반밖에 되지 않는다고 밝혔다. 염증이 심각할수록 글루타티온 농도도 낮아지는 것으로 나타났다.[5]

학계에서 진행하는 연구는 보통 한 번에 단 한 가지 변수에 대해서만 조사한다. 그러나 실생활에는 천식에 동시에 영향을 주는 수많은 변수가 존재한다. 나는 한 가지 방법보다는 여러 가지 방법이 합쳐질 때 더 나은 결과가 나온다고 생각하므로, 글루타티온을 강화하는 방법도 여러 가지를 함께 실천하는 것이 좋겠다.

음식이나 식이보충제로 글루타티온 강화하기

연구를 통해 인체에 다양한 순 작용을 하고 저장된 글루타티온의 양을 증대시키는 것으로 밝혀진 식품과 식이보충제를 다음에 정리했다. 이 가운데 무엇을 선택하고 어떻게 활용해야 하는가에 대한 답은 개개인마다 다르다. 건강 상태와 건강을 위해 필요한 영양이 사람마다 다르듯이 글루타티온 수치를 높이기에 가장 적절한 방법도 다양하다. 그러므로 영양섭취에 변화를 주거나 영양보충제를 섭취하고자 하는 경우 반드시 의사와 상담해야 한다.

유청 단백질

유청에는 인체가 글루타티온을 만드는 재료로 사용하는 아미노산 시스테인이 함유되어 있다. 체내 시스테인 보유량이 글루타티온 생성량을 좌우하는 요소라는 것은 잘 알려진 사실이다.

캐나다 몬트리올에 위치한 맥길대학교 연구진은 건강한 성인이 유청 단백질을 하루 30~45g(분말을 평평하게 담는 기준으로 두세 숟가락 정도) 섭취하면 백혈구의 글루타티온 수치가 크게 향상된다고 밝혔다.[6]

운동으로 천식이 발생하는 성인 환자를 대상으로 무작위, 이중맹검 조건에서 실시된 위약 통제군 포함 연구에서는 비변성 유청 단백질을 매일 4주간 20g씩 섭취하면 운동 이후의 체내 공기 흐름이 개선되는 것으로 나타났다.[7]

이와 같은 결과는 유청 단백질이 천식 환자에게 도움이 되는 항산화물질이며, 기관지 공기 흐름을 개선시키는 효과를 얻을 수 있음을 보여준다. 단, 유청은 우유에서 만들어지므로 우유 알레르기가 있는 사람은 유청 단백질을 섭취하지 말아야 한다. 전체 천식 환자 중 10%는 우유 알레르기가 있다.

글루타티온의 기본 재료 NAC

N-아세틸시스테인NAC은 아미노산인 시스테인의 한 형태로 흡수력이 매우 빠른 특징이 있다. 식이보충제로 섭취할 수 있는 이 항산화 성분의 효과는 글루타티온 전환 기능에서 비롯된다.[8] 즉 NAC가 투여되면 체내에서 합성되는 글루타티온의 양이 급속히 늘어난다. '타이레놀'이라는 제품명으로 더 많이 알려진 진통제 아세트아미노펜 과용으로 간부전 증상이 발생한 환자에게 병원에서 NAC를 이용하여 글루타티온 수치를 빠르게 늘리는 것도 그러한 이유에서다.

아세트아미노펜은 글루타티온을 고갈시키는 물질이며, 이로 인해 천식 위험성을 높일 수 있는 것으로 밝혀졌다(360쪽에 나오는 '진통제가 천식을 악화시킬 수도 있다' 부분을 참고하기 바란다).

NAC와 대기오염에 관한 연구

세계 곳곳에서 NAC의 천식 완화 가능성, 특히 대기오염으로 인한 천식에 NAC가 도움이 될 수 있는지를 확인하기 위한 연구가 진행되고 있다. 트럭이나 버스, 자가용에서 뿜어져 나오는 디젤 배기가스는 천식을 촉발시키는 주된 호흡기 자극물질 중 하나다. 천식 환자가 이 배기가스에 노출되면 천식 증상과 기도의 과민반응성, 염증이 증대된다.

최근 한 연구에서는 정제 형태로 된 NAC 복용 시 디젤 배기가스 노출로 인한 천식 증상의 악화를 막는 데 도움이 되는 것으로 밝혀졌다. 이러한 효과는 호흡기의 글루타티온 수치가 높아지면서 나타나는 것으로 추정된다.

브리티시 콜롬비아대학교 연구진은 천식 환자들을 대상으로 디젤 배기가스에 노출 시 NAC의 보호 효과가 어느 정도인지 평가했다. 더불어 기관지를 좁히는 화학물질 메타콜린에 노출될 경우 기도의 공기 흐름이 얼마나 제한되는지도 측정했다.[9] 연구 결과, 6일 동안 매일 하루 세 번에 걸쳐 NAC 600mg을 복용한 환자들은 메타콜린 노출로 인한 기관지의 기본 반응성이 20% 감소하고 디젤 배기가스로 인한 과민반응도 방지된 것으로 나타났다.

NAC의 이러한 인체 보호 효과는 산화적 스트레스 수치가 감소한 것과 관련이 있는 것으로 확인됐다.[10] 물론 디젤 배기가스나 다른 대기오염원은 어떤 경우든 피하는 것이 우선이다.

한편 NAC를 석 달간 복용하면 식도 역류와 상부 위장관 기능상의 문제 해소에도 도움이 되는 것으로 나타났다. 2가지 모두 천식과 밀접한 관련이 있는 증상들이다(9장 참고).[11]

스페인 발렌시아대학교에서는 NAC가 호산구의 활성을 저해하여 알레르기성 염증 반응 치료에 활용될 수 있다는 실험 결과를 발표했다.[12) 일본에서 진행된 실험에 따르면 NAC는 만성 천식 환자에게서 나타나는 반흔과 기도 재형성을 예방하는 효과도 있다.[13) 이 모든 효과는 NAC가 글루타티온 전구체로 작용한 결과일 가능성이 높다.

NAC를 보충 섭취할 경우 타이밍이 중요하다. 혈액에 잔류하는 시간이 짧은 물질이라 단일 용량은 빠른 속도로 사라진다. 따라서 NAC는 하루에 한 번 많은 양을 투여하는 것보다 적당한 용량을 하루 세 번에 걸쳐 복용할 때 더 큰 효과를 얻을 수 있다. 5일간 NAC 600mg을 하루 세 번에 걸쳐 복용하면 적혈구의 글루타티온 수치가 50% 증가한다.[14)

주의할 점은 NAC가 일부 암 치료제의 작용을 저해할 수 있다는 것이다. 따라서 현재 암 치료를 받고 있는 사람은 식이보충제를 복용하고자 할 경우 반드시 의사와 상의해야 한다.

진통제가 천식을 악화시킬 수도 있다

천식을 악화시킬 수 있는 진통제는 여러 가지가 있다. 아스피린, 이부프로펜(제품명 애드빌, 모트린), 나프록센(제품명 알리브, 나프로신)과 같은 약물은 오래전부터 천식에 취약한 사람, 특히 코에 용종이 발생한 사람들에게 천식 발작을 유발하는 것으로 알려졌다. 아세트아미노펜(제품명 타이레놀)은 그보다 강도는 약하지만 장기적으로 천식에 영향을 준다.

이 약물이 몸속에 유입되면 간에서 고독성 화학물질로 전환되는데, 이 물질을 제거하려면 글루타티온이 필요하다. 그러므로 아세트아미노펜을 복용하면 글루타티온이 더 많이 필요하고, 필요한 양이 충족되지 않으면 글루타티온이 결핍되면서 끔찍한 결과가 발생한다. 아세트아미노펜을 매일 복용하면 불과 2주 만에 글루타티온 결핍으로 혈액의 항산화물질 총량이 감소한다.[15)

포르투갈 코임브라대학교 연구진은 생애 첫해에 아세트아미노펜에 노출되면 아동기에 천식이 발생할 위험이 높아진다는 연구 결과를 발표했다. 또 천식 가족력이 있는 아동이 아세트아미노펜을 복용하면 성인이 해당 약을 정기적으로 복용할 때와 마찬가지로 천식 발생 위험이 증가한다. 최근 한 리뷰 논문에는 "성인과 어린이의 아세트아미노펜 복용이 천식 증상과 관련이 있다는 확실한 역학적 근거가 존재한다."는 내용도 실렸다.[16)

글루타티온의 작용을 돕는 요소들

우리 몸의 친구인 글루타티온이 적절한 기능을 발휘하기 위해서는 비타민, 무기질과 같은 보조인자가 필요하다. 친구의 친구라 할 수 있는 이 보조인자는 글루타티온이 인체에서 항산화물질의 역할을 할 수 있도록 도와준다.

식품으로 섭취하는 셀레늄

셀레늄은 필수 무기질로 건강한 성인의 일일 섭취 권고량은 55마이크로그램이다. 셀레늄이 가장 많이 함유된 식품은 브라질너트(하루 2알이면 일일 섭취 권고량을 채울 수 있다), 바닷물고기, 셀레늄이 풍부한 토양에서 재배된 통곡류이다.

셀레늄 자체는 항산화물질이 아니지만 글루타티온이 제 기능을 하도록 도와주는 중요한 기능을 한다. 글루타티온이 항산화 작용을 할 수 있도록 사실상 셀레늄이 희생한다고 볼 수 있다. 즉 셀레늄이 산화되는 과정을 통해 세포 내 산화물질과 항산화물질의 균형이 회복된다.

글루타티온은 이 작용을 통해 활성 항산화물질인 GSH에서 활성이 약화되고 산화된 물질인 GSSG로 전환된다. 글루타티온 과산화효소GPx가 이 과정을 매개하며, GPx의 활성은 셀레늄에 따라 좌우된다.

셀레늄과 천식

몇 건의 연구를 통해 천식 환자들은 음식으로 섭취하는 셀레늄이나 혈중 셀레늄 수치가 대조군보다 낮은 것으로 확인됐다.[17] 여러 임상시험에서는 성인 천식 환자가 매일 200마이크로그램의 셀레늄을 보충 섭취하면 이로운 효과가 나타나는 것으로 밝혀졌다. 해당 연구에 따르면 체내로 유입되는 공기 흐름이 개선되고 스테로이드제 흡입량이 줄어드는 효과가 나타났다. 또한 후기 천식 반응 중 하나인 용해성 부착분자라는 화학적 매개물질의 양을 기준으로 할 때 염증 반응도 감소한 것으로 확인됐다.[18]

약 28g에 셀레늄이 544마이크로그램이나 함유된 브라질너트(20알이면 하루 섭취권장량의 거의 10배) 다음으로 셀레늄이 많이 함유된 식품은 해산물과 고기 중 내장 부위이다. 그밖에도 고기 중 근육 부위와 시리얼, 곡류, 유제품도 셀레늄이 풍부하다.

식물에 함유된 셀레늄의 양은 토양에 함유된 셀레늄과 토양 pH, 유기 물질의 양, 그리고 식물이 이용할 수 있는 형태로 셀레늄이 존재하는지의 여부로 결정된다. 그러므로 식물이 재배된 지리적 위치에 따라 식물성 식품에 함유된 셀레늄 농도도 천차만별이다. 또 토양의 셀레늄 함량이 식물의 셀레늄 양을 결정하고 동물들은 이 식물을 섭취하므로 동물성 식품의 셀레늄 함량도 매우 다양하다.

식품으로 섭취하는 마그네슘

필수 무기질인 마그네슘은 체내에서 수백 가지 효소의 활성에 영향을 준다. 식품에는 주로 녹색 채소와 견과류, 씨앗, 콩, 해산물에 많이 함유되어 있다. 마그네슘이 풍부한 식품을 섭취하면 체내 마그네슘 농도를 건강하게 유지할 수 있다.

마그네슘이 다량 함유된 식품은 아래와 같다.

- **채소:** 메밀, 강낭콩, 흰강낭콩, 대두, 깍지콩, 시금치, 동부콩, 근대, 브로콜리, 케일
- **과일:** 바나나, 수박, 망고, 대추, 말린 무화과, 블랙베리
- **견과류와 씨앗:** 아몬드, 캐슈너트, 브라질너트, 헤이즐넛

마그네슘과 천식

일반적인 사람들이 음식으로 마그네슘을 많이 섭취할수록 염증 발생 위험이 감소하고 숨을 쌕쌕대는 증상이나 기관지 과민반응이 발생할 위험도 줄어든다. 만성 폐질환 환자의 경우 혈중 마그네슘이 감소하면 항산화물질의 방어 기능에 문제가 발생한다.[19]

알레르기성 천식이 있는 어린이들을 대상으로 12주간 마그네슘을 보충 섭취하도록 한 연구에서는(연령에 따라 하루 200~300mg) 보충 섭취 이후 적혈구의 GSH 농도가 높아지고 천식 흡입기의 필요성도 줄어든 것으로 나타났다.[20]

여러 나라에서 실시된 연구들도 청소년, 성인의 마그네슘 보충 섭취 시 비슷한 효과가 있는 것으로 확인됐다. 알레르기성 천식으로 스테로이드제 흡입기를 사용해야 하는 10대 청소년들에게 8주간 매일 마그네슘을 300mg씩 섭취하도록 하자 천식 증상과 메타콜린 노출 시의 기관지 반응성이 감소하고 스테로이드제 사용량을 줄일 수 있게 되었다. 또한 피부 유발검사에서 알레르기로 인한 자극 반응도 감소했다.[21] 성인의 경우 경미한 수준에서 중등도 수준의 천식이 있는 환자들에게 매일 마그네슘 340mg을 섭취하도록 한 결과 천식 증상과 폐 기능이 개선됐다.[22]

그런데 이 정도의 마그네슘은 채식 위주의 건강한 식단으로 쉽게 섭취할 수 있다. 면역 균형 스무디는 하루에 한 잔만 마셔도 건강한 성인에게 필요한 마그네슘의 절반을 공급한다.

스트레스는 신장으로 배출되는 마그네슘의 양을 증대시켜 몸속에 저장된 마그네슘을 고갈시킬 수 있다. 아드레날린 등 스트레스 호르몬이 세포 내로 마그네슘이 흡수되는 작용을 차단하면서 발생하는 결과로 추정된다.

만일 과도한 스트레스에 시달리면서 마그네슘 섭취량도 적다면 악순환이 시작된다. 즉 체내 마그네슘 수치가 낮은 사람들은 스트레스로 발생하는 각종 문제에 한층 더 취약해지고 이로 인해 스트레스 상황에서 아드레날린이 더 많이 생성되어 세포의 마그네슘 결핍이 촉발되는 결과가 생긴다. 10장에서도 언급했듯이 스트레스 관리는 알레르기 솔루션의 핵심이다.

아드레날린: 양날의 검

아드레날린은 강력한 기관지확장제로, 급성 천식 발작 환자는 아드레날린 주사로 치료한다. 그러나 심장 박동 수를 높이고 고혈압, 불안 증상을 일으키는 등 몇 가지 심각한 부작용을 유발하기도 한다.

천식 치료에 사용되는 기관지확장제는 아드레날린과 같은 효과를 발휘하는 약으로 보통 에어로졸 형태로 흡입한다. 부작용 또한 아드레날린과 동일하다. 가장 많이 사용되는 기관지확장제는 알부테롤이다.

미국 덴버종합병원 응급의학과에서 실시한 연구에 따르면 흡입기를 이용하여 알부테롤을 투여한 빈도가 높으면 혈청의 마그네슘 농도가 90분 동안 크게 감소하는 것으로 밝혀졌다.[23] 천식 치료에 기관지확장제를 흡입하거나 경구 섭취하는 치료법만 활용될 경우 부작용 발생 위험이 높아진다.[24] 캐나다 연구에서는 천식의 일차적인 치료법으로 흡입형 기관지

확장제를 선택한 사람들은 입원 치료율과 응급실 방문 비율이 더 높은 것으로 확인됐다.25) 마그네슘 결핍은 기관지확장제의 부작용이 발생하는 여러 기전 중 하나인 것으로 추정된다.

체내 마그네슘 농도를 개선하기 위해서는 브로콜리, 잎채소, 콩류, 견과류 등 마그네슘이 풍부하게 함유된 식품 중 알레르기가 없는 종류로 골라 많이 섭취해야 한다.

비타민 C와 효소, 그리고 GSH

비타민 C가 천식 환자에게 주는 영향은 상당히 다양하다. 폐에서 비타민 C가 직접 발휘하는 항산화 효과보다는 글루타티온이나 대기오염의 정도, 해독 작용과 항산화 작용에 글루타티온을 이용하는 여러 효소의 작용과 관련이 있는 것으로 보인다.

비타민 C를 보충 섭취하면 체내 글루타티온 농도는 상승하지만 호흡기 분비물의 비타민 C 농도 자체에는 아무런 영향도 나타나지 않는다.26) 비타민 C의 항산화 작용은 GSH를 강화하면서 비롯된다.

거의 알려지지 않은 또 다른 효과는 비타민 C 보충 섭취가 GPx 효소의 활성을 증대시키고 GSSG를 GSH로 전환시켜 다시 사용될 수 있도록 하는 글루타티온 환원효소GR의 활성을 높인다는 사실이다.27) 이러한 작용을 통해 글루타티온의 항산화 기능도 향상된다.

천식 환자의 건강에 비타민 C가 도움이 되는지 조사한 연구에서는 엇갈린 결과들이 도출됐다. 이는 유전학적 특성, 환경의 영향과 관련이 있는 것으로 보인다. 인체 해독 효소인 글루타티온 S 전달효소GST가 선천적으로 결핍된 사람이나 대기오염에 크게 노출되는 사람들은 누구보다 비타민 C 보충 섭취가 필요하다.

GST는 글루타티온을 활용하여 체내 해독 작용이 활발히 이루어지도록 한다. 즉 독성물질에 글루타티온을 부착시켜 몸에서 제거되도록 하는 것이 GST의 역할이다. 유전학적으로 GST가 결핍된 사람들은 혈중 비타민 C 농도도 낮은 경향이 나타나는데, 이는 산화적 스트레스 수치가 다른 사람들보다 높기 때문에 발생한 결과로 여겨진다.[28] 일부 인구군에서는 이로 인해 천식 발생 위험이 더 높아지는 것으로 나타났다.[29] 어린이 천식 환자들 가운데 GST 유전자가 제대로 발현되지 않는 아이들은 똑같이 천식을 앓고 있지만 GST 유전자가 정상적으로 발현되는 아이들보다 오존 노출 시 인체에 악영향이 발생할 가능성이 더 높은 것으로 나타났다. 또 음식으로 섭취하는 비타민 C의 양이 감소할 때 인체에 발생하는 악영향도 더 강력해지는 것으로 확인됐다.[30]

인체의 비타민 C 농도를 건강하게 유지하기 위해서는 먼저 토마토, 감귤류 과일 등 비타민 C가 풍부한 식품을 많이 먹어야 한다. 대기오염이 심한 곳에서 생활하거나 해독 효소가 결핍된 사람들도 비타민 C 보충 섭취 시 유익한 효과를 얻을 수 있다.

∿∿∿ 결론 ∿∿∿

이번 장에서는 세계 여러 나라에서 진행된 항산화물질계의 슈퍼스타, 글루타티온에 관한 연구를 살펴보았다. 글루타티온은 해독에 중요한 역할을 하며 호흡기의 주된 항산화물질이다. 또한 비타민 C를 비롯한 다른 항산화물질과 함께 염증으로 인체 세포와 조직이 손상되지 않도록 보호한다.

영양 관리를 통해 글루타티온 수치와 영향을 강화하는 방법을 소개한 연구 결과도 소개했다. 또 마그네슘, 셀레늄이 글루타티온의 중요한 기능을 돕는 보조인자라는 사실과 이러한 영양소를 섭취할 수 있는 맛있는 식품도 알아보았다. 글루타티온 농도가 낮으면 염증 반응이 발생할 수 있으며, 일반적으로 사용되는 진통제가 인체 글루타티온을 고갈시킬 수 있다는 사실도 설명했다.

의사와 상담할 때 이번 장에서 살펴본 영양과 생활습관 개선 방안을 설명하고 꼭 함께 논의해보기 바란다. 평소 먹던 음식을 바꾸거나 영양 보충제를 복용하기 전에 항상 의사의 견해를 물어볼 필요가 있다.

chapter 14
장에서 벌어진 일은
장에서 끝나지 않는다

앤에게 편두통이 처음 시작된 것은 20년도 더 전인 중학교 때부터였다. 부모님은 단지 신경이 예민한 탓이라고 생각했다. 머리가 지끈댈 때마다 앤은 일반의약품으로 판매되는 이부프로펜을 먹고 어두운 방에 누워 통증이 끝나기만을 기다렸다. 다행히 두통은 그리 잦은 편은 아니어서 발병 간격이 아주 길었다.

하지만 갑작스러운 두통 때문에 대학 입학시험도 못 치르는 상황이 되자, 담당 의사는 앤에게 신경과 전문의의 진찰을 받아보라고 했다. 새로 만난 의사는 편두통 전문 치료제인 이미트렉스Imitrex를 처방했다. 증상이 시작될 때 먹으면 가장 효과가 좋아서, 앤은 항상 이 알약이 든 봉지를 지갑에 넣고 다녔다.

두통이 시작되기 전에는 보통 시각에 이상이 생기는 증상이 먼저 나타났다. 사물이 깨진 유리에 비친 것 마냥 들쭉날쭉 비틀린 모습으로 눈에 비쳤다. 이렇게 두통에 앞서 나타나는 증상을 전조 증상이라고 한다. 일단 전조 증상이 나타나면 15분 내에 이미트렉스를 복용해야 머리 한 쪽을 뚫고 들어오는 듯한 극심한 통증을 피할 수 있었다.

이미트렉스를 먹어도 두통이 쉽게 가라앉지 않을 때는 30분 뒤 진통제 나프록센을 추가로 복용했다. 이렇게 약을 먹는 것으로 앤의 두통은 잠잠해졌다. 빈도도 그리 높지 않고 한동안은 쉽게 진정됐다.

앤은 대학을 졸업한 직후 결혼을 하고 1년 뒤 쌍둥이를 낳았다. 아이들이 자라서 학교에 다닐 때쯤부터는 집이 있는 뉴저지 몬트클레어에 새로 생긴 법률회사의 법무 보조원으로 일하게 되었다. 같은 지역에 사는 다른 여성과 교대로 일할 수 있어서 각자 일과 아이 키우는 일을 유연하게 조절할 수 있었다.

아이들이 쑥쑥 자라는 동안 앤이 법률회사에서 하는 일도 함께 성장했다. 시간이 갈수록 회사에서 일하는 시간도 점점 길어졌다. 그러자 편두통이 일을 방해하기 시작했다. 처음에는 빈도가 잦아져서 어느새 매주 편두통 약을 복용하는 수준이 되었다. 하지만 약을 먹어도 증상이 가라앉지 않는 시점이 찾아왔다.

두통을 전문적으로 치료하는 의사를 찾아간 앤은 다른 약을 처방받고 피해야 할 음식 목록도 받았다. 숙성된 치즈, 초콜릿, 감귤류 과일, 핫도그, 숙성된 육류, 와인, 맥주, 식초, 양파, 견과류, 그리고 MSG와 인공 감미료인 아스파탐이 들어간 음식이 그 대상이었다.

의사는 편두통을 일으키는 음식이 있으며, 이런 음식들에 함유된 화학물질이 뇌 주변을 둘러싼 혈관의 수축을 유발한다고 보았다.[1]

앤은 음식이 두통과 관련이 있다는 사실을 느끼기 시작했지만, 의사가 준 목록에 적힌 음식을 피한다고 해서 통증이 그리 간단하게 잡히지는 않았다. 처음에는 오렌지주스와 초콜릿이 두통을 일으키는 주된 식품인 것 같았는데 코티지 치즈도 숙성된 체다 치즈 못지않게 두통을 유발했다.

특정 식품군을 먹지 않으면 몇 주간 두통이 잦아들었다가 다시 새로운 식품 때문에 통증이 시작됐다. 6시간 이상 아무것도 먹지 않아도 두통이 생긴다는 사실까지 알게 되면서 앤은 더욱 혼란스러웠다.

편두통의 원인이 되는 음식이 정확히 무엇인지 도통 알아내기가 힘들어지자 앤은 식단 조절을 포기했다. 신경과 전문의는 두통을 예방할 수 있는 여러 가지 약을 처방해주었다. 하지만 약을 먹으면 피로감, 체중 증가, 불안감과 같은 골치 아픈 부작용이 따라왔다. 결국 회사에는 휴가를 냈다. 두통은 앤의 결혼생활에도 엄청난 스트레스를 몰고 왔다. 편두통이 느닷없이 시작되는 경우가 많아서 남편은 정말 두통이 맞는지 의심하기 시작했다.

나는 앤을 처음 진료하면서 우선 혼란스러워진 음식 문제부터 해결해야 한다는 생각이 들었다. 대부분의 편두통 환자들이 그렇듯이 앤도 병을 유발하는 음식이 여러 가지라 식단 관리가 매우 세심하고 철저하게 이루어져야 하나 그러지 못한 것 같았다. 이러한 식단 관리는 음식에 함유된 특정 화학물질이 마치 뇌로 향하는 혈류에 변화를 가져오는 약처럼 편두통을 직접적으로 유발할 수 있다는 견해에서 출발한다. 단 자주 언급되는 이론이나 아직 연구로 입증되지는 않았다.[2] 아래에서 다시 설명하겠지만 음식 유발성 편두통은 일반적으로 알레르기에 의해 발생하며 면역계가 두통 유발물질의 영향을 증폭시키면서 발생한다.

나는 우선 앤에게 음식 유발성 편두통이 원래 상당히 복잡하다는 사실을 설명했다. 하버드 의과대학 연구진이 약 10년간 의료보건 분야에 종사하는 6만 5천 명의 여성들을 추적 조사한 '여성 건강 연구'에서 조사 대상 여성의 15% 가량이 편두통을 경험했다. 그리고 이들 중 거의 절반은 어떤 음식이 자신의 두통을 유발하는지 인지했다. 두통을 촉발하는 음식을 섭취하면 편두통의 강도가 더 심해지는 것으로 나타났다.[3]

학계에서 음식 유발성 편두통의 원인은 뇌의 화학적 특성 변화가 아닌 알레르기성 질환이라는 사실이 다음과 같은 연구를 통해 밝혀졌다.

- 3장에서 설명한 4가지 유형의 과민반응이 편두통 환자가 통증을 느낄 때, 그리고 다음 두통이 시작되기 전 기간에 모두 나타나는 것으로 확인됐다.[4]
- 편두통은 천식, 비염 등 알레르기성 질환과 깊은 연관성이 있으나 세심하게 살펴보지 않으면 그 사실이 드러나지 않는 경우가 많다.[5]
- 알레르기 과민반응을 완화시키는 치료로 편두통의 빈도와 증상의 강도를 약화시킬 수 있다.[6]

앤은 자신이 알레르기성 비염이 있다는 사실을 모르고 있었지만 검진 결과 뚜렷한 증상이 발견됐다. 코 안쪽이 부어 있고 표면의 색도 옅은 편이었다. 증상에 대해 묻자 앤은 잠시 생각하더니 대답했다. "그러고 보니, 코가 거의 항상 막혀 있는 것 같아요. 늘 그래서 익숙해졌나 봐요."

검진 과정에서 나는 앤의 복부가 다소 팽팽하고 누르면 통증을 느낀다는 사실도 확인했다. 앤이 그동안 인지하지 못했던 또 하나의 흔한 문제, 바로 속이 불편하고 가스가 차는 증상도 발견된 것이다. '여성 건강 연구'에 따르면 편두통이 있는 여성의 약 4분의 1은 복부 팽창과 같은 증상이 나타났다. 이 증상 역시 음식에 대한 민감도와 마찬가지로 두통의 통증을 악화시킨다.

나는 편두통의 근본적인 원인을 찾으려면 위장관의 기능이 어떤 상태인지 살펴봐야 한다고 앤에게 제안했다.

아무 말도 하지 않았지만, 앤의 표정에는 '두통 때문에 왔는데 위장 검사를 해야 한다고요?'라고 의아해하는 기색이 역력했다.

여러 가지 음식에 과민반응을 일으키는 환자의 증상은 관절통, 극심한 기분 변화, 주의력 결핍장애, 과잉행동, 피로감, 복통, 어지럼증 등 제각기 다양하다. 나는 이런 환자를 진찰할 때, 우선 환자의 위장관은 어떤 상태인지부터 파악한다. 나는 이런 사실을 앤에게 설명했다.

자극을 일으키는 음식이 너무 많은 경우에 나는 소장에 '장 누수'로 불리는 문제가 있는지 살펴본다. 장에서 일어난 일은 장에서 끝나지 않고, 몸 전체에 영향을 준다. 장 누수가 치료되면 음식 알레르기도 치료되는 경우가 많다.

장에 관한 아주 놀라운 진실

우리는 흔히 장이 음식을 소화하고 영양소를 흡수하는 곳이라고 생각한다. 소화와 흡수는 위장관의 가장 주된 기능이다. 이 기관에서 뇌에 "밥 좀 줘, 배고파."라는 신호를 보내면 우리는 그 사실을 인지하게 된다.

그러나 다음과 같이 장의 기능은 생각보다 훨씬 더 많고 광범위하다.

- 장은 면역계를 구성하는 기관들 중 크기가 가장 크다. 인체의 림프구 중 3분의 2 이상이 소장 내벽에 존재한다. 림프구는 이곳을 기지로 삼아 몸 구석구석으로 이동하여 신호를 전달하고 몸 전체 기관의 면역기능에 영향을 준다. 소장은 경구 내성이 시작되는 곳이기도 하다. 앞서 3장에서 설명했듯이 경구 내성은 인체가 영양소를 흡수하면서 알레르기 유발물질에 반응하지 않는 정상적이고 건강한 기능이다. 이 능동적인 반응은 조절 T세포의 조절로 이루어진다.
- 위장관에는 자체적인 신경계가 존재한다. 이 장 신경계는 제2의 뇌로도 불린다. 척수와 마찬가지로 장 신경계 또한 수많은 신경세포로 구성되며 이 세포들이 뇌와 끊임없이 신호를 교환한다.

  뇌와 장 신경계의 신호 교환을 활용하여 몸과 마음을 다스리는 치료로 알레르기 증상을 완화시킬 수 있다. 네덜란드에서 실시된 실험에서는 몸과 마음을 다스리는 훈련 프로그램으로 장독소로 인한 염증 반응을 약화시킬 수 있다는 놀라운 결과가 확인됐다.[7]
- 장에는 수천 종의 세균과 수십 종의 효모, 종류를 알 수 없는 바이러

스를 비롯해 1조 마리의 미생물이 살고 있다. 나는 30년 이상 장내 세균총, 또는 장 미생물군으로 불리는 이 미생물들이 인체 건강과 질병에 어떤 영향을 주는지 큰 관심을 기울여왔다.

지난 10년 동안은 응용의학 분야에서 장내 세균총 연구가 가장 중요한 연구 분야로 떠올랐다. 장에 건강한 세균총이 형성되도록 하는 기법을 나는 '유익균 재형성'이라고 부른다. 이번 장 뒷부분에서 다시 설명할 예정이다.

• 위장관은 해독 기관이다. 장 내벽에서는 해독 작용에 관여하는 효소가 다량으로 생성된다. 장과 간은 해로운 물질이 조직에 닿지 않도록 하고 몸 바깥으로 배출시킨다. 장 내벽의 세포와 장의 면역체계는 인체가 장으로 유입된 독성물질이나 알레르기 유발물질에 악영향을 입지 않도록 보호막 역할을 한다.

이와 같이 소화계가 담당하는 다양한 기능은 서로 상호작용한다. 그리고 우리가 먹는 음식은 면역 반응과 영양 상태, 대사 상태, 수면 패턴, 심지어 기분에도 영향을 준다.

장 누수는 편두통으로 이어진다

장 누수가 발생하면 장에 유입된 독성물질과 음식에 함유된 알레르기 유발물질이 과도하게 흡수된다. 장 내벽의 인체 보호막으로서의 기능이 약화되고 경구 내성이 제 기능을 발휘하지 못하면서 악순환이 시작된다.

즉 음식의 알레르기 유발물질에 노출되어 알레르기 반응이 나타나고, 이로 인해 소장 내벽의 염증이 증대되어 장 내벽의 누수도 더욱 심해진다.

나는 25년 동안 장 누수 증후군에 관한 글을 쓰고 강의를 해왔다. 그러는 동안 장 누수가 알레르기와 염증성 질환에 중요한 역할을 한다는 사실이 의학계의 주된 관심사로 떠올랐다. 환자들이 내게 "제 주치의가 그러는데 장 누수 같은 건 없대요."라고 말하던 시절도 있었건만 지금은 가장 저명하고 보수적인 학술논문에도 '장 누수'라는 용어가 등장한다.

유럽에서는 편두통과 장 누수의 연관성을 밝힌 다음과 같은 연구 결과가 발표됐다.

- 네덜란드 연구진은 편두통과 위장관질환이 서로 연계되어 있다는 사실을 발견했다. 연구진은 "위장관 증상이 자주 발생하는 사람들은 두통 발생률이 더 높다. (중략) 편두통과 위장관질환을 일으키는 문제가 장의 투과성과 염증 반응을 증대시키는 것으로 보인다."라고 설명했다.[8] '장의 투과성 증대'는 장 누수를 정중하게 표현한 것이다.
- 이 책 전반부에 주목할 만한 연구 결과를 발표한 인물로 소개한 신경학자 에거는 음식 알레르기와 장 누수, 편두통의 관계를 명확히 밝혔다. 그는 증상을 유발하는 음식에 노출된 후 48시간이 지나야 두통이 나타나는 이유에 대해 설명했다.[9] 알레르기 반응을 일으키는 음식을 섭취하면 장에 염증이 발생하고 이로 인해 장 내벽에 누수 증상이 발생한다는 것이다. 장 누수로 장내 세균에서 형성된 독소나 음식에 함유된 독성물질이 인체에 과량 흡수된다. 두통의 결정적인 원인

은 바로 이 독소이다.

설탕도 알레르기 반응을 증대시켜 장의 투과성을 높이는 원인으로 작용할 수 있다. 음식 알레르기가 있는 사람이 설탕을 섭취하면 알레르기 증상이 악화되는 이유를 이 같은 설탕과 알레르기 유발성분의 상승작용으로 설명할 수 있다.

내 동료인 퍼듀대학교의 로라 스티븐스Laura Stevens는 어린이의 주의력 결핍 과잉행동장애와 영양의 관계를 조명한 중요한 연구 결과를 발표했다. 식품용 색소가 뇌에 발생시키는 독성 영향에 관한 스티븐스의 연구 결과는 현재 여러 과학적 증거들이 명확히 뒷받침하고 있다.

로라와 나는 어린이가 설탕을 섭취하거나 알레르기 유발성분이 함유된 음식에 노출되면 식품의 색소로 인한 독성 영향에 더 취약한 상태가 된다는 사실을 발견했다. 우리는 설탕이나 알레르기 유발성분 노출로 장의 투과성이 상승하고 이로 인해 색소와 같은 식품첨가물의 체내 흡수율도 증가하여 행동 변화를 일으켰다고 보고 있다.10) 알레르기와 독성물질은 알레르기가 독성 영향을 악화시키는 악순환으로 엮여 있는 셈이다.

장 누수 검사

앤의 위장관 기능을 명확히 평가하기 위해 나는 2가지 검사를 실시했다. 첫 번째는 장의 투과성을 알아보는 검사였다. 이 검사는 특수한 검사 용액을 마시게 한 뒤 소변을 채취하여 용액 성분이 얼마나 흡수됐는지 확인하는 방식으로 진행된다. 두 번째 검사는 장내 세균총의 종류와 소화 효율을 분석할 수 있도록 고안된 대변 검사였다.

검사 결과 확실한 답이 나왔다. 앤은 장의 투과성이 눈에 띄게 증대된 상태, 즉 아주 심한 장 누수였다. 또한 일반적인 장내 세균인 락토바실러스와 비피더스균이 전혀 없는 것으로 나타났다. 락토바실러스 아시도필루스로 가장 많이 알려진 락토바실러스와 비피더스균이 알레르기성 비염과 천식 증상을 완화시키는 프로바이오틱스로 활용될 수 있다는 점은 각각 11장과 12장에서 설명했다.

대변 검사에서 앤은 췌장 효소가 감소하여 음식으로 섭취한 지방이 소화되지 않는 비율이 높은 것으로 확인됐다. 췌장 기능에 문제가 발생하여 영양 흡수가 제대로 이루어지지 않는다는 징후였다. 이러한 소화기능의 문제는 혈액검사에서 발견된 또 다른 이상 징후, 혈중 비타민 D와 아연 농도가 매우 낮아진 원인일 가능성이 큰 것으로 판단됐다.

이 모든 비정상적인 문제는 분명 서로 연계되어 있었다. 가령 락토바실러스와 같은 프로바이오틱스는 장의 투과성을 정상 범위로 유지하는 역할을 한다.[11] 그런데 이부프로펜, 나프록센과 같은 진통제는 위장관의 락토바실러스를 크게 감소시킨다는 사실이 밝혀졌다. 이와 같은 진통제의 잘 알려진 부작용 가운데 장 기능 손상은 이러한 기전으로 발생할 가능성이 있다.[12] 따라서 치료 효과를 최대한으로 끌어올리기 위해서는 이러한 문제들을 모두 해결해야 했다.

나는 모든 정보를 토대로 앤의 장 건강을 되찾고 이를 통해 편두통을 약화시킬 수 있도록 해줄 'ARC 프로그램'을 마련했다. ARC는 다음의 앞글자를 딴 이름이다.

- 회피하기(Avoidance)
- 유익균 재형성(Reflorastation)
- 양성하기(Cultivation)

나는 이 프로그램으로 다양한 알레르기, 염증, 자가면역질환을 치료했다. 이 치료법은 특정한 질병에 국한되지 않고 수많은 질병의 원인을 해소하는 데 활용할 수 있다.

ARC 치유법

1단계: 회피하기

장 누수를 치료하는 첫 번째 단계는 장 내벽을 손상시키는 모든 노출을 피하는 것이다. 약물과 감염, 음식이 가장 일반적인 노출원이다.

- 약물 중에서 장 투과성을 증대시키는 종류는 대부분 비스테로이드성 항염증제다. 아스피린과 이부프로펜, 나프록센 등의 진통제가 여기에 포함된다. 381쪽에 비스테로이드성 항염증제의 종류가 나와 있다. 앤의 경우 두통을 가라앉히기 위해 이 중 여러 종류를 복용했다. 나는 앤에게 진통제 복용을 중단하고 편두통 약에 의존하는 대신 알레르기 솔루션 프로그램을 실천하도록 권고했다.

• 장에 감염이 발생하면 위장관에 염증이 발생하여 장 투과성이 증대된다. 나는 그간 임상에서 쌓은 경험을 통해, 음식 알레르기가 있는 사람들에게 감염을 일으키는 주된 원인은 단세포 기생충인 람블편모충과 여러 종류의 아메바, 칸디다 알비칸스와 같은 효모라는 사실을 확인했다.13)

이 책 앞부분에서도 감염이 발생하여 알레르기성 질병이 촉발된 환자들의 사례를 소개했다. 지금도 나는 다양한 음식에 민감 반응을 보이는 환자들은 모두 이러한 미생물에 감염되지 않았는지 확인한다. 내 임상 경험상, 그동안 있는 줄도 몰랐던 위장관 감염이 발견되고 치료가 실시되는 것만큼 알레르기에서 더 극적으로 벗어날 수 있는 방법은 없다.

• 식품은 다음 2가지 경로를 통해 장 누수를 유발한다.

  - 일반적인 서구식 식단. 설탕과 포화지방 함량이 높은 이 식단은 장 투과성을 높이고 대사성 내독소혈증으로 불리는 전신 염증을 일으킨다.14) 술을 매일 마시는 습관도 전신 염증으로 이어지는 장 누수의 원인이 될 수 있다.15) 이때 면역 균형 식단으로 이 2가지 문제를 모두 바로잡을 수 있다. 해당 식단은 장 건강을 회복할 수 있는 토대가 되게끔 고안되었다.

• 알레르기를 유발하는 음식을 섭취하면 위장관에 염증이 발생하고 이것이 누수를 일으킨다. '파워 해독'과 '음식 재섭취' 프로그램을 통해 그와 같은 음식을 구분하고 식단에서 배제하는 동시에 영양이 뛰어난 다양한 음식을 섭취할 수 있다.

나는 파워 해독과 음식 재섭취 프로그램, 면역 균형 식단을 통한 체계적인 분석으로 먼저 앤에게 가장 적합한 식품을 찾았다. 알레르기를 일으키는 주된 식품은 유제품, 효모, 옥수수로 드러났다. 앤은 이러한 식품을 식단에서 배제하고 8장에서 설명한 원칙에 따라 영양이 풍부하면서 균형이 잘 잡힌 다채로운 음식을 섭취하기 시작했다. 그러자 두통의 빈도와 증상의 강도가 견딜만한 수준으로 약화됐다.

비스테로이드성 항염증제

아스피린	살리실산 콜린마그네슘
살리실산 콜린	세레콕시브
디클로페낙	디플루니살
에토돌락	페노프로펜
플루비프로펜	이부프로펜
인도메타신	케토프로펜
살리실산마그네슘	메크로페남산 나트륨
메페남산	멜록시캄
나부메톤	나프록센
옥사프로진	피록시캄
살살레이트	살리실산나트륨
설린닥	톨메틴나트륨

2단계: 유익균 재형성

장내 세균은 장 투과성에 엄청난 영향을 줄 수 있다. 건강에 이로운 유익균은 세포에서 장의 방어막이 될 물질이 생성되도록 돕는다. 그런데 장 누수가 발생하면 이 기능이 사라진다.

벨기에 연구진은 알코올의존증과 금단 증상이 장내 세균총 및 장 누수와 어떤 관계가 있는지 조사했다.[16] 실험적으로 장 투과성을 측정할 수 있는 기준을 토대로, 연구진은 만성 알코올의존증 환자들로 구성된 피험자들을 장 투과성(장 누수)이 높은 그룹과 정상인 그룹으로 나누었다. 투과성이 높은 그룹은 투과성이 정상인 그룹에 비해 우울증, 불안증, 알코올에 대한 욕구가 더 높은 것으로 나타났다. 또한 전신 염증 수치도 더 높고 장내 세균총에서 뚜렷한 변화의 징후가 발견됐다.

장 투과성이 정상인 그룹과는 달리 장 투과성이 높은 그룹의 장에는 항염증 작용을 하는 것으로 알려진 비피더스균이 결핍된 상태였다. 연구진은 알코올의존증 환자들 중 일부(전체 피험자의 절반)는 술로 인해 인체를 보호하는 미생물이 결핍되어 장내 세균총이 변화하고 장 투과성이 증가하여 전신 염증이 발생할 수 있다고 추정했다. 또한 알코올의존증 환자들에게서 나타나는 심리적 혼란도 이로 인해 악화된다고 보았다.

프로바이오틱스는 장 누수 치료에 도움이 될까?

여러 연구진이 프로바이오틱스 보충제가 다양한 스트레스 상황에 처한 사람들의 장 투과성에 영향을 줄 수 있는지 다음과 같이 조사했다.

- 이탈리아의 의사들은 락토바실러스 람노서스 GG 균주를 복통 환자들에게 8주간 투여했다. 위약군에 비해 프로바이오틱스를 섭취한 환자들은 장 투과성이 개선되고 통증이 크게 개선됐다.[17]
- 핀란드 연구진은 식품 알레르기로 습진이 발생한 환자들에게 위와 동일한 프로바이오틱스 균주를 투여한 결과, 장 염증이 감소하고 부종의 중증도가 개선됐다고 밝혔다.[18]
- 독일 연구진은 알레르기성 중증 습진 환자들에게 락토바실러스 람노서스 19070-2 균종과 락토바실러스 루테리 DSM 12246 균종을 투여했다. 이 2가지 프로바이오틱스를 복용한 환자들은 장 투과성이 개선되고 위장관 증상이 감소했다.[19]

장 누수를 치유하는 데 도움이 되는 프로바이오틱스는 몇 가지가 있다. 그러나 그간의 임상 경험을 토대로, 나는 장 누수에 가장 이상적인 균종은 없다는 결론을 내렸다. 사람마다 효과가 다르기 때문이다. 요구르트, 사우어크라우트, 김치 같은 발효식품을 섭취하면 프로바이오틱스의 효과가 가장 확실하게 나타나는 사람들도 있다.

반면 프로바이오틱스 보충제로 효과를 얻는 사람들도 있다. 우리는 장누수가 발생한 것은 직접 느낄 수 없지만 속에 가스가 차거나 복부 팽만감과 같은 소화기 증상이나 장운동이 활발히 이루어지고 있는지 여부는 느낄 수 있다.

누구나 장에 아무런 증상이 나타나지 않기를 바란다. 장이 제대로 기능하면 눈치챌 만한 증상 없이 조용하게, 장이 있는지조차 느껴지지 않는다.

올바른 프로바이오틱스를 선택하여 섭취하면 이와 같은 상태를 만드는데 도움이 된다. 어떤 종류건 섭취했을 때 가스와 팽만감, 트림, 변비, 설사 증상이 악화된다면 자신에게 맞지 않는 프로바이오틱스라고 볼 수 있다.

나는 앤에게 2가지 프로바이오틱스를 권했다. 하나는 락토바실러스 플라타룸을 비롯해 여러 락토바실러스균이 혼합된 것이다. 락토바실러스 플라타룸은 이름에서도 나타나듯이 식물plants에 존재한다. 사우어크라우트와 같이 자연 발효된 식품을 통해 섭취할 수 있는 이 균은 사람을 대상으로 한 임상시험에서 장내 방어막을 탄탄하게 하고 장 누수 치유에 도움이 되는 것으로 밝혀졌다.[20]

내가 추천한 또 한 가지 프로바이오틱스는 동물 실험에서 장 누수 치유 효과가 밝혀진 비피도박테리움 인판티스이다.[21] 이 균은 조절 T세포의 활성을 촉진하는 기능도 있다.[22] 앞서 3장에서 우리는 조절 T세포가 림프구의 일종이며 알레르기 반응을 상쇄시키고 예방한다는 사실을 살펴보았다. 앤의 장 문제를 해소해줄 것이란 기대감으로 효과가 빠른 이러한 프로바이오틱스를 치료에 포함시켰다.

3단계: 양성하기

장은 정원과 마찬가지다. 잡초를 뽑고, 씨앗을 심고, 식물을 키우는 것 외에 또 해야 할 일이 있다. 바로 흙을 잘 일구어야 한다.

영양이 풍부한 식단, 식물성 섬유질이 가득 함유된 식품은 장 누수에서 벗어나기 위한 필수 요소이다. 알레르기 솔루션 프로그램의 하나로 개발된 면역 균형 식단은 실험을 통해 확인된 것처럼 장 기능을 강화하여 투과성이 정상적으로 유지되도록 고안되었다. 특히 다음 성분이 그와 같은 역할을 한다.

- 면역 균형 수프에 맛을 더하는 향신료 강황은 항염증 효과가 있다.[23]
- 우롱차와 녹차에는 차 플라보노이드 성분이 함유되어 있다.[24]
- 면역 균형 스무디에 브로콜리 싹 분말을 추가할 경우 브로콜리에 함유된 설포라판 성분을 섭취할 수 있다. 면역 균형 수프에 생무를 추가하면 익힌 브로콜리에 함유된 설포라판의 흡수율을 높일 수 있다.[25]

인체에 비타민이나 무기질이 이미 결핍된 상태라면 식이보충제가 필요할 수도 있다. 앤의 경우 비타민 D와 아연이 중요한 치료 항목에 포함되었다.

비타민 D, 알레르기, 장 누수의 관계

비타민 D가 부족하면 장의 방어막 기능이 손상되어 장 누수에 영향을 준다.[26] 그러나 비타민 D를 섭취할 수 있는 음식은 몇 가지에 불과하고 주된 공급원이 햇볕이라 열대지방에 사는 사람들 외에는 혈중 비타민 D 농도가 낮은 경우가 굉장히 흔하다. 비타민 D 결핍이 알레르기를 유발하는지 여부는 명확하게 밝혀지지 않았지만 일부 연구에서 비타민 D를 보충 섭취하면 알레르기 관련 증상이 완화될 수 있다는 사실이 확인됐다.

• 미국 네브래스카대학교 연구진은 만성 두드러기 환자들을 대상으로 비타민 D 보충 섭취 시 어떤 효과가 나타나는지 살펴보았다. 하루 4,000IU국제 단위의 비타민 D를 섭취하도록 하자 두드러기의 중증도와 가려운 정도가 감소하여 수면의 질이 개선됐다.[27]

• 편두통 환자 중 체내 비타민 D 수치가 낮은 사람이 편두통 약과 함께 비타민 D를 보충 섭취하면 편두통 빈도가 대폭 낮아지는 것으로 나타났다.[28] 약과 함께 처방된 비타민 D의 양은 결핍 수준에 따라 일일 400~4,000IU 범위였다.

• 천식 환자가 비타민 D를 보충 섭취하면 증상 억제를 위해 사용하는 스테로이드 흡입제의 사용량이 최대 75%까지 감소하는 것으로 나타났다. 혈중 비타민 D 수치가 상승하면 천식 발작 발생률은 감소했다.[29] 이 같은 결과는 미국국립보건원의 주도로 20곳의 의료해독기관에서 공동 실시된 연구를 통해 도출되었으며 학술지 〈미국 의학협회지〉에 게재됐다.

발표 당시 언론에서는 대대적으로 비타민 D 보충 섭취가 천식에 아무런 도움이 되지 않는다고 보도했으나 연구 결과를 상세히 살펴보면 이러한 보도 내용이 결과를 잘못 해석한 것임을 알 수 있다. 혈중 비타민 D 수치가 낮은 천식 환자의 경우 비타민 D 농도가 상승하면 약을 덜 사용하고도 천식 증상을 더 원만하게 통제할 수 있다.

• 집먼지진드기로 인해 천식이 발생한 어린이들에게 알레르기 주사 치료와 함께 비타민 D 보충제를 복용(하루 650IU)하도록 하자 스테로이드 흡입기 사용을 중단하는 비율이 2배로 늘어났다. 체내 비타민

D가 상승하면 조절 T세포의 활성이 향상되는 것으로 추정된다. [30]

아연 vs. 장 누수

혈중 아연 농도가 낮으면 장 누수로 이어지는 경우가 많다. 아연은 면역기능에 커다란 영향을 주는 필수 무기질이다. 아연이 부족하면 장부터 피부까지 우리 몸에서 방어막 역할을 하는 모든 세포의 기능이 무너진다. 설사 증상이 나타난 어린이가 아연을 보충 섭취하면 장의 과도한 투과성을 정상 상태로 되돌리고 장 염증을 감소시키는 데 도움이 되는 것으로 확인됐다. [31]

강력한 비스테로이드성 항염증제인 인도메타신Indomethacin으로 인해 장 투과성이 높아지는 문제를 아연이 예방할 수 있다는 사실이 임페리얼 칼리지 런던의 연구진을 통해 밝혀졌다. 인도메타신은 비스테로이드성 항염증제 전체를 통틀어 위장관에 가장 큰 손상을 일으킨다. 연구진이 건강한 연구 자원자들에게 인도메타신을 복용하도록 하자 장 투과성이 단 5일 만에 3배나 증가했다. 이후 인도메타신과 함께 아연 카르노신이라는 특수한 형태의 아연을 함께 복용하도록 하자 장 투과성은 증가하지 않았다. [32]

아연은 천식에도 도움이 되는 것으로 보인다. 체내 아연 농도가 낮은 천식 환자들에게 8주간 하루 50mg의 아연을 섭취하도록 하자 폐 기능이 크게 개선되고 기침, 숨을 쌕쌕대는 증상, 호흡곤란과 같은 증상이 완화되는 효과가 나타났다. [33]

프리바이오틱스란 무엇인가?

프로바이오틱스는 식품이나 보충제로 섭취하는 유익한 미생물이다. 알레르기성 비염과 천식 치료에 프로바이오틱스를 활용하는 방법에 대해서는 앞에서 설명했다. 복합 탄수화물인 프리바이오틱스는 이와 다른 기능을 한다. 프리바이오틱스는 위장관에서 소화되거나 흡수되지 않고 그대로 소장과 대장으로 이동하여 건강에 유익한 장내 미생물총만 선택적으로 성장을 촉진시킨다. 모유에는 비피더스균의 생장을 촉진하는 프리바이오틱스가 풍부하게 함유되어 있다. 모유가 건강에 좋은 여러 가지 이유 중 많은 부분이 프리바이오틱스에서 비롯된다.

섬유질과 저항성 전분은 프리바이오틱스의 효과를 얻을 수 있는 고형 식품에 해당된다. 저항성 전분은 이름에서도 알 수 있듯이 소화에 저항성을 나타내며 바나나, 플랜틴 바나나, 콩, 완두콩, 고구마 등의 식품에 함유되어 있다. 치커리에서 추출한 프리바이오틱스 성분인 이눌린은 여러 가지 프리바이오틱스 상품으로 판매되고 있다.

이탈리아 바리에 위치한 국립소화기질환연구소의 실험 생화학 연구실에서는 위장관에 아무런 문제가 없는 건강한 자원자들에게 이눌린 성분이 풍부하게 함유된 파스타를 섭취하도록 한 결과, 장 투과성이 강화되고 원래 정상이던 기능이 한층 더 정상이 되었다고 밝혔다.[34]

에이즈를 일으키는 HIV에 감염되면 장 투과율이 크게 증가하는데, 프리바이오틱스는 HIV 감염 환자의 장 누수와 면역기능 개선에도 도움이 되는 것으로 나타났다.[35]

앤은 혈중 비타민 D와 아연 농도가 모두 낮은 것으로 확인되었으므로 나는 비타민 D_3와 아연 카르노신을 보충 섭취하도록 했다. 그리고 면역 균형 스무디에 프리바이오틱스 분말을 추가해서 섭취하라고 권했다. 프리바이오틱스는 여러 가지 종류가 있는데 장 기능 회복과 알레르기 증상을 개선하고자 한다면 모유의 주된 프리바이오틱스 성분인 갈락토올리고당이라는 복합당을 선택할 수 있다.

보충 섭취를 시작하기에 앞서 앤은 편두통을 유발하는 음식을 식단에서 이미 제외시키고 두통의 빈도와 강도가 크게 개선된 상태였다. 여기에 프로바이오틱스와 프리바이오틱스, 아연, 비타민 D를 추가로 섭취하자 3개월 만에 장의 투과성이 정상 수준으로 회복됐다.

음식 알레르기 증상도 6개월 동안 많이 좋아졌다. 장 건강이 회복되자 이전에 알레르기 반응을 자극했던 수많은 음식을 그냥 먹어도 아무런 증상이 나타나지 않았다.

앤의 치료는 편두통이 아닌 장 누수 문제를 해결하고 음식 알레르기를 약화시키는 방향으로 실시됐다. 장의 투과성이 정상으로 회복되자 두통도 사라졌다.

장에 건강한 미생물군을 형성시키는 방법

장 누수 그리고 음식을 통해 항생제와 농약에 노출되면서 장의 유익균이 고갈되는 현상, 식이섬유가 부족하고 다양성이 줄어드는 문제는 모두 알레르기 환자가 급증하는 원인으로 떠오르고 있다.

해결책은 식물 위주의 자연식품을 섭취하는 것으로, 이를 위해 개발된 식단을 앞서도 설명했다. 인체 해독 기능을 크게 개선하고 항산화물질의 기능을 증대시키는 한편 장의 건강한 미생물군을 회복하고 프로바이오틱스와 프리바이오틱스의 작용을 뒷받침할 수 있도록 개발된 식단이다.

현재 의학계에서는 인체의 미생물군이 건강에 중대한 영향을 발휘하는 수수께끼 같은 기능에 큰 관심을 두고 있다. 현재까지는 인류가 이러한 미생물과 함께 진화해왔으며, 인체와 우리가 사는 땅을 미생물과 공유해왔다는 사실이 일부 밝혀져 더 큰 호기심을 불러일으킨다. 우리의 건강은 체내에 자리한 이 미생물 집단과의 관계를 얼마나 잘 형성하느냐에 크게 좌우된다고 볼 수 있다.

장에 다양한 유익균이 건강하게 서식하도록 하려면 우리는 무엇을 해야 할까?

• 과일, 채소와 같이 섬유질이 풍부한 식품을 골고루 섭취해야 한다. 과일과 채소에 함유된 플라보노이드 성분은 다양한 유익균의 성장을 촉진한다. 사우어크라우트, 김치, 요구르트와 같은 발효식품과 익히지 않은 식품도 장내 세균의 다양성을 높인다. 또 바나나, 플랜틴 바나나, 콩류, 완두콩, 감자에 함유된 저항성 전분도 장의 각종 미생물군에 작용하여 성장을 촉진한다.
• 불필요하게 항생제에 노출되지 않도록 주의한다. 예를 들어, 미

국에서 사용되는 전체 항생제의 80%는 사람이 아닌 축산 동물이 섭취한다. 육류, 달걀, 유제품은 항생제가 사용되지 않은 동물에서 생산된 것으로 선택하자.

- 가능한 한 유기농 식품을 섭취하고 유전자 재조합 식품은 피하자. 유기농법은 토양 속 세균의 다양성을 높이고, 이는 우리가 식품으로 섭취하는 균의 다양성에도 영향을 준다. 살충제와 제초제는 단순히 해충만 없애는 것으로 끝나지 않고, 유익한 균도 함께 죽인다. 동시에 해로운 균의 생장을 촉진한다.

수술을 집도하느라 손을 벅벅 문질러 씻어 균을 없애야 하는 경우가 아니라면 항균 비누나 샴푸는 사용하지 말아야 한다. 이러한 제품은 내성균의 생장을 촉진하고 건강에 유익한 균에는 악영향을 준다.

- 프로바이오틱스를 적극 활용하자. 단, 프로바이오틱스나 보충제를 섭취하기 전에 반드시 의사나 해당 분야의 전문 영양사와 상담해야 한다.

~~~~~ **결론** ~~~~~

장은 인체에 유입되고 배출되는 음식을 처리하는 기능보다 훨씬 더 많은 역할을 담당한다. 이번 장에서 우리는 이 길고 구불구불한 소화관이 알레르기에 얼마나 중요한 기능을 하는지 놀라운 사실을 확인했다.

약, 감염, 식품은 소장에 장 누수라 불리는 문제를 일으킬 수 있으며 이는 알레르기에 영향을 준다. 설탕처럼 지극히 단순하고 흔히 섭취하는 식품도 장 누수를 일으킬 수 있다.

법률 보조원으로 일하는 앤의 사례는 알레르기와 건강을 생각하면서 흔히 간과되는 가장 근본적인 진실, 즉 인체는 내재적으로 서로 연결되어 있다는 점을 다시 한번 상기시켰다. 앤에게 극심한 두통을 안겨주고 온몸에 기력이 빠지게 만들기도 했던 편두통은 소화계에 발생한 문제, 즉 장 누수가 원인으로 밝혀졌다. 나는 '회피하기, 유익균 재형성, 양성하기'로 구성된 'ARC 치유법'을 앤에게 적용하여 장 누수 문제를 해결하고 두통이 가라앉도록 치료했다.

우리 인체의 소화관이 엄청나게 다양한 역할을 한다는 사실도 이번 장에서 상세히 살펴보았다. 장은 가장 거대한 면역기관이기도 하다. 수 조 마리에 달하는 미생물이 서식하는 장소이자, 해독 기능이 원활히 이루어지도록 관장하는 핵심 기관이다. 장은 인체의 면역 반응과 대사 작용, 수면, 기분을 조절한다.

이와 함께 우리는 영양 관리와 프로바이오틱스, 비타민 D, 아연을 통해 장을 건강하게 유지할 수 있다는 사실을 밝힌 연구 결과도 살펴보았다. 꼭 이해하고 넘어가야 할 자료들이 많으니, 의사와 함께 이 책에 소개된 내용을 함께 논의해보기 바란다.

해결은 당신 손에 있다

내 아들 조너선과 나는 알레르기와 건강, 인간과 환경의 관계에 관한 세상의 생각을 바꾸기 위해 이 책을 썼다. 알레르기는 단순히 약으로 대충 덮을 수 있는 질병이 아니며, 환경은 우리가 마음대로 자동차 배기가스를 배출하고 쓰레기를 갖다 버리고 농약을 살포할 수 있는 곳이 아니라는 사실을 과학은 분명하게 알려주었다. 환경은 우리 주변의 모든 것이자 우리 안의 모든 것이고 인체의 소화관, 호흡기, 몸 전체가 그 범위에 포함된다.

이 책에서 우리는 3가지 환경이 알레르기와 건강에 영향을 준다는 사실을 살펴보았다. 바로 바깥 환경, 우리가 하루 대부분의 시간을 보내는 실내 환경, 그리고 소화계 안쪽의 환경이다. 또한 지구의 환경처럼 우리 몸의 환경 또한 균형을 잃어가고 있다는 사실도 알게 되었을 것이다.

알레르기가 대대적으로 번진 지금의 상황은 세상에 대해 우리 몸이 드러낸 반응이다. 디젤 엔진으로 달리는 버스가 천식을 유발하는 그을음을 공기 중에 내뿜고 간접흡연, 포름알데히드, 각종 청소 세제가 실내 환경을 건강을 악화시킬 수 있는 물질들이 가득한 곳으로 만들며, 알레르기의 위험성을 높이는 패스트푸드가 넘쳐나는 그런 세상 말이다.

실외 환경의 오염은 알레르기가 급증하는 원인으로 작용한다. 오존, 산화질소, 디젤 배기가스에 섞인 입자들은 호흡기 내벽을 손상시키고 산화적 스트레스를 높인다. 또한 알레르기 유발물질에 노출될 경우 상승작용이 발생하여 알레르기 반응이 나타나거나 더욱 악화되는 결과가 초래된다.

실내 환경의 프탈레이트, 포름알데히드, 휘발성유기탄화수소, 트리클로산, 집먼지진드기, 곰팡이와 같은 물질들은 알레르기를 촉발시킨다.

체내 환경은 식품을 통한 항생제, 농약 노출로 건강에 유익한 장내 미생물이 고갈되고 식이섬유 섭취량과 장내 미생물군의 다양성이 부족한 문제가 알레르기를 증대시키는 새로운 요인으로 등장했다.

이 책에서 우리는 전 세계적으로 확산된 2가지 형태의 알레르기를 살펴보았다. 천식, 꽃가루 알레르기, 습진, 음식 알레르기 등 세계 곳곳에서 10억 명이 앓고 있는 알레르기성 질환과 더불어 충격적인 급증세를 보이고 있는 숨겨진 알레르기가 주인공이다.

이 드러나지 않은 알레르기는 원인을 알 수 없는 체중 증가와 불안감, 피로, 주의력결핍 과잉행동장애, 우울증, 소화 문제, 머릿속이 멍하게 멈춰버린 느낌, 그밖에 수많은 불편한 증상을 유발한다. 최근 발표된 연구들을 통해 이러한 문제는 모두 면역기능의 불균형에서 초래되고 이는 알레르기의 핵심 요인이라는 깜짝 놀랄만한 결과가 확인됐다.

이 책을 통해 여러분에게 알레르기가 발생하는 근본적인 원인을 이해하고 뿌리부터 문제를 해결할 수 있도록, 또는 몸이 아픈 이유와 나을 수 있는 방법을 찾을 수 있도록 해줄 과학계의 최신 정보를 전할 수 있어서 참으로 영광스럽게 생각한다.

식품에 함유된 비타민과 여러 영양성분이 인체 면역기능을 강화하고 균형을 유지하는 데 도움이 될 수 있다는 점, 명상과 같이 몸과 마음을 연계하는 훈련이 스트레스를 없애고 염증을 줄여서 건강한 면역기능을 되찾는 데 핵심적인 역할을 할 수 있다는 사실들이 밝혀졌다.

우리의 건강과 환경을 위협하는 것들

그러나 우리가 의존하고 살아가는 환경이 과거 그 어느 때보다 위협받는 현 상황에서 아직 해결해야 할 일이 훨씬 더 많다. 미래를 살짝 엿볼 수 있는 일들이 이미 일어났고, 지금 이 순간 그러한 일들이 벌어지고 있다.

지구는 점점 무더워지고 있다. 유럽에서는 기록적인 열파로 수천 명이 목숨을 잃었고 미국의 캘리포니아와 남서부 지역은 수년간 가뭄에 시달리고 있다. 미국, 유럽, 러시아, 호주 곳곳에서는 산불이 발생하고 전 세계 산악지역의 빙하는 규모가 축소되거나 아예 사라졌다. 그린란드에서는 얼음이 녹고 전 세계 해수면은 상승하고 있다. 허리케인과 태풍은 규모가 점점 더 커지고 위험해지는 추세다.

기온 상승, 산불에서 발생하는 연기는 대기오염을 악화시키고 이로 인해 천식이 악화될 뿐만 아니라 우리 건강에 직접적인 피해가 발생한다. 온실가스로 공기 중을 떠다니는 꽃가루도 더욱 늘고 있다. 대기 중의 이산화탄소가 갈수록 증가하면서 지구 온난화는 지속될 조짐을 보이고, 우리의 건강이 계속해서 위험에 처할 가능성도 커졌다.

이 책의 집필을 막 끝냈을 때 우리 두 저자가 전하려는 핵심 메시지가 커다란 이슈가 되었다. 지구 온난화가 건강에 깊은 영향을 준다는 사실이 주요 언론마다 표지를 장식한 것이다.

〈블룸버그 뉴스Bloomberg News〉는 "미국 대통령, 기후 변화로 미국에 발생할 재앙적 영향을 예견하며 UN에 조치 촉구"라고 보도했으며,[1] 〈USA 투데이USA Today〉는 "백악관과 미국 환경보호청, 기후 변화가 경제와 건강에 엄청난 위협 요소라고 밝혀[2]"라고 전했다.

같은 달 미국 백악관은 '기후 변화와 건강에 관한 대표자 회의'를 개최했다. 해당 행사에서 백악관 대변인은 다음과 같이 설명했다.

"기후 변화가 멀리 떨어진 위협이 아님을 우리는 알고 있습니다. 이미 미국 전역에 그 영향이 나타나고 있습니다. 지난 30년간 미국인 중 천식 환자의 비율은 2배 이상 높아졌고, 기후 변화로 인해 이들과 기타 수많은 천식 취약 계층이 병원 치료를 받아야 할 위험성은 더욱 커졌습니다."[3]

이날 회의에서 미국 연방공중보건위생국장인 비벡 머시Vivek Murthy는 "기후 변화는 인류 전체의 건강에 즉각적이고 심각한 영향을 준다."는 말로 문제의 심각성을 더욱 강조했다. 기온이 상승하면 봄이 찾아오는 시기가 앞당겨지고 그만큼 꽃가루가 날리는 기간이 길어진다. 스모그, 오존 농도 상승으로 도시 공기의 질이 악화되면 천식, 알레르기, 호흡기질 환자들이 입원 치료를 받거나 병원을 찾는 횟수도 더욱 늘어날 것이라고 그는 설명했다.[4]

미국 환경보호청은 최근 발표한 보고서 〈미국의 기후 변화: 전 지구적 조치로 얻을 수 있는 것〉에서 온실가스 배출량이 줄면 조기 사망자를 2050년까지 1만 3천 명가량 줄일 수 있고, 2100년까지는 5만 7천 명의 때 이른 죽음을 막을 수 있다고 밝혔다.5)

그해 6월에는 세계에서 가장 저명한 의학계 학술지로 인정받는 〈란셋 The Lancet〉에 중요한 논문이 실렸다. 〈건강과 기후 변화: 공중보건을 지키기 위한 정책적 대응〉이라는 제목의 이 논문에는 다음과 같은 견해가 담겨 있다.

"기후 변화의 영향은 이제 체감할 수 있는 상황이 되었고, 향후 인류 건강에 수용 불가능한 수준의 엄청난 악영향을 가져올 것으로 전망된다." 해당 논문은 이 위험한 상황에 대비하기 위해서는 전 세계 각국 정부가 에너지원을 재생 에너지로 전환하고 자동차를 줄이는 동시에 석탄 사용을 신속히 중단함으로써 탄소 배출량을 줄여야 한다고 촉구했다.6)

자연의 외침

영화 〈인터스텔라Interstellar〉에서는 가까운 미래에 곡식을 덮친 병충해가 인류 문명의 생존을 위협하고, 거대한 먼지 폭풍이 미국을 집어삼키는 미래의 모습이 그려진다. 한때는 풍족함과 번영의 상징이었던 미국의 농장 지역은 숨 막히는 뿌연 먼지 때문에 마스크를 반드시 써야만 하는 황무지가 되고 만다.

이 영화에서 배우 마이클 케인Michael Caine이 역할을 맡은 미 항공우주국의 교수는 사람들이 생을 이어갈 만한 새로운 행성을 탐사하기로 하고 그 일을 해낼 우주비행사를 모집한다. 탐사대원으로 선발된 배우 매튜 맥커너히(Matthew McConaughey)에게 케인은 이렇게 이야기한다. "자네의 딸 세대가 지구의 마지막 세대가 될 걸세. 어서 가서 세상을 구하게나."

다른 행성을 찾아내고 말겠다는 그 뜨거운 열정을 지금 살고 있는 이 행성을 좀 더 세심하게 챙기려는 노력으로 바꾸면 어떨까? 우리 모두가 함께 노력해서 대기오염 문제를 해결한다면 천식을 앓는 사람이건 그렇지 않은 사람이건 좀 더 자유롭게 숨 쉴 수 있는 환경을 만들 수 있지 있을까? 대기오염이 해소되면 꽃가루도 줄고, 꽃가루 알레르기로 괴로워하는 사람들이 좀 더 편안하게 사는 데 도움이 될 것이다.

독성 화학물질의 생산량과 사용량을 줄이는 것 또한 환경이 짊어져야 하는 부담을 줄여준다. 물론 전철이나 버스를 이용하거나 걸어서 출퇴근하는 일은 우주 탐사를 떠나는 것처럼 극적인 일은 아니다. 하지만 '지구를 살리자!'는 생각으로 실천하는 일들은 영화에서 우주비행사들이 하는 일 못지않게 고귀하고 영웅적인 일이다.

알레르기는 우리가 먹는 음식과 숨 쉬는 공기, 살아가는 환경과 관련이 있다. 건강을 위해 자연을 보호하는 일은 생사가 달린 일처럼 앞장서서 노력해야 한다. 모두가 동참하여 해결책을 만들어가는 일원이 되었으면 좋겠다.

자연 건강법에 관한 정보는 나와 내 아들이 운영하는 사이트(www.drgalland.com)에 가입하거나 페이스북(facebook.com/leogallandmd), 트위터(@leogallandmd) 계정을 통해서도 얻을 수 있다.

•

미주 · 참고문헌

프롤로그 신종 미스터리 질환

1. Eriksson NE. Food sensitivity reported by patients with asthma and hay fever. A relationship between food sensitivity and birch pollen-allergy and between food sensitivity and acetylsalicylic acid intolerance. *Allergy.* 1978 Aug;33(4):189–96.

chapter 1 알레르기의 다양한 얼굴

1. Millichap JG, Yee MM. The diet factor in pediatric and adolescent migraine. *Pediatr Neurol.* 2003 Jan; 28(1):9–15; Vally H, Misso NL, Madan V. Clinical effects of sulphite additives. *Clin Exp Allergy.* 2009 Nov; 39(11):1643–51.

2. Añíbarro B, Caballero T, García-Ara C, Díaz-Pena JM, Ojeda JA. Asthma with sulfite intolerance in children: a blocking study with cyanocobalamin. *J Allergy Clin Immunol.* 1992 Jul;90(1):103–9.

3. Weinberg EG, Tuchinda M. Allergic tension-fatigue syndrome. *Ann Allergy.* 1973 Apr;31(4):209-11; Valverde E, Vich JM, Garcia-Calderon JV, Garcia-Calderon PA. In vitro response of lymphocytes in patients with allergic tension-fatigue syndrome. *Ann Allergy.* 1980 Sep;45(3):185-8.

4. Litonjua AA, Gold DR. Asthma and obesity: common early-life influences in the inception of disease. *J Allergy Clin Immunol.* 2008 May;121(5):1075-84.

5. Hasler G, Gergen PJ, Ajdacic V, Gamma A, Eich D, Rössler W, Angst J. Asthma and body weight change: a 20-year prospective community study of young adults. *Int J Obes* (Lond). 2006 Jul;30(7):1111-8.

6. Ratliff JC, Barber JA, Palmese LB, Reutenauer EL, Tek C. Association of prescription H1 antihistamine use with obesity: results from the National Health and Nutrition Examination Survey. *Obesity* (Silver Spring). 2010 Dec;18(12):2398-400.

7. Cleveland CH Jr, Fisher RH, Brestel EP, Esinhart JD, Metzger WJ. Chronic rhinitis: an underrecognized association with fibromyalgia. *Allergy Proc.* 1992 Sep-Oct;13(5):263-7.

8. Stejskal V, Ockert K, Bjørklund G. Metal-induced inflammation triggers fibromyalgia in metal-allergic patients. *Neuro Endocrinol Lett.* 2013;34(6):559-65.

9. Tollefsen E, Langhammer A, Bjermer L, Romundstad P, Holmen TL. Allergy: a systemic disease? The HUNT and Young-HUNT study, Norway. *Pediatr Allergy Immunol.* 2008 Dec;19(8):730-6.

10. Golding DN. Is there an allergic synovitis? *J R Soc Med.* 1990 May; 83(5): 312-4; Panush RS. Food induced ("allergic") arthritis: clinical and serologic studies. *J Rheumatol.* 1990 Mar;17(3):291-4.

11. Alam R. Is food allergy giving me a headache? *Immunol Allergy Clin North Am.* 2012 Feb;32(1):xiii-xiv; Martin VT, Taylor F, Gebhardt B, Tomaszewski M, Ellison JS, Martin GV, Levin L, Al-Shaikh E, Nicolas J, Bernstein JA. Allergy and immunotherapy: are they related to migraine headache? *Headache.* 2011 Jan;51(1):8-20.

12. Kokkonen J1, Ruuska T, Karttunen TJ, Niinimäki A. Mucosal pathology of the foregut associated with food allergy and recurrent abdominal pains in children. *Acta Paediatr.* 2001 Jan;90(1):16-21.

13. Arora AA, Weiler CR, Katzka DA. Eosinophilic esophagitis: allergic contribution, testing, and management. *Curr Gastroenterol Rep.* 2012 Jun;14(3):206-15; Wechsler JB, Schwartz S, Amsden K, Kagalwalla AF. Elimination diets in the management of eosinophilic esophagitis. *J Asthma Allergy.* 2014 May 24;7:85-94.

14. Kahn A, Mozin MJ, Casimir G, Montauk L, Blum D. Insomnia and cow's milk allergy in infants. *Pediatrics.* 1985 Dec;76(6):880-4; Kahn A, Rebuffat E, Blum D, Casimir G, Duchateau J, Mozin MJ, Jost R. Difficulty in

399

initiating and maintaining sleep associated with cow's milk allergy in infants. *Sleep.* 1987 Apr;10(2):116-21.

15. Sundbom F, Lindberg E, Bjerg A, Forsberg B, Franklin K, Gunnbjörnsdottir M, Middelveld R, Torén K, Janson C. Asthma symptoms and nasal congestion as independent risk factors for insomnia in a general population: results from the GA(2)LEN survey. *Allergy.* 2013 Feb;68(2):213-9; Jensen ME, Gibson PG, Collins CE, Hilton JM, Latham-Smith F, Wood LG. Increased sleep latency and reduced sleep duration in children with asthma. *Sleep Breath.* 2013 Mar;17(1):281-7.

16. Chen MH, Su TP, Chen YS, Hsu JW, Huang KL, Chang WH, Chen TJ, Bai YM. Higher risk of developing major depression and bipolar disorder in later life among adolescents with asthma: a nationwide prospective study. *J Psychiatr Res.* 2014 Feb;49:25-30.

17. Goodwin RD, Galea S, Perzanowski M, Jacobi F. Impact of allergy treatment on the association between allergies and mood and anxiety in a population sample. *Clin Exp Allergy.* 2012 Dec;42(12): 1765-71.

18. King DS. Can allergic exposure provoke psychological symptoms? A double-blind test *Biol Psychiatry.* 1981 Jan;16(1):3-19.

19. Huang KP, Mullangi S, Guo Y, Qureshi AA. Autoimmune, atopic, and mental health comorbid conditions associated with alopecia areata in the United States. *JAMA Dermatol.* 2013 Jul;149(7):789-94; Barahmani N, Schabath MB, Duvic M; National Alopecia Areata Registry. History of atopy or autoimmunity increases risk of alopecia areata. *J Am Acad Dermatol.* 2009 Oct;61(4):581-91.

20. Haye KR, Mandal D. Allergic vaginitis mimicking bacterial vaginosis. *Int J STD AIDS.* 1990 Nov;1(6):440-2; Dworetzky M. Allergic vaginitis. *Am J Obstet Gynecol.* 1989 Dec;161(6 Pt 1):1752-3.

21. Loran OB, Pisarev SA, Klemenova NV, Sukhorukov VS. Allergic inflammation as one of the factors of pathogenesis of overactive urinary bladder. *Urologiia.* 2007 Mar-Apr;(2):37-41.

22. Skoner DP. Allergic rhinitis: definition, epidemiology, pathophysiology, detection, and diagnosis. *J Allergy Clin Immunol.* 2001 Jul;108(1 Suppl):S2-8.

23. **Arthritis:** Hvatum M, Kanerud L, Hällgren R, Brandtzaeg P. The gut-joint axis: cross reactive food antibodies in rheumatoid arthritis. *Gut.* 2006 Sep;55(9):1240-7; Karatay S, Erdem T, Yildirim K, Melikoglu MA, Ugur M, Cakir E, Akcay F, Senel K. The effect of individualized diet challenges consisting of allergenic foods on TNF-alpha and IL-1beta levels in patients with rheumatoid arthritis. *Rheumatology* (Oxford). 2004 Nov;43(11):1429-33. **Bronchitis:** Chawes BL. Upper and lower airway pathology in young children with allergic- and non-allergic rhinitis. *Dan Med Bull.* 2011 May;58(5):B4278. **Nephritis:** Shishkin AN. The role of immediate-type allergic reactions in the pathogenesis of the nephrotic syndrome. *Ter Arkh.* 1996;68(6):19-21; Kovács T, Mette H, Per B, Kun L, Schmelczer M, Barta J, Jean-Claude D, Nagy J. Relationship between intestinal permeability and antibodies against food antigens in IgA nephropathy. *Orv Hetil.* 1996 Jan 14;137(2):65-9. **Colitis:** Ruffner MA, Ruymann K, Barni S, Cianferoni A, Brown-Whitehorn T, Spergel JM. Food protein-induced enterocolitis syndrome: insights from review of a large referral population. *J Allergy Clin Immunol Pract.* 2013 Jul-Aug;1(4):343-9.

24. **Migraine:** Arroyave Hernández CM, Echavarría Pinto M, Hernández Montiel HL. Food allergy mediated by IgG antibodies associated with migraine in adults. *Rev Alerg Mex.* 2007 Sep-Oct;54(5): 162-8. **Irritable bowel syndrome:** Stierstorfer MB, Sha CT, Sasson M. Food patch testing for irritable bowel syndrome. *J Am Acad Dermatol.* 2013 Mar;68(3):377- 84; Tobin MC, Moparty B, Farhadi A, DeMeo MT, Bansal PJ, Keshavarzian A. Atopic irritable bowel syndrome: a novel subgroup of irritable bowel syndrome with allergic manifestations. *Ann Allergy Asthma Immunol.* 2008 Jan;100(1):49-53. **Fibromyalgia:** Bellanti et al. 2005; Berstad A, Undseth R, Lind R, Valeur J. Functional bowel symptoms, fibromyalgia and fatigue: a food-induced triad? *Scand J Gastroenterol.* 2012 Sep;47(8-9):914-9. **Chronic fatigue syndrome:** Straus SE, Dale JK, Wright R, Metcalfe DD. Allergy and the chronic fatigue syndrome. *J Allergy Clin Immunol.* 1988 May;81(5 Pt 1):791-5.

400

Attention deficit disorder: Hak E, de Vries TW, Hoekstra PJ, Jick SS. Association of childhood attention-deficit/hyperactivity disorder with atopic diseases and skin infections? A matched case-control study using the General Practice Research Database. *Ann Allergy Asthma Immunol.* 2013 Aug;111(2):102-106.e2; Yaghmaie P, Koudelka CW, Simpson EL. Mental health comorbidity in patients with atopic dermatitis. *J Allergy Clin Immunol.* 2013 Feb;131(2):428-33. **Canker sores:** Besu I, Jankovic L, Magdu IU, Konic-Ristic A, Raskovic S, Juranic Z. Humoral immunity to cow's milk proteins and gliadin within the etiology of recurrent aphthous ulcers? *Oral Dis.* 2009 Nov;15(8):560-4. **Burning mouth syndrome:** Lamey PJ, Lamb AB, Hughes A, Milligan KA, Forsyth A. Type 3 burning mouth syndrome: psychological and allergic aspects. *J Oral Pathol Med.* 1994 May;23(5):216-9; Skoglund A, Egelrud T. Hypersensitivity reactions to dental materials in patients with lichenoid oral mucosal lesions and in patients with burning mouth syndrome. *Scand J Dent Res.* 1991 Aug;99(4):320-8. **Interstitial cystitis:** Pelikan Z, van Oers JA, Levens WJ, Fouchier SM. The role of allergy in interstitial cystitis. *Ned Tijdschr Geneeskd.* 1999 Jun 19;143(25):1289-92. **Vulvodynia:** Harlow BL, He W, Nguyen RH. Allergic reactions and risk of vulvodynia. *Ann Epidemiol.* 2009 Nov;19(11):771-7. **Anxiety:** Patten SB, Williams JV. Self-reported allergies and their relationship to several Axis I disorders in a community sample. *Int J Psychiatry Med.* 2007;37(1):11-22. **Depression:** Parker G, Watkins T. Treatment-resistant depression: when antidepressant drug intolerance may indicate food intolerance. *Aust N Z J Psychiatry.* 2002 Apr;36(2):263-5.

25. **Asthma:** Confino-Cohen R, Brufman I, Goldberg A, Feldman BS. Vitamin D, Asthma Prevalence and Asthma exacerbations: A large adult population-based study. Allergy. 2014 Aug 19; Bener A, Ehlayel MS, Tulic MK, Hamid Q. Vitamin D deficiency as a strong predictor of asthma in children. *Int Arch Allergy Immunol.* 2012;157(2):168- 75. **Food allergies and eczema:** Baek JH, Shin YH, Chung IH, Kim HJ, Yoo EG, Yoon JW, Jee HM, Chang YE, Han MY. The Link between Serum Vitamin D Level, Sensitization to Food Allergens, and the Severity of Atopic Dermatitis in Infancy. *J Pediatr.* 2014 Aug 6; Lee SA1, Hong S, Kim HJ, Lee SH, Yum HY. Correlation between serum vitamin d level and the severity of atopic dermatitis associated with food sensitization. *Allergy Asthma Immunol Res.* 2013 Jul;5(4):207-10. **Nasal allergies:** Jung JW, Kim JY, Cho SH, Choi BW, Min KU, Kang HR. Allergic rhinitis and serum 25-hydroxyvitamin D level in Korean adults. *Ann Allergy Asthma Immunol.* 2013 Nov;111(5):352-7. **Allergy in general:** Sharief S, Jariwala S, Kumar J, Muntner P, Melamed ML. Vitamin D levels and food and environmental allergies in the United States: results from the National Health and Nutrition Examination Survey 2005-2006. *J Allergy Clin Immunol.* 2011 May;127(5):1195- 202.

26. Razi CH, Akelma AZ, Akin O, Kocak M, Ozdemir O, Celik A, Kislal FM. Hair zinc and selenium levels in children with recurrent wheezing. *Pediatr Pulmonol.* 2012 Dec;47(12):1185-91; Tahan F, Karakukcu C. Zinc status in infantile wheezing. *Pediatr Pulmonol.* 2006 Jul;41(7):630-4.

27. Rosenlund H, Magnusson J, Kull I, Håkansson N, Wolk A, Pershagen G, Wickman M, Bergström A. Antioxidant intake and allergic disease in children. *Clin Exp Allergy.* 2012 Oct;42(10):1491-500; Gontijo-Amaral C, Ribeiro MA, Gontijo LS, Condino-Neto A, Ribeiro JD. Oral magnesium supplementation in asthmatic children: a double-blind randomized placebo-controlled trial. *Eur J Clin Nutr.* 2007 Jan;61(1):54-60. Alamoudi OS. Hypomagnesaemia in chronic, stable asthmatics: prevalence, correlation with severity and hospitalization. *Eur Respir J.* 2000 Sep;16(3):427-31.

28. Wood LG, Gibson PG. Reduced circulating antioxidant defences are associated with airway hyper-responsiveness, poor control and severe disease pattern in asthma. *Br J Nutr.* 2010 Mar;103(5):735-41.

29. Nakamura K, Wada K, Sahashi Y, Tamai Y, Tsuji M, Watanabe K, Ohtsuchi S, Ando K, Nagata C. Associations of intake of antioxidant vitamins and fatty acids with asthma in pre-school children. *Public Health Nutr.* 2013 Nov;16(11):2040-5; Patel BD, Welch AA, Bingham SA, Luben RN, Day NE, Khaw KT, Lomas DA, Wareham NJ. Dietary antioxidants and asthma in adults. *Thorax.* 2006 May;61(5):388-93.

30. Miyake Y, Tanaka K, Okubo H, Sasaki S, Arakawa M. Maternal fat intake during pregnancy and wheeze and eczema in Japanese infants: the Kyushu Okinawa Maternal and Child Health Study. *Ann Epidemiol.* 2013 Nov;23(11):674-80; Li J, Xun P, Zamora D, Sood A, Liu K, Daviglus M, Iribarren C, Jacobs D Jr, Shikany JM, He K. Intakes of long-chain omega-3 (n-3) PUFAs and fish in relation to incidence of asthma among American young adults: the CARDIA study. *Am J Clin Nutr.* 2013 Jan;97(1):173-8.

31. Tamer L, Calikoğlu M, Ates NA, Yildirim H, Ercan B, Saritas E, Unlü A, Atik U. Glutathione-S-transferase gene polymorphisms (GSTT1, GSTM1, GSTP1) as increased risk factors for asthma. *Respirology.* 2004 Nov;9(4):493-8; Karam RA1, Pasha HF, El-Shal AS, Rahman HM, Gad DM. Impact of glutathione-S-transferase gene polymorphisms on enzyme activity, lung function and bronchial asthma susceptibility in Egyptian children. *Gene.* 2012 Apr 15;497(2):314-9.

32. Schaefer P Urticaria: evaluation and treatment. Am Fam Physician. 2011 May 1;83(9):1078-84.; Kulthanan K, Jiamton S, Thumpimukvatana N, Pinkaew S. Chronic idiopathic urticaria: prevalence and clinical course. *J Dermatol.* 2007;34(5):294–301.

33. Elamin E, Masclee A, Dekker J, Jonkers D. Ethanol disrupts intestinal epithelial tight junction integrity through intracellular calcium-mediated Rho/ROCK activation. *Am J Physiol Gastrointest Liver Physiol.* 2014 Apr 15;306(8):G677-85.

34. James J, Warin RP. An assessment of the role of Candida albicans and food yeasts in chronic urticaria. *Br J Dermatol.* 1971 Mar;84(3):227-37; Staubach P, Vonend A, Burow G, Metz M, Magerl M, Maurer M. Patients with chronic urticaria exhibit increased rates of sensitisation to Candida albicans, but not to common moulds. *Mycoses.* 2009 Jul;52(4):334-8.

35. Iwazaki RS, Endo EH, Ueda-Nakamura T, Nakamura CV, Garcia LB, Filho BP. In vitro antifungal activity of the berberine and its synergism with fluconazole. *Antonie Van Leeuwenhoek.* 2010 Feb;97(2):201-5.

36. Davison HM. Cerebral allergy. *South Med J.* 1949 Aug;42(8):712-6.

37. Egger J, Stolla A, McEwen LM. Controlled trial of hyposensitisation in children with food-induced hyperkinetic syndrome. *Lancet.* 1992 May 9;339(8802):1150-3.

chapter 2 우리는 어쩌다 이렇게 병들었나?

1. Research needs in allergy: an EAACI position paper, in collaboration with EFA. *Clin Transl Allergy.* 2012; 2: 21.

2. World Allergy Association, "WAO White Book on Allergy 2011-2012: Executive Summary." http://www.worldallergy.org/publications/wao_white_ book.pdf.

3. Eder W, Ege MJ, von Mutius E. University Children's Hospital, Munich, Germany. The asthma epidemic. *N Engl J Med.* 2006 Nov 23;355(21):2226-35.

4. Ellwood P et al. Do fast foods cause asthma, rhinoconjunctivitis and eczema? Global findings from the International Study of Asthma and Allergies in Childhood (ISAAC) phase three. *Thorax.* 2013 Apr;68(4):351-60. doi: 10.1136/ thoraxjnl-2012-202285. Epub 2013 Jan 14.

5. Sjögren YM, Jenmalm MC, Böttcher MF, Björkstén B, Sverremark-Ekström E. Altered early infant gut microbiota in children developing allergy up to 5 years of age *Clin Exp Allergy.* 2009 Apr;39(4):518-26.

6. Yang SN et al. The effects of environmental toxins on allergic inflammation. *Allergy Asthma Immunol Res.* 2014 Nov;6(6):478-84.

7. World Health Organization, "Climate change: An opportunity for public health." http://www.who.int/mediacentre/commentaries/climate-change/en/.

8. New York University Department of Economics, "Vehicle Ownership and Income Growth, Worldwide: 1960-2030", Joyce Dargay, Dermot Gately and Martin Sommer, January 2007. http://www.econ.nyu.edu/dept/courses/gately/ DGS_Vehicle%20Ownership_2007.pdf.

9. Daniel Tencer, "Number of Cars Worldwide Surpasses 1 Billion; Can the World Handle This Many Wheels?" The Huffington Post Canada, August 23, 2011, http://www.huffingtonpost.ca/2011/08/23/car-population_n_934291.html.

10. Albertine JM et al. Projected carbon dioxide to increase grass pollen and allergen exposure despite higher ozone levels. *PLoS One.* 2014 Nov 5;9(11):e111712.

11. D'Amato G. Effects of climatic changes and urban air pollution on the rising trends of respiratory allergy and asthma. *Multidiscip Respir Med.* 2011 Feb 28;6(1):28-37.

12. Huang SK, Zhang Q, Qiu Z, Chung KF. Mechanistic impact of outdoor air pollution on asthma and allergic diseases. *J Thorac Dis.* 2015 Jan;7(1):23-33. doi: 10.3978/j.issn.2072-1439.2014.12.13.

13. Diaz-Sanchez D, Tsien A, Fleming J, Saxon A. Combined diesel exhaust particulate and ragweed allergen challenge markedly enhances human in vivo nasal ragweed-specific IgE and skews cytokine production to a T helper cell 2-type pattern. *J Immunol.* 1997 Mar 1;158(5):2406-13.

14. Bell ML, McDermott A, Zeger SL, Samet JM, Dominici F. Ozone and short-term mortality in 95 US urban communities, 1987-2000. *JAMA.* 2004 Nov 17;292(19):2372-8.

15. Beggs PJ, Bambrick HJ. Is the global rise of asthma an early impact of anthropogenic climate change? *Environ Health Perspect.* 2005 Aug;113(8):915-9.

16. Ayres JG, and colleagues, and the Environment and Health Committee of the European Respiratory Society, Institute of Occupational & Environmental Medicine, University of Birmingham, Birmingham, UK. Climate change and respiratory disease: European Respiratory Society position statement. *Eur Respir J.* 2009 Aug;34(2):295-302.

17. Rom WN, Pinkerton KE, Martin WJ, Forastiere F. Global warming: a challenge to all American Thoracic Society members. *Am J Respir Crit Care Med.* 2008 May 15;177(10):1053-4.

18. Patz JA et al. Climate change: challenges and opportunities for global health. *JAMA.* 2014 Oct 15;312(15):1565-80.

19. U.S. Environmental Protection Agency, "Climate Change Impacts on Human Health." http://www.epa.gov/climatechange/impacts-adaptation/health.html.

20. Robine JM et al. Death toll exceeded 70,000 in Europe during the summer of 2003. *C R Biol.* 2008 Feb;331(2):171-8.

21. Physicians for Social Responsibility, "More Extreme Heat Waves: Global Warming's Wake Up Call." http://www.psr.org/assets/pdfs/more-extreme-heat-waves.pdf.

22. U.S. Environmental Protection Agency, "Climate Change Impacts on Human Health."

23. Yang SN et al. The effects of environmental toxins on allergic inflammation. *Allergy Asthma Immunol Res.* 2014 Nov;6(6):478-84.

24. U.S. Fish and Wildlife Service, "Environmental Quality." http://www.fws.gov/ contaminants/issues/endocrinedisruptors.cfm.

25. The National Institute of Environmental Health Sciences, "Endocrine Disruptors." https://www.niehs.nih.gov/health/materials/endocrine_ disruptors_508.pdf.

26. World Health Organization, "Children's environmental health." http://www.who.int/ceh/risks/cehemerging2/en/.

27. Australian Government Department of Health, "Diethylhexyl phthalate (DEHP) Fact Sheet." http://www.nicnas.gov.au/communications/ publications/information-sheets/existing-chemical-info-sheets/ diethylhexyl-phthalate-dehp-factsheet.

28. World Health Organization. Concise International Chemical Assessment Document 17, "Butyl Benzyl Phthalate." http://www.who.int/ipcs/ publications/cicad/en/cicad17.pdf.

29. Minnesota Department of Health, "Formaldehyde in Your Home." http://www.health.state.mn.us/divs/eh/indoorair/voc/formaldehyde.htm.

30. U.S. Consumer Product Safety Commission, "An Update on Formaldehyde." http://www.cpsc.gov/PageFiles/121919/AN%20UPDATE%20ON%20 FORMALDEHYDE%20final%200113.pdf.

31. U.S. Consumer Product Safety Commission, "An Update on Formaldehyde."

32. Australian Government Department of Health, "Formaldehyde Fact Sheet." http://www.nicnas.gov.au/communications/publications/information-sheets/ existing-chemical-info-sheets/formaldehyde-factsheet.

33. Garrett MH et al. Increased risk of allergy in children due to formaldehyde exposure in homes. *Allergy.* 1999 Apr;54(4):330-7.

34. Rumchev KB et al. Domestic exposure to formaldehyde significantly increases the risk of asthma in young children. *Eur Respir J.* 2002 Aug;20(2):403-8.

35. Krzyzanowski M, Quackenboss JJ, Lebowitz MD. Chronic respiratory effects of indoor formaldehyde exposure. *Environ Res.* 1990 Aug;52(2):117-25.

chapter 3 과잉 반응: 균형이 깨진 면역

1. Thyssen JP. Nickel and cobalt allergy before and after nickel regulation— evaluation of a public health intervention. *Contact Dermatitis.* 2011 Sep;65Suppl 1:1-68.

2. Braga M, Quecchia C, Perotta C, Timpini A, Maccarinelli K, Di Tommaso L, Di Gioacchino M. Systemic nickel allergy syndrome: nosologic framework and usefulness of diet regimen for diagnosis. *Int J Immunopathol Pharmacol.* 2013 Jul-Sep;26(3):707-16.

3. Karlsson MR, Rugtveit J, Brandtzaeg P. Allergen-responsive CD4+CD25+ regulatory T cells in children who have outgrown cow's milk allergy. *J Exp Med.* 2004 Jun 21;199(12):1679-88.

4. St John AL, Abraham SN. Innate immunity and its regulation by mast cells. *J Immunol.* 2013 May 1;190(9):4458-63; Metz M, Piliponsky AM, Chen CC, Lammel V, Abrink M, Pejler G, Tsai M, Galli SJ. Mast cells can enhance resistance to snake and honeybee venoms. Science. 2006 Jul 28;313(5786):526-30.

5. Wong GW, Zhuo L, Kimata K, Lam BK, Satoh N, Stevens RL. Ancient origin of mast cells. *Biochem Biophys Res Commun.* 2014 Aug 22;451(2):314-8.

6. Kita H. Eosinophils: multifunctional and distinctive properties. *Int Arch Allergy Immunol.* 2013;161Suppl 2:3-9.

7. Gell PGH, Coombs RRA. *Clinical Aspects of Immunology.* London: Blackwell, 1963.

8. Treviño RJ. Immunology of foods. *Otolaryngol Head Neck Surg.* 1986 Sep;95(2):171-6.

9. Saalman R, Carlsson B, Fällström SP, Hanson LA, AhlstedtS. Antibody-dependent cell-mediated cytotoxicity to beta-lactoglobulin-coated cells with sera from children with intolerance of cow's milk protein. *ClinExpImmunol.* 1991 Sep;85(3):446-52; Carini C, Fratazzi C, Aiuti F. Immune complexes in food-induced arthralgia. *Ann Allergy.* 1987 Dec;59(6):422-8; Martelletti P, Sutherland J, Anastasi E, Di Mario U, Giacovazzo M. Evidence for an immune-mediated mechanism in food-induced migraine from a study on activated T-cells, IgG4 subclass, anti-IgG antibodies and circulating immune complexes. *Headache.* 1989 Nov;29(10):664-70.

10. Fineman SM. Optimal treatment of anaphylaxis: antihistamines versus epinephrine. *Postgrad Med.* 2014 Jul;126(4):73-81; Campbell RL, Luke A, Weaver AL, St Sauver JL, Bergstralh EJ, Li JT, Manivannan V, Decker WW. Prescriptions for self-injectable epinephrine and follow-up referral in emergency department patients presenting with anaphylaxis. *Ann Allergy Asthma Immunol.* 2008 Dec;101(6):631-6.

11. Sclar DA, Lieberman PL. Anaphylaxis: underdiagnosed, underreported, and undertreated. *Am J Med.* 2014 Jan;127(1 Suppl):S1-5.

12. Zhuang Y, Dreskin SC. Redefining the major peanut allergens. *Immunol Res.* 2013 Mar;55(1-3):125-34.

13. Sicherer SH, Muñoz-Furlong A, Burks AW, Sampson HA. Prevalence of peanut and tree nut allergy in the US

determined by a random digit dial telephone survey. *J Allergy Clin Immunol.* 1999 Apr;103(4):559-62.

14. Sicherer SH, Muñoz-Furlong A, Sampson HA. Prevalence of peanut and tree nut allergy in the United States determined by means of a random digit dial telephone survey: a 5-year follow-up study. *J Allergy Clin Immunol.* 2003 Dec;112(6):1203-7.

15. Sicherer SH, Sampson HA. Peanut allergy: Emerging concepts and approaches for an apparent epidemic. *J Allergy Clin Immunol.* 2007;120(3):491–503.

16. Grundy J, Matthews S, Bateman B, Dean T, Arshad SH. Rising prevalence of allergy to peanut in children: Data from 2 sequential cohorts. *J Allergy Clin Immunol.* 2002;110(5):784–789.

17. Lack G, Fox D, Northstone K, Golding J; Avon Longitudinal Study of Parents and Children Study Team. Factors associated with the development of peanut allergy in childhood. *N Engl J Med.* 2003 Mar 13;348(11):977-85.

18. Dixon V, Habeeb S, Lakshman R. Did you know this medicine has peanut butter in it, doctor? *Arch Dis Child.* Jul 2007;92(7): 654.

19. Fox AT, Sasieni P, du Toit G, Syed H, Lack G. Household peanut consumption as a risk factor for the development of peanut allergy. *J Allergy Clin Immunol.* 2009 Feb;123(2):417-23.

20. Strid J, Hourihane J, Kimber I, Callard R, Strobel S. Epicutaneous exposure to peanut protein prevents oral tolerance and enhances allergic sensitization. *Clin Exp Allergy.* 2005 Jun;35(6):757-66.

21. Pabst O, Mowat AM. Oral tolerance to food protein. *Mucosal Immunology* (2012) 5, 232–239.

22. Commins SP, Satinover SM, Hosen J, Mozena J, Borish L, Lewis BD, et al. Delayed anaphylaxis, angioedema, or urticaria after consumption of red meat in patients with IgE antibodies specific for galactose-α-1,3-galactose. *J Allergy Clin Immunol.* 2009;123:426–3.

23. Hamsten C, Starkhammar M, Tran TA, Johansson M, Bengtsson U, Ahlén G, Sällberg M, Grönlund H, van Hage M. Identification of galactose-α-1,3-galactose in the gastrointestinal tract of the tick Ixodes ricinus; possible relationship with red meat allergy. *Allergy.* 2013 Apr;68(4):549-52; Gonzalez-Quintela A, Dam Laursen AS, Vidal C, Skaaby T, Gude F, Linneberg A. IgE antibodies to alpha-gal in the general adult population: relationship with tick bites, atopy, and cat ownership. *Clin Exp Allergy.* 2014 Aug;44(8):1061-8; Wen L, Zhou J, Yin J, Sun JL, Sun Y, Wu K, Katial R. Delayed anaphylaxis to red meat associated with specific IgE antibodies to galactose. *Allergy Asthma Immunol Res.* 2015 Jan;7(1):92-4.

24. Steinke JW, Platts-Mills TA, Commins SP. The alpha-gal story: Lessons learned from connecting the dots. *J Allergy Clin Immunol.* 2015 Mar;135(3):589-596.

chapter 4 암호 해독: 숨어 있던 알레르기의 정체를 밝혀라

1. Wan H, Winton HL, Soeller C, Tovey ER, Gruenert DC, Thompson PJ, Stewart GA, Taylor GW, Garrod DR, Cannell MB, Robinson C. Der p 1 facilitates transepithelial allergen delivery by disruption of tight junctions. *J Clin Invest.* 1999 Jul;104(1):123-33.

chapter 5 해독 미션

1. Sheri Maxwell, B.S., Charles P. Gerba, Ph.D. "Shoe Study." Department of Soil, Water and Environmental Science, University of Arizona, Tucson, Arizona, March 31, 2008.

2. American College of Allergy, Asthma and Immunology. "Dust Allergy." http:// www.acaai.org/allergist/allergies/types/dust-allergy-information/pages/default. aspx; Asthma and Allergy Foundation of America. "Dust Mites." http://www.aafa.org/display.cfm?id=9&sub=18&cont=228.

3. Hewitt CR, Brown AP, Hart BJ, Pritchard DI. A major house dust mite allergen disrupts the immunoglobulin E network by selectively cleaving CD23: innate protection by antiproteases. *J Exp Med.* 1995 Nov 1;182(5):1537-44.

4. National Institute of Environmental Health Sciences. "Dust Mites." http:// www.niehs.nih.gov/health/topics/agents/allergens/dustmites/index.cfm.

5. Wright LS, Phipatanakul W. Environmental remediation in the treatment of allergy and asthma: latest updates. *Curr Allergy Asthma Rep.* 2014 Mar;14(3):419.

6. Martins-Green M et al. Cigarette smoke toxins deposited on surfaces: implications for human health. *PLoS ONE.* January 29, 2014.

7. Curtis W. Noonan Center for Environmental Health Sciences, The University of Montana. Asthma randomized trial of indoor wood smoke (ARTIS): Rationale and Methods. *Contemp Clin Trials.* Sep 2012; 33(5): 1080–1087.

8. Bui DS et al. Ambient wood smoke, traffic pollution and adult asthma prevalence and severity. *Respirology.* 2013 Oct;18(7):1101-7.

9. Steinemann AC, Gallagher LG, Davis AL, MacGregor IC. Chemical emissions from residential dryer vents during use of fragranced laundry products. *Air Qual Atmos Health.* 2013 Mar;6(1):151-156. doi: 10.1007/s11869-011-0156-1.

10. Zock JP et al. The use of household cleaning sprays and adult asthma: an international longitudinal study. *Am J Respir Crit Care Med.* 2007 Oct 15;176(8):735-41. Epub 2007 Jun 21.

11. Le Moual N, Varraso R, Siroux V, Dumas O, Nadif R, Pin I, Zock JP, Kauffmann F; Epidemiological Study on the Genetics and Environment of Asthma. Domestic use of cleaning sprays and asthma activity in females. *Eur Respir J.* 2012 Dec;40(6):1381-9.

12. Anne Marie Kelly. "Scented Ads: Not Just For Perfume Anymore." *Forbes*, January 17, 2012. http://www.forbes.com/sites/annemariekelly/2012/01/17/ scented-ads-not-just-for-perfume-anymore/.

13. Bruce Horovitz. "Dollars and Scents: Some Magazines Are Rethinking Those Perfume Ads." *Los Angeles Times*, November 17, 1992. http://articles.latimes. com/1992-11-17/business/fi-603_1_perfume-ads.

14. Cone JE, Shusterman D. Health effects of indoor odorants. *Environ Health Perspect.* Nov 1991; 95: 53–59.

15. Akdag M et al. Does usage of a room air fresheners affect the nasal mucosa? *Am J Rhinol Allergy.* 2014 Sep 11.

16. DaSilva SC et al. Increased skin barrier disruption by sodium lauryl sulfate in mice expressing a constitutively active STAT6 in T cells. *Arch Dermatol Res.* 2012 Jan;304(1):65-71.

17. Belkaid Y, Segre JA. Dialogue between skin microbiota and immunity. *Science.* 2014 Nov 21;346(6212):954-9.

18. Fyhrquist N, Ruokolainen L, Suomalainen A, Lehtimäki S, Veckman V. Acinetobacter species in the skin microbiota protect against allergic sensitization and inflammation. *J Allergy Clin Immunol.* 2014 Dec;134(6):1301-1309.e11.

chapter 6 3일간의 파워 해독

1. Park HH, Lee S, Son HY, Park SB, Kim MS, Choi EJ, Singh TS, Ha JH, Lee MG, Kim JE, Hyun MC, Kwon TK, Kim YH, Kim SH. Flavonoids inhibit histamine release and expression of proinflammatory cytokines in mast cells. *Arch Pharm Res.* 2008 Oct;31(10):1303-11; Park HH, Lee S, Oh JM, Lee MS, Yoon KH, Park BH, Kim JW, Song H, Kim SH. Anti-inflammatory activity of fisetin in human mast cells (HMC-1). *Pharmacol Res.* 2007 Jan;55(1):31-7; Gong JH, Shin D, Han SY, Kim JL, Kang YH. Kaempferol suppresses eosionphil infiltration and airway inflammation in airway epithelial cells and in mice with allergic asthma. *J Nutr.* 2012 Jan;142(1):47-56; Jung CH, Lee JY, Park JH, Cho BJ, Sim SS, Kim CJ. Flavonols attenuate the immediate and late-phase asthmatic responses to aerosolized-ovalbumin exposure in the conscious guinea pig. *Fitoterapia.* 2010 Oct;81(7):803-12.

chapter 7 재섭취를 통한 유발검사

1. Egger J, Carter CM, Soothill JF, Wilson J. Oligoantigenic diet treatment of children with epilepsy and migraine. *J Pediatr.* 1989 Jan;114(1):51-8.

chapter 8 면역 균형 식단

1. Issazadeh-Navikas S, Teimer R, Bockermann R. Influence of dietary components on regulatory T cells. *Mol Med*. 2012; 18(1):95–110; Wong CP, Nguyen LP, Noh SK, Bray TM, Bruno RS, Ho E. Induction of regulatory T cells by green tea polyphenol EGCG. *Immunol Lett*. 2011 Sep 30;139(1-2):7-13.

2. Singh A, Holvoet S, Mercenier A. Dietary polyphenols in the prevention and treatment of allergic diseases. *Clin Exp Allergy*. 2011 Oct;41(10):1346-59.

3. Chiu TH, Huang HY, Chiu YF, Pan WH, Kao HY, Chiu JP, Lin MN, Lin CL. Taiwanese vegetarians and omnivores: dietary composition, prevalence of diabetes and IFG. *PLoS One*. 2014 Feb 11;9(2): e88547; Yen CE, Yen CH, Huang MC, Cheng CH, Huang YC. Dietary intake and nutritional status of vegetarian and omnivorous preschool children and their parents in Taiwan. *Nutr Res*. 2008 Jul;28(7):430-6.

4. Kuo KL, Weng MS, Chiang CT, Tsai YJ, Lin-Shiau SY, Lin JK. Comparative studies on the hypolipidemic and growth suppressive effects of oolong, black, pu-erh, and green tea leaves in rats. *J Agric Food Chem*. 2005 Jan 26;53(2):480-9.

5. Yun JM, Jialal I, Devaraj S. Effects of epigallocatechin gallate on regulatory T cell number and function in obese v. lean volunteers. *Br J Nutr*. 2010 Jun;103(12):1771-7

6. Wang J, Ren Z, Xu Y, Xiao S, Meydani SN, Wu D. Epigallocatechin-3-gallate ameliorates experimental autoimmune encephalomyelitis by altering balance among CD4+ T-cell subsets. *Am J Pathol*. 2012 Jan;180(1):221-34.

7. Kuo CL, Chen TS, Liou SY, Hsieh CC. Immunomodulatory effects of EGCG fraction of green tea extract in innate and adaptive immunity via T reg\-ulatory cells in murine model. *Immunopharmacol Immunotoxicol*. 2014 Oct;36(5):364-70.

8. Pae M, Ren Z, Meydani M, Shang F, Smith D, Meydani SN, Wu D. Dietary supplementation with high dose of epigallocatechin-3-gallate promotes inflammatory response in mice. *J Nutr Biochem*. 2012 Jun;23(6):526-31.

9. Nerurkar A et al. When conventional providers recommend unconventional medicine: results of a national study. *Arch Intern Med*. May 9, 2011; 171(9): 862–864. doi: 10.1001/archinternmed.2011.160.

10. Ehren JL, Maher P. Concurrent regulation of the transcription factors Nrf2 and ATF4 mediates the enhancement of glutathione levels by the flavonoid fisetin. *Biochem Pharmacol*. 2013 Jun 15;85(12):1816-26.

11. Tada-Oikawa S, Murata M, Kato T. Preferential induction of apoptosis in regulatory T cells by tributyltin: possible involvement in the exacerbation of allergic diseases. *Nihon Eiseigaku Zasshi*. 2010 Sep;65(4):530-5.

12. Goh FY1, Upton N, Guan S, Cheng C, Shanmugam MK, Sethi G, Leung BP, Wong WS. Fisetin, a bioactive flavonol, attenuates allergic airway inflammation through negative regulation of NF-ϰB. *Eur J Pharmacol*. 2012 Mar 15;679(1-3):109-16.

13. Maher P. Modulation of multiple pathways involved in the maintenance of neuronal function during aging by fisetin. *Genes Nutr*. 2009 Dec;4(4):297-307

14. Reganold JP, Andrews PK, Reeve JR, Carpenter-Boggs L, Schadt CW, Alldredge JR, Ross CF, Davies NM, Zhou J. Fruit and soil quality of organic and conventional strawberry agroecosystems. *PLoS One*. 2010 Sep 1;5(9). pii: e12346. Erratum in PLoS One. 2010;5(10).

15. Li RR, Pang LL, Du Q, Shi Y, Dai WJ, Yin KS. Apigenin inhibits allergen-induced airway inflammation and switches immune response in a murine model of asthma. *Immunopharmacol Immunotoxicol*. 2010 Sep;32(3):364-70.

chapter 9 알레르기 때문에 살이 찔 수도 있을까?

1. Liu J, Divoux A, Sun J, Zhang J, Clement K, Glickman JN, Sukhova GK, Wolters PJ, Du J, Gorgun CZ, et al. Genetic deficiency and pharmacological stabilization of mast cells reduce diet-induced obesity and diabetes in mice. *Nat. Med*. 2009;15:940–945.

2. Sood A, Seagrave J, Herbert G, Harkins M, Alam Y, Chiavaroli A, Shohreh R, Montuschi P, Campen M, Harmon M, Qualls C, Berwick M, Schuyler M. High sputum total adiponectin is associated with low odds for asthma. *J Asthma.* 2014 Jun;51(5):459-66.

3. Yamamoto R, Ueki S, Moritoki Y, Kobayashi Y, Oyamada H, Konno Y, Tamaki M, Itoga M, Takeda M, Ito W, Chihara J. Adiponectin attenuates human eosinophil adhesion and chemotaxis: implications in allergic inflammation. *J Asthma.* 2013 Oct;50(8):828-35.

4. Grotta MB, Squebola-Cola DM, Toro AA, Ribeiro MA, Mazon SB, Ribeiro JD, Antunes E. Obesity increases eosinophil activity in asthmatic children and adolescents. *BMC Pulm Med.* 2013 Jun 18;13:39.

5. Rönmark E, Andersson C, Nyström L, Forsberg B, Järvholm B, Lundbäck B. Obesity increases the risk of incident asthma among adults. *Eur Respir J.* 2005 Feb;25(2):282-8; Zhang X, Morrison-Carpenter T, Holt JB, Callahan DB. Trends in adult current asthma prevalence and contributing risk factors in the United States by state: 2000-2009. *BMC Public Health.* 2013 Dec 10;13:1156; Sideleva O, Dixon AE. The many faces of asthma in obesity. *J Cell Biochem.* 2014 Mar;115(3):421-6; Forno E, Acosta-Pérez E, Brehm JM, Han YY, Alvarez M, Colón-Semidey A, Canino G, Celedón JC. Obesity and adiposity indicators, asthma, and atopy in Puerto Rican children. *J Allergy Clin Immunol.* 2014 May;133(5):1308-14, 1314.e1-5; Silverberg JI, Silverberg NB, Lee-Wong M. Association between atopic dermatitis and obesity in adulthood. *Br J Dermatol.* 2012 Mar;166(3):498-504.

6. Chung SD, Chen PY, Lin HC, Hung SH. Comorbidity profile of chronic rhinosinusitis: a population-based study. *Laryngoscope.* 2014 Jul;124(7):1536-41.

7. Ratliff JC, Barber JA, Palmese LB, Reutenauer EL, Tek C. Association of prescription H1 antihistamine use with obesity: results from the National Health and Nutrition Examination Survey. *Obesity* (Silver Spring). 2010 Dec;18(12):2398-400.

8. Visness CM, London SJ, Daniels JL, Kaufman JS, Yeatts KB, Siega-Riz AM, Liu AH, Calatroni A, Zeldin DC. Association of obesity with IgE levels and allergy symptoms in children and adolescents: results from the National Health and Nutrition Examination Survey 2005-2006. *J Allergy Clin Immunol.* 2009 May;123(5):1163-9, 1169.e1-4.

9. Brumpton B, Langhammer A, Romundstad P, Chen Y, Mai XM. General and abdominal obesity and incident asthma in adults: the HUNT study. *Eur Respir J.* 2013 Feb;41(2):323-9; restriction and exercise improve airway inflammation and clinical outcomes in overweight and obese asthma: a randomized trial. *Clin Exp Allergy.* 2013 Jan;43(1):36-49.

10. Hanna BC, Wormald PJ. Gastroesophageal reflux and chronic rhinosinusitis. *Curr Opin Otolaryngol Head Neck Surg.* 2012 Feb;20(1):15-8.

11. DelGaudio JM. Direct nasopharyngeal reflux of gastric acid is a contributing factor in refractory chronic rhinosinusitis. *Laryngoscope.* 2005 Jun;115(6):946-57.

12. McCallister JW, Parsons JP, Mastronarde JG. The relationship between gastroesophageal reflux and asthma: an update. *Ther Adv Respir Dis.* 2011 Apr;5(2):143-50; Komatsu Y, Hoppo T, Jobe BA. Proximal reflux as a cause of adult-onset asthma: the case for hypopharyngeal impedance testing to improve the sensitivity of diagnosis. *JAMA Surg.* 2013 Jan;148(1):50-8; Kilic M, Ozturk F, Kirmemis O, Atmaca S, Guner SN, Caltepe G, Sancak R, Kalayci AG. Impact of laryngopharyngeal and gastroesophageal reflux on asthma control in children. *Int J Pediatr Otorhinolaryngol.* 2013 Mar;77(3): 341-5.

13. Canani RB, Cirillo P, Roggero P, Romano C, Malamisura B, Terrin G, Passariello A, Manguso F, Morelli L, Guarino A; Working Group on Intestinal Infections of the Italian Society of Pediatric Gastroenterology, Hepatology and Nutrition (SIGENP). Therapy with gastric acidity inhibitors increases the risk of acute gastroenteritis and community- acquired pneumonia in children. *Pediatrics.* 2006 May;117(5):e817-20; Gulmez SE, Holm A, Frederiksen H, Jensen TG, Pedersen C, Hallas J. Use of proton pump inhibitors and

the risk of community-acquired pneumonia: a population-based case-control study. *Arch Intern Med.* 2007 May 14;167(9):950- 5; Laheij RJ, Sturkenboom MC, Hassing RJ, Dieleman J, Stricker BH, Jansen JB. Risk of community-acquired pneumonia and use of gastric acid-suppressive drugs. *JAMA.* 2004 Oct 27;292(16):1955-60.

14. Blake K, Teague WG. Gastroesophageal reflux disease and childhood asthma. *Curr Opin Pulm Med.* 2013 Jan;19(1):24-9; Holbrook JT, Wise RA, Gold BD, Blake K, Brown ED, Castro M, Dozor AJ, Lima JJ, Mastronarde JG, Sockrider MM, Teague WG. Lansoprazole for children with poorly controlled asthma: a randomized controlled trial. *JAMA.* 2012 Jan 25;307(4):373-81.

15. Yoshikawa I, Nagato M, Yamasaki M, Kume K, Otsuki M. Long-term treatment with proton pump inhibitor is associated with undesired weight gain. *World J Gastroenterol.* 2009 Oct 14;15(38):4794-8.

16. Untersmayr E, Bakos N, Schöll I, Kundi M, Roth-Walter F, Szalai K, Riemer AB, Ankersmit HJ, Scheiner O, Boltz-Nitulescu G, Jensen-Jarolim E. Anti-ulcer drugs promote IgE formation toward dietary antigens in adult patients. *FASEB J.* 2005 Apr;19(6):656-8.

17. DeMuth K, Stecenko A, Sullivan K, Fitzpatrick A. Relationship between treatment with antacid medication and the prevalence of food allergy in children. *Allergy Asthma Proc.* 2013 May-Jun;34(3): 227-32.

18. Pali-Schöll I, Herzog R, Wallmann J, Szalai K, Brunner R, Lukschal A, Karagiannis P, Diesner SC, Jensen-Jarolim E. Antacids and dietary supplements with an influence on the gastric pH increase the risk for food sensitization. *Clin Exp Allergy.* 2010 Jul;40(7):1091-8.

19. Ramírez E, Cabañas R, Laserna LS, Fiandor A, Tong H, Prior N, Calderón O, Medrano N, Bobolea I, Frías J, Quirce S. Proton pump inhibitors are associated with hypersensitivity reactions to drugs in hospitalized patients: a nested case-control in a retrospective cohort study. *Clin Exp Allergy.* 2013 Mar;43(3):344-52.

20. Hak E, Mulder B, Schuiling-Veninga CC, de Vries TW, Jick SS. Use of acid-suppressive drugs in pregnancy and the risk of childhood asthma: bidirectional crossover study using the general practice research database. *Drug Saf.* 2013 Nov;36(11):1097-104.

21. Diesner SC, Pali-Schöll I, Jensen-Jarolim E, Untersmayr E. Mechanisms and risk factors for type 1 food allergies: the role of gastric digestion. *Wien Med Wochenschr.* 2012 Dec;162(23-24):513-8.

22. Pali-Schöll I, Jensen-Jarolim E. Anti-acid medication as a risk factor for food allergy. *Allergy.* 2011 Apr;66(4):469-77.

23. Rodriguez-Stanley S, Ahmed T, Zubaidi S, Riley S, Akbarali HI, Mellow MH, Miner PB. Calcium carbonate antacids alter esophageal motility in heartburn sufferers. *Dig Dis Sci.* 2004 Nov-Dec;49 (11-12):1862-7; Kovac JR, Preiksaitis HG, Sims SM. Functional and molecular analysis of L-type calcium channels in human esophagus and lower esophageal sphincter smooth muscle. *Am J Physiol Gastrointest Liver Physiol* 289: G998-G1006, 2005.

24. Lucendo AJ, Arias A. Treatment of adult eosinophilic esophagitis with diet. *Dig Dis.* 2014;32(1-2):120-5; Kagalwalla AF. Dietary treatment of eosinophilic esophagitis in children. *Dig Dis.* 2014;32(1-2):114-9.

25. Simon D, Straumann A, Dahinden C, Simon HU. Frequent sensitization to Candida albicans and profilins in adult eosinophilic esophagitis. *Allergy.* 2013 Jul;68(7):945-8.

26. Vidal C, Pérez-Carral C, Chomón B. Unsuspected sources of soybean exposure. *Ann Allergy Asthma Immunol.* 1997 Oct;79(4):350-2.

27. Shimada K, Kawarabayashi T, Tanaka A, Fukuda D, Nakamura Y, Yoshiyama M, Takeuchi K, Sawaki T, Hosoda K, Yoshikawa J. Oolong tea increases plasma adiponectin levels and low-density lipoprotein particle size in patients with coronary artery disease. *Diabetes Res Clin Pract.* 2004 Sep;65(3):227-34.

28. He RR, Chen L, Lin BH, Matsui Y, Yao XS, Kurihara H. Beneficial effects of oolong tea consumption on diet-induced overweight and obese subjects. *Chin J Integr Med.* 2009 Feb;15(1):34-41.

29. Jin T, Kim OY, Shin MJ, Choi EY, Lee SS, Han YS, Chung JH. Fisetin up-regulates the expression of adiponectin in 3T3-L1 adipocytes via the activation of silent mating type information regulation 2 homologue 1 (SIRT1)-deacetylase and peroxisome proliferator-activated receptors (PPARs). *J Agric Food Chem*. 2014 Oct 29;62(43):10468-74.

30. Jung CH, Kim H, Ahn J, Jeon TI, Lee DH, Ha TY. Fisetin regulates obesity by targeting mTORC1 signaling. *J Nutr Biochem*. 2013 Aug;24(8):1547-54.

31. Nisha VM, Anusree SS, Priyanka A, Raghu KG. Apigenin and quercetin ameliorate mitochondrial alterations by tunicamycin-induced ER stress in 3T3-L1 adipocytes. *Appl Biochem Biotechnol*. 2014 Oct;174(4):1365-75.

32. Jennings A, Welch AA, Spector T, Macgregor A, Cassidy A. Intakes of anthocyanins and flavones are associated with biomarkers of insulin resistance and inflammation in women. *J Nutr*. 2014 Feb;144(2):202-8.

33. Simão TN, Lozovoy MA, Simão AN, Oliveira SR, Venturini D, Morimoto HK, Miglioranza LH, Dichi I. Reduced-energy cranberry juice increases folic acid and adiponectin and reduces homocysteine and oxidative stress in patients with the metabolic syndrome. *Br J Nutr*. 2013 Nov;110(10):1885-94; Lehtonen HM, Suomela JP, Tahvonen R, Vaarno J, Venojärvi M, Viikari J, Kallio H. Berry meals and risk factors associated with metabolic syndrome. *Eur J Clin Nutr*. 2010 Jun;64(6):614-21; Lozano A, Perez-Martinez P, Marin C, Tinahones FJ, Delgado-Lista J, Cruz-Teno C, Gomez-Luna P, Rodriguez-Cantalejo F, Perez-Jimenez F, Lopez-Miranda J. An acute intake of a walnut-enriched meal improves postprandial adiponectin response in healthy young adults. *Nutr Res*. 2013 Dec;33(12):1012-8.

34. Pereira R de S. Regression of gastroesophageal reflux disease symptoms using dietary supplementation with melatonin, vitamins and aminoacids: comparison with omeprazole. *J Pineal Res*. 2006 Oct;41(3):195-200.

chapter 10 몸과 마음의 치유

1. Marshall GD Jr. Stress and allergic diseases—still underrecognized and undertreated. *Ann Allergy Asthma Immunol*. 2014 Apr;112(4):275.

2. Kiecolt-Glaser JK, Heffner KL, Glaser R, Malarkey WB, Porter K, Atkinson C, Laskowski B, Lemeshow S, Marshall GD. How stress and anxiety can alter immediate and late phase skin test responses in allergic rhinitis. *Psychoneuroendocrinology*. 2009 Jun;34(5):670-80.

3. Dave ND, Xiang L, Rehm KE, Marshall GD Jr. Stress and allergic diseases. *Immunol Allergy Clin North Am*. 2011 Feb;31(1):55-68.

4. Kilpeläinen M, Koskenvuo M, Helenius H, Terho EO. Stressful life events promote the manifestation of asthma and atopic diseases. *Clin Exp Allergy*. 2002 Feb;32(2):256-63.

5. Rosenkranz MA et al. A comparison of mindfulness-based stress reduction and an active control in modulation of neurogenic inflammation. *Brain Behav Immun*. 2013 Jan;27(1):174-84.

6. Posner MI, Tang YY, Lynch G. Mechanisms of white matter change induced by meditation training. Front Psychol. 2014 Oct 27;5:1220; Moore A, Gruber T, Derose J, Malinowski P. Regular, brief mindfulness meditation practice improves electrophysiological markers of attentional control. *Front Hum Neurosci*. 2012 Feb 10;6:18.

7. Kozasa EH, Sato JR, Lacerda SS, Barreiros MA, Radvany J, Russell TA, Sanches LG, Mello LE, Amaro E Jr. Meditation training increases brain efficiency in an attention task. *Neuroimage*. 2012 Jan 2;59(1):745-9; van Leeuwen S, Singer W, Melloni L. Meditation increases the depth of information processing and improves the allocation of attention in space. *Front Hum Neurosci*. 2012 May 15;6:133.

8. Wolever RQ, Bobinet KJ, McCabe K, Mackenzie ER, Fekete E, Kusnick CA, Baime M. Effective and viable mind-body stress reduction in the workplace: a randomized controlled trial. *J Occup Health Psychol*. 2012 Apr;17(2):246-58.

9. Tonelli ME, Wachholtz AB. Meditation-based treatment yielding immediate relief for meditation-naïve

migraineurs. *Pain Manag Nurs.* 2014 Mar;15(1):36-40; Keefer L, Blanchard EB. A one year follow-up of relaxation response meditation as a treatment for irritable bowel syndrome. *Behav Res Ther.* 2002 May;40(5):541-6.

10. Bae BG, Oh SH, Park CO, Noh S, Noh JY, Kim KR, Lee KH. Progressive muscle relaxation therapy for atopic dermatitis: objective assessment of efficacy. *Acta Derm Venereol.* 2012 Jan;92(1):57-61.

11. Nickel C, Lahmann C, Muehlbacher M, Pedrosa Gil F, Kaplan P, Buschmann W, Tritt K, Kettler C, Bachler E, Egger C, Anvar J, Fartacek R, Loew T, Rother W, Nickel M. Pregnant women with bronchial asthma benefit from progressivemuscle relaxation: a randomized, prospective, controlled trial. *Psychother Psychosom.* 2006;75(4):237-43.

12. Pbert L, Madison JM, Druker S, Olendzki N, Magner R, Reed G, Allison J, Carmody J. Effect of mindfulness training on asthma quality of life and lung function: a randomised controlled trial. *Thorax.* 2012 Sep;67(9):769-76.

13. Henry M, de Rivera JL, Gonzalez-Martin IJ, Abreu J. Improvement of respiratory function in chronic asthmatic patients with autogenic therapy. *J Psychosom Res.* 1993 Apr;37(3):265-70.

14. Olness K, Hall H, Rozniecki JJ, Schmidt W, Theoharides TC. Mast cell activation in children with migraine before and after training in self-regulation. *Headache.* 1999 Feb;39(2):101-7.

15. Vempati R, Bijlani RL, Deepak KK. The efficacy of a comprehensive lifestyle modification programme based on yoga in the management of bronchial asthma: a randomized controlled trial. *BMC Pulm Med.* 2009 Jul 30;9:37.

16. Kuo FE. Parks and other green environments: Essential components of a healthy human habitat. *Australas.* Parks Leisure. 2010;14:1–48.

17. Epsom Salt Council. "About Epsom Salts." http://www.epsomsaltcouncil.org/ articles/universal_health_ institute_about_epsom_salt.pdf.

18. Epsom Salt Council. "Report on Absorption of magnesium sulfate (Epsom salts) across the skin." http://www. epsomsaltcouncil.org/articles/report_on_ absorption_of_magnesium_sulfate.pdf.

19. Khalfa S et al. Effects of relaxing music on salivary cortisol level after psychological stress. *Ann N Y Acad Sci.* 2003 Nov;999:374 6.

20. **Fibromyalgia:** Baptista AS, Villela AL, Jones A, Natour J. Effectiveness of dance in patients with fibromyalgia: a randomized, single-blind, controlled study. *Clin Exp Rheumatol.* 2012 Nov-Dec;30(6 Suppl 74):18-23. **Depression:** Pinniger R, Brown RF, Thorsteinsson EB, McKinley P. Argentine tango dance compared to mindfulness meditation and a waiting-list control: a randomised trial for treating depression. *Complement Ther Med.* 2012 Dec;20(6):377-84. **High blood pressure:** Aweto HA, Owoeye OB, Akinbo SR, Onabajo AA. Effects of dance movement therapy on selected cardiovascular parameters and estimated maximum oxygen consumption in hypertensive patients. *Nig Q J Hosp Med.* 2012 Apr-Jun;22(2):125-9. **Heart failure:** Belardinelli R, Lacalaprice F, Ventrella C, Volpe L, Faccenda E. Waltz dancing in patients with chronic heart failure: new form of exercise training. *Circ Heart Fail.* 2008 Jul;1(2):107-14. **Cancer-related fatigue and quality of life: Sturm** I, Sandel SL, Judge JO, Landry N, Faria L, Ouellette R, Majczak M. Dance and movement program improves quality-of-life measures in breast cancer survivors. *Cancer Nurs.* 2005 Jul-Aug;28(4):301-9. **Parkinson's disease:** McKee KE, Hackney ME. The effects of adapted tango on spatial cognition and disease severity in Parkinson's disease. J Mot Behav. 2013;45(6):519-29; Duncan RP, Earhart GM. Randomized controlled trial of community-based dancing to modify disease progression in Parkinson disease. *Neurorehabil Neural Repair.* 2012 Feb;26(2):132-43. **Rheumatoid arthritis:** Moffet H, Noreau L, Parent E, Drolet M. Feasibility of an eight-week dance-based exercise program and its effects on locomotor ability of persons with functional class III rheumatoid arthritis. *Arthritis Care Res.* 2000 Apr;13(2):100-11. **Asthma:** Wolf SI, Lampl KL. Pulmonary rehabilitation: the use of aerobic dance as a therapeutic exercise for asthmatic patients. *Ann Allergy.* 1988

411

Nov;61(5):357-60.

21. Verghese J, Lipton RB, Katz MJ, Hall CB, Derby CA, Kuslansky G, Ambrose AF, Sliwinski M, Buschke H. Leisure activities and the risk of dementia in the elderly. *N Engl J Med.* 2003 Jun 19;348 (25):2508-16.

22. Christiane Northrup, *Goddesses Never Age* (Carlsbad, CA: Hay House, 2014), p. 261.

23. Jaremka LM et al. Loneliness promotes inflammation during acute stress. *Psychol Sci.* 2013 Jul 1;24(7): 1089-97.

24. Creswell JD, Irwin MR, Burklund LJ, Lieberman MD, Arevalo JM, Ma J, Breen EC, Cole SW. Mindfulness-Based Stress Reduction training reduces loneliness and pro-inflammatory gene expression in older adults: a small randomized controlled trial. *Brain Behav Immun.* 2012 Oct;26(7):1095-101.

25. Powell E. Does habitual stress cause sleep problems and daytime functioning impairments, or is stress the result of poor sleep? Research abstract presented on Wednesday, June 10, at SLEEP 2009, the 23rd Annual Meeting of the Associated Professional Sleep Societies.

26. Howatson G, Bell PG, Tallent J, Middleton B, McHugh MP, Ellis J. Effect of tart cherry juice (Prunuscerasus) on melatonin levels and enhanced sleep quality. *European Journal of Nutrition.* 2011 Oct 30.

chapter 11 코와 부비강 알레르기: 콧물이 다가 아니다

1. Nation J, Kaufman M, Allen M, Sheyn A, Coticchia J. Incidence of gastroesophageal reflux disease and positive maxillary antral cultures in children with symptoms of chronic rhinosinusitis. *Int J Pediatr Otorhinolaryngol.* 2014 Feb;78(2):218-22.

2. Bernstein JA. Allergic and mixed rhinitis: Epidemiology and natural history. *Allergy Asthma Proc.* 2010 Sep-Oct;31(5):365-9.

3. Greiner AN, Hellings PW, Rotiroti G, Scadding GK. Allergic rhinitis. *Lancet.* 2011 Dec 17;378(9809): 2112-22. doi: 10.1016/S0140-6736(11)60130-X. Epub 2011 Jul 23.

4. Bousquet J, Bullinger M, Fayol C, Marquis P, Valentin B, Burtin B. Assessment of quality of life in patients with perennial allergic rhinitis with the French version of the SF-36 Health Status Questionnaire. *J Allergy Clin Immunol.*1994;94(2 Pt 1):182–188.

5. Vuurman EF, Vuurman LL, Lutgens I, Kremer B. Allergic rhinitis is a risk factor for traffic safety. *Allergy.* 2014 Jul;69(7):906-12.

6. Wilken JA, Berkowitz R, Kane R. Decrements in vigilance and cognitive functioning associated with ragweed-induced allergic rhinitis. *Ann Allergy Asthma Immunol.* 2002 Oct;89(4):372-80.

7. Ciprandi G, Passalacqua G. Allergy and the nose. *Clin Exp Immunol.* Sep 2008; 153(Suppl 1): 22–26; Ciprandi G, Tosca MA, Fasce L. Allergic children have more numerous and severe respiratory infections than non-allergic children. *Pediatr Allergy Immunol.*2006;17:389–91.

8. Jáuregui I, Mullol J, Dávila I, Ferrer M, Bartra J, del Cuvillo A, Montoro J, Sastre J, Valero A. Allergic rhinitis and school performance. *J Investig Allergol Clin Immunol.* 2009;19Suppl 1:32-9.

9. Camelo-Nunes IC, Solé D. Allergic rhinitis: indicators of quality of life. *J Bras Pneumol.* 2010 Jan-Feb;36(1): 124-33.

10. Bianco A, Whiteman SC, Sethi SK, Allen JT, Knight RA, Spiteri MA. Expression of intercellular adhesion molecule-1 (ICAM-1) in nasal epithelial cells of atopic subjects: a mechanism for increased rhinovirus infection? *Clin Exp Immunol.* 2000 Aug;121(2):339-45.

11. Novick SG, Godfrey JC, Pollack RL, Wilder HR. Zinc-induced suppression of inflammation in the respiratory tract, caused by infection with human rhinovirus and other irritants. *Med Hypotheses.* 1997 Oct;49(4):347-57.

12. Hulisz D. Efficacy of zinc against common cold viruses: an overview. *J Am Pharm Assoc* (2003). 2004 Sep-Oct;44(5):594-603.

13. Hamilos DL. Chronic rhinosinusitis: epidemiology and medical management. *J Allergy Clin Immunol.* 2011 Oct;128(4):693-70

14. Lotvall J, Ekerljung L, Lundback B. Multi-symptom asthma is closely related to nasal blockage, rhinorrhea and symptoms of chronic rhinosinusitis-evidence from the West Sweden Asthma Study. *Respir Res.* 2010;11:163; Bresciani M, Paradis L, Des Roches A, et al. Rhinosinusitis in severe asthma. *J Allergy Clin Immunol.* 2001;107:73–80; Leynaert B, Neukirch C, Kony S, Guénégou A, Bousquet J, Aubier M, Neukirch F. Association between asthma and rhinitis according to atopic sensitization in a population-based study. *J Allergy Clin Immunol.* 2004 Jan;113(1):86-93; Ciprandi G, Cirillo I. The lower airway pathology of rhinitis. *J Allergy Clin Immunol.* 2006;118:1105–1109.

15. Ziska LH, Gebhard DE, Frenz DA, Faulkner S, Singer BD, Straka JG.Cities as harbingers of climate change: common ragweed, urbanization, and public health. *J Allergy Clin Immunol.* 2003 Feb;111(2): 290-5.

16. Allergic fungal rhinosinusitis: a review. Glass D, Amedee RG. *Ochsner J.* 2011 Fall; 11(3): 271–275.

17. Luong A, Davis LS, Marple BF. Peripheral blood mononuclear cells from allergic fungal rhinosinusitis adults express a Th2 cytokine response to fungal antigens. *Am J Rhinol Allergy.* 2009 May-Jun;23(3): 281-7.

18. Mulligan JK, Bleier BS, O'Connell B, Mulligan RM, Wagner C, Schlosser RJ. Vitamin D3 correlates inversely with systemic dendritic cell numbers and bone erosion in chronic rhinosinusitis with nasal polyps and allergicfungalrhinosinusitis. *Clin Exp Immunol.* 2011 Jun;164(3):312-20.

19. Dennis DP. Chronic sinusitis: defective T-cells responding to superantigens, treated by reduction of fungi in the nose and air. *Arch Environ Health.* 2003 Jul;58(7):433-41.

20. Pang YT, Eskici O, Wilson JA. Nasalpolyposis: role of subclinical delayed foodhypersensitivity. *Otolaryngol Head Neck Surg.* 2000 Feb;122(2):298-301.

21. Collins MM, Loughran S, Davidson P, Wilson JA. Nasalpolyposis: prevalence of positive food and inhalant skin tests. *Otolaryngol Head Neck Surg.* 2006 Nov;135(5):680-3.

22. Yang SB, Li TL, Chen X, An YF, Zhao CQ, Wen JB, Tian DF, Wen Z, Xie MQ, Yang PC. Staphylococcal enterotoxin B-derived haptens promote sensitization. *Cell Mol Immunol.* 2013 Jan;10(1):78-83.

23. Tilahun AY, Chowdhary VR, David CS, Rajagopalan G. Systemic inflammatory response elicited by superantigen destabilizes T regulatory cells, rendering them ineffective during toxic shock syndrome. *J Immunol.* 2014 Sep 15;193(6):2919-30; Ou LS, Goleva E, Hall C, Leung DY. T regulatory cells in atopic dermatitis and subversion of their activity by superantigens. *J Allergy Clin Immunol.* 2004 Apr; 113(4):756-63.

24. Kirtsreesakul V, Atchariyasathian V. Nasalpolyposis: role of allergy on therapeutic response of eosinophil- and noneosinophil-dominated inflammation. *Am J Rhinol.* 2006 Jan-Feb;20(1):95-100.

25. Verhaar AP, Wildenberg ME, Duijvestein M, Vos AC, Peppelenbosch MP, Löwenberg M, Hommes DW, van den Brink GR. Superantigen-induced steroid resistance depends on activation of phospholipase Cβ2. *J Immunol.* 2013 Jun 15;190(12):6589-95.

26. Hisano M, Yamaguchi K, Inoue Y, Ikeda Y, Iijima M, Adachi M, Shimamura T. Inhibitory effect of catechin against the superantigen staphylococcal enterotoxin B (SEB). *Arch Dermatol Res.* 2003 Sep;295(5):183-9; Watson JL, Vicario M, Wang A, Moreto M, McKay DM. Immune cell activation and subsequent epithelial dysfunction by Staphylococcus enterotoxin B is attenuated by the green tea polyphenol (-)-epigallocatechin gallate. *Cell Immunol.* 2005 Sep;237(1):7-16.

27. Syed AK, Ghosh S, Love NG, Boles BR. Triclosan promotes staphylococcus aureus nasal colonization. *M Bio.* 2014 Apr 8;5(2):e01015. doi: 10.1128/ mBio.01015-13.

28. Drury B, Scott J, Rosi-Marshall EJ, Kelly JJ. Triclosan exposure increases triclosan resistance and influences taxonomic composition of benthic bacterial communities. *Environ Sci Technol.* 2013 Aug 6;47(15):8923-30.

29. Simon-Nobbe B, Denk U, Pöll V, Rid R, Breitenbach M. The spectrum of fungal allergy. *Int Arch Allergy*

413

Immunol. 2008;145(1):58-86.

30. Luccioli S, Malka-Rais J, Nsouli TM, Bellanti JA. Clinical reactivity to ingestion challenge with mixed mold extract may be enhanced in subjects sensitized to molds. *Allergy Asthma Proc.* 2009 Jul-Aug;30(4):433-42.

31. Zauli D, Tiberio D, Grassi A, Ballardini G. Ragweed pollen travels long distance. *Ann Allergy Asthma Immunol.* 2006 Jul;97(1):122-3.

32. Pascal M, Muñoz-Cano R, Reina Z, Palacín A, Vilella R, Picado C, Juan M, Sánchez-López J, Rueda M, Salcedo G, Valero A, Yagüe J, Bartra J. Lipid transfer protein syndrome: clinical pattern, cofactor effect and profile of molecular sensitization to plant-foods and pollens. *Clin Exp Allergy.* 2012 Oct;42(10): 1529-39.

33. Vieths S, Scheurer S, Ballmer-Weber B. Current understanding of cross-reactivity of food allergens and pollen. *Ann N Y Acad Sci.* 2002 May;964:47-68.

34. Bohle B. The impact of pollen-related food allergens on pollen allergy. *Allergy.* 2007 Jan;62(1):3-10.

35. Saarinen K, Jantunen J, Haahtela T. Birch pollen honey for birch pollen allergy—a randomized controlled pilot study. *Int Arch Allergy Immunol.* 2011;155(2):160-6.

36. Yagami T. Allergies to cross-reactive plant proteins. Latex-fruit syndrome is comparable with pollen-food allergy syndrome. *Int Arch Allergy Immunol.* 2002 Aug;128(4):271-9.

37. Kramer MF, Heath MD. Probiotics in the treatment of chronic rhinoconjunctivitis and chronic rhinosinusitis. *J Allergy* (Cairo). 2014;2014:983635.; Klaenhammer TR, Kleerebezem M, Kopp MV, Rescigno M. The impact of probiotics and prebiotics on the immune system. *Nature Reviews Immunology.* 2012;12:728–734.

38. Perrin Y, Nutten S, Audran R, et al. Comparison of two oral probiotic preparations in a randomized crossover trial highlights a potentially beneficial effect of Lactobacillus paracasei NCC2461 in patients with allergic rhinitis. *Clinical and Translational Allergy.* 2014;4(1, article 1).

39. Wassenberg J, Nutten S, Audran R, et al. Effect of Lactobacillus paracasei ST11 on a nasal provocation test with grass pollen in allergic rhinitis. *Clinical and Experimental Allergy.* 2011;41(4):565–573.

40. Perrin et al, 2014.

41. Wang MF, Lin HC, Wang YY, Hsu CH. Treatment of perennial allergic rhinitis with lactic acid bacteria. *Pediatric Allergy and Immunology.* 2004;15(2):152–158.

42. Costa DJ, Marteau P, Amouyal M, Poulsen LK, Hamelmann E, Cazaubiel M, Housez B, Leuillet S, Stavnsbjerg M, Molimard P, Courau S, Bousquet J. Efficacy and safety of the probiotic Lactobacillus paracasei LP-33 in allergic rhinitis: a double-blind, randomized, placebo-controlled trial (GA2LEN Study). *Eur J ClinNutr.* 2014 May;68(5):602-7.

43. Lin WY, Fu LS, Lin HK, Shen CY, Chen YJ. Evaluation of the effect of Lactobacillus paracasei (HF.A00232) in children (6–13 years old) with perennial allergic rhinitis: a 12-week, double-blind, randomized, placebo-controlled study. *Pediatrics & Neonatology.* 2013.

44. Lue KH, Sun HL, Lu KH, Ku MS, Sheu JN, Chan CH, Wang YH. A trial of adding Lactobacillus johnsonii EM1 to levocetirizine for treatment of perennial allergic rhinitis in children aged 7-12 years. *Int J Pediatr Otorhinolaryngol.* 2012 Jul;76(7):994-1001.

45. Lin TY, Chen CJ, Chen LK, Wen SH, Jan RH. Effect of probiotics on allergic rhinitis in Df, Dp or dust-sensitive children: a randomized double blind controlled trial. *Indian Pediatrics.* 2013;50(2):209–213.

46. Ishida Y, Nakamura F, Kanzato H, et al. Clinical effects of Lactobacillus acidophilus strain L-92 on perennial allergic rhinitis: a double-blind, placebo-controlled study. *Journal of Dairy Science.* 2005;88 (2):527–533.

47. Singh A, Hacini-Rachinel F, Gosoniu ML, et al. Immune-modulatory effect of probiotic Bifidobacteriumlactis NCC2818 in individuals suffering from seasonal allergic rhinitis to grass pollen: an exploratory, randomized, placebo-controlled clinical trial. *European Journal of Clinical Nutrition.* 2013;67(2):161–167.

48. Ouwehand AC, Nermes M, Collado MC, Rautonen N, Salminen S, Isolauri E. Specific probiotics alleviate

allergic rhinitis during the birch pollen season. *World Journal of Gastroenterology*. 2009;15 (26):3261–3268.

49. Xiao JZ, Kondo S, Yanagisawa N, et al. Effect of probiotic Bifidobacteriumlongum BBS36 in relieving clinical symptoms and modulating plasma cytokine levels of japanese cedar pollinosis during the pollen season. A randomized double-blind, placebo-controlled trial. *Journal of Investigational Allergology and Clinical Immunology*. 2006;16(2):86–93; 2007;56(1):67–75.

50. King S, Glanville J, Sanders ME, Fitzgerald A, Varley D. Effectiveness of probiotics on the duration of illness in healthy children and adults who develop common acute respiratory infectious conditions: a systematic review and meta-analysis. *Br J Nutr*. 2014 Jul 14;112(1):41-54.

51. Pinto JM, Schneider J, Perez R, DeTineo M, Baroody FM, Naclerio RM. Serum 25-hydroxyvitamin D levels are lower in urban African American subjects with chronicrhinosinusitis. *J Allergy Clin Immunol*. 2008 Aug;122(2):415-7.

52. Akbar NA, Zacharek MA. Vitamin D: immunomodulation of asthma, allergic rhinitis, and chronicrhinosinusitis. *Curr Opin Otolaryngol Head Neck Surg*. 2011 Jun;19(3):224-8.

53. Sheffner AL. The reduction in vitro in viscosity of mucoprotein solution by a new mucolytic agent, Nacetyl-L-cysteine. *Ann N Y AcadSci*. 1963;106:298310; Todisco T, Polidori R, Rossi F, et al. Effect of Nacetylcysteine in subjects with slow pulmonary mucociliary clearance. *Eur J Respir Dis Suppl*. 1985;139:136- 141; Stafanger G, Bisgaard H, Pedersen M, et al. Effect of N-acetylcysteine on the human nasal ciliary activity in vitro. *Eur J Respir Dis*. 1987;70:157-162.

54. Seltzer AP. Adjunctive use of bromelains in sinusitis: a controlled study. *Eye Ear Nose Throat Mon*. 1967;46:1281-1288.

55. Taub SJ. The use of bromelains in sinusitis: a double-blind clinical evaluation. *Eye Ear Nose Throat Mon*. 1967;46:361-362.

56. Büttner L, Achilles N, Böhm M, Shah-Hosseini K, Mösges R. Efficacy and tolerability of bromelain in patients with chronicrhinosinusitis—a pilot study. *B-ENT*. 2013;9(3):217-25.

57. Rimoldi R, Ginesu F, Giura R. The use of bromelain in pneumological therapy. *Drugs Exp Clin Res*. 1978;4:55-66.

chapter 12 천식: 들이쉬는 모든 숨결마다

1. Akinbami LJ, Moorman JE, Liu X. Asthma prevalence, health care use, and mortality: UnitedStates, 2005-2009. *Natl Health Stat Report*. 2011 Jan 12;(32):1-14; Follenweider LM, Lambertino A. Epidemiology of asthma in the UnitedStates. *Nurs Clin North Am*. 2013 Mar;48(1):1-10.

2. Erle DJ, Sheppard D. The cell biology of asthma. *J Cell Biol*. 2014 Jun 9;205(5):621-31.

3. Bird JA, Burks AW. Food allergy and asthma. *Prim Care Respir J*. 2009 Dec;18(4):258-65.

4. Cowie RL, Conley DP, Underwood MF, Reader PG. A randomised controlled trial of the Buteyko technique as an adjunct to conventional management of asthma. *Respir Med*. 2008 May;102(5):726-32.

5. Stephen T Holgate. Stratified approaches to the treatment of asthma. *Br J Clin Pharmacol*. Aug 2013; 76(2):277–291.

6. *Theodore Roosevelt, An Autobiography* (New York: Charles Scribner's Sons, 1913); http://www.pbs.org/wgbh/americanexperience/features/interview/ tr-mccullough/; *The Roosevelts: An Intimate History*, A film by Ken Burns, 2014 (http://www.pbs.org/kenburns/films/the-roosevelts); Edmund Morris, *Theodore Rex* (New York: Random House, Reprint edition, 2010).

7. Holguin F. Oxidative stress in airway diseases. *Ann Am Thorac Soc*. 2013 Dec;10 Suppl:S150-7.

8. Li Zuoa, Nicole P. Otenbakera, Bradley A. Roseа, Katherine S. Salisburya. Molecular mechanisms of reactive oxygen species-related pulmonary inflammation and asthma. *Molecular Immunology* 56 (2013) 57– 63.

9. AuerbachA, Hernandez ML.The effect of environmental oxidative stress on airway inflammation. *Curr Opin Allergy Clin Immunol.* 2012 Apr;12(2):133-9.

10. Church DF, Pryor WA. Free-radical chemistry of cigarette smoke and its toxicological implications. *Environ Health Perspect.* 1985 Dec;64:111- 26.

11. Guo CH, Liu PJ, Lin KP, Chen PC. Nutritional supplement therapy improves oxidative stress, immune response, pulmonary function, and quality of life in allergic asthma patients: an open-label pilot study. *Altern Med Rev.* 2012 Mar;17(1):42-56.

12. Wood LG, Gibson PG. Reduced circulating antioxidant defences are associated with airway hyper-responsiveness, poor control and severe disease pattern in asthma. *Br J Nutr.* 2010 Mar;103(5):735-41.

13. Knekt P, Kumpulainen J, Järvinen R, Rissanen H, Heliövaara M, Reunanen A, Hakulinen T, Aromaa A. Flavonoid intake and risk of chronic diseases. *Am J Clin Nutr.* 2002 Sep;76(3):560-8.

14. Wood LG, Garg ML, Smart JM, Scott HA, Barker D, Gibson PG. Manipulating antioxidant intake in asthma: a randomized controlled trial. *Am J Clin Nutr.* 2012 Sep;96(3):534-43.

15. Wood LG, Garg ML, Powell H, Gibson PG. Lycopene-rich treatments modify noneosinophilic airway inflammation in asthma: proof of concept. *Free Radic Res.* 2008 Jan;42(1):94-102.

16. Leonard SW, Paterson E, Atkinson JK, Ramakrishnan R, Cross CE, Traber MG. Studies in humans using deuterium-labeled alpha- and gamma-tocopherolsdemonstrate faster plasma gamma-tocopherol disappearance and greater gamma-metabolite production. *Free Radic Biol Med.* 2005;38:857–866.

17. Patel A, Liebner F, Netscher T, Mereiter K, Rosenau T. Vitamin E chemistry. Nitration of non-alpha-tocopherols: products and mechanistic considerations. *J Org Chem.* 2007;72:6504–6512; Fakhrzadeh L, Laskin JD, Laskin DL. Ozone-induced production of nitric oxide and TNF-alpha and tissue injury are dependent on NF-kappaB p50. *Am J Physiol Lung Cell Mol Physiol.* 2004;287:L279–L285; Wagner JG, Jiang Q, Harkema JR, Ames BN, Illek B, Roubey RA, Peden DB. Gamma-tocopherol prevents airway eosinophilia and mucous cell hyperplasia in experimentally induced allergic rhinitis and asthma. *Clin Exp Allergy.* 2008;38:501–511.

18. Berdnikovs S, Abdala-Valencia H, McCary C, Somand M, Cole R, Garcia A, Bryce P, Cook-Mills J. Isoforms of vitamin E have opposing immunoregulatory functions during inflammation by regulating leukocyte recruitment. *J Immunol.* 2009;182:4395–4405.

19. McCary CA, Abdala-Valencia H, Berdnikovs S, Cook-Mills JM. Supplemental and highly elevated tocopherol doses differentially regulate allergic inflammation: reversibility of alpha-tocopherol and gamma-tocopherol's effects. *J Immunol.* 2011;186:3674–3685.

20. Cook-Mills JM, Abdala-Valencia H, Hartert T. Two faces of vitamin E in the lung. *Am J Respir Crit Care Med.* Aug 1, 2013; 188(3): 279–284.

21. Troisi RJ, Willett WC, Weiss ST, Trichopoulos D, Rosner B, Speizer FE. A prospective study of diet and adult-onset asthma. *Am J Respir Crit Care Med.* 1995;151:1401–1408; Kelly FJ, Mudway I, Blomberg A, Frew A, Sandstrom T. Altered lung antioxidant status in patients with mild asthma. *Lancet.* 1999;354:482–483; Schunemann HJ, Grant BJ, Freudenheim JL, Muti P, Browne RW, Drake JA, Klocke RA, Trevisan M. The relation of serum levels of antioxidant vitamins C and E, retinol and carotenoids with pulmonary function in the general population. *Am J Respir Crit Care Med.* 2001;163: 1246–1255.

22. Marchese ME, Kumar R, Colangelo LA, Avila PC, Jacobs DR Jr, Gross M, Sood A, Liu K, Cook-Mills JM. The vitamin E isoforms α-tocopherol and γ-tocopherol have opposite associations with spirometric parameters: the CARDIA study. *Respir Res* 2014 Mar 15;15:31.

23. Abdala-Valencia H, Berdnikovs S, Cook-Mills JM. Vitamin E isoforms differentially regulate intercellular adhesion molecule-1 activation of PKCα in human microvascular endothelial cells. *PLoS ONE.* 2012;7:e41054; McCary CA, Yoon Y, Panagabko C, Cho W, Atkinson J, Cook-Mills JM. Vitamin E isoforms directly bind

PKCα and differentially regulate activation of PKCα. *Biochem J.* 2012;441:189–198.

24. Du CL, Xu YJ, Liu XS, Xie JG, Xie M, Zhang ZX, Zhang J, Qiao LF. Up-regulation of cyclin D1 expression in asthma serum-sensitized human airway smooth muscle promotes proliferation via proteinkinase C alpha. *Exp Lung Res.* 2010 May;36(4):201-10.

25. Hoskins A, Roberts JL 2nd, Milne G, Choi L, Dworski R. Natural-source d-α- tocopheryl acetate inhibits oxidant stress and modulates atopic asthma in humans in vivo. *Allergy.* 2012 May;67(5):676-82.

26. Romieu I, Sienra-Monge JJ, Ramírez-Aguilar M, Téllez-Rojo MM, Moreno- Macías H, Reyes-Ruiz NI, del Río-Navarro BE, Ruiz-Navarro MX, Hatch G, Slade R, Hernández-Avila M. Antioxidant supplementation and lung functions among children with asthma exposed to high levels of air pollutants. *Am J Respir Crit Care Med.* 2002 Sep 1;166(5):703-9.

27. Pearson P, Lewis SA, Britton J, Young IS, Fogarty A. The pro-oxidant activity of high-dose vitamin E supplements in vivo. *Bio Drugs.* 2006;20(5):271-3.

28. Gazdík F1, Gvozdjáková A, Nádvorníková R, Repická L, Jahnová E, Kucharská J, Piják MR, Gazdíková K. Decreased levels of coenzyme Q(10) in patients with bronchial asthma. *Allergy.* 2002 Sep;57(9):811-4.

29. Gvozdjáková A, Kucharská J, Bartkovjaková M, Gazdíková K, Gazdík FE. Coenzyme Q10 supplementation reduces corticosteroids dosage in patients with bronchial asthma. *Biofactors.* 2005;25 (1-4):235-40.

30. Taylor PE, Jacobson KW, House JM, Glovsky MM. Links between pollen, atopy and the asthma epidemic. *Int Arch Allergy Immunol.* 2007;144(2):162-70; Behrendt H, Becker WM. Localization, release and bioavailability of pollen allergens: the influence of environmental factors. *Curr Opin Immunol.* 2001 Dec;13(6):709-15.

31. Schneider SM, Fung VS, Palmblad J, Babior BM. Activity of the leukocyte NADPH oxidase in whole neutrophils and cell-free neutrophil preparations stimulated with long-chain polyunsaturated fatty acids. *Inflammation.* 2001 Feb;25(1):17-23.

32. Arm JP, Horton CE, Mencia-Huerta JM, House F, Eiser NM, Clark TJ, Spur BW, Lee TH. Effect of dietary supplementation with fish oil lipids on mild asthma. *Thorax.* 1988 Feb;43(2):84-92; Li J, Xun P, Zamora D, Sood A, Liu K, Daviglus M, Iribarren C, Jacobs D Jr, Shikany JM, He K. Intakes of long-chain omega-3 (n-3) PUFAs and fish in relation to incidence of asthma among American young adults: the CARDIA study. *Am J Clin Nutr.* 2013 Jan;97(1):173-8.

33. Asher MI, Stewart AW, Mallol J, Montefort S, Lai CK, Aït-Khaled N, Odhiambo J. Which population level environmental factors are associated with asthma, rhinoconjunctivitis and eczema? Review of the ecological analyses of ISAAC Phase One. *Respir Res.* 2010 Jan 21;11:8; Weiland SK, von Mutius E, Hüsing A, Asher MI. Intake of trans fatty acids and prevalence of childhood asthma and allergies in Europe. *Lancet.* 1999 Jun 12;353(9169):2040-1.

34. Nagel G, Linseisen J. Dietary intake of fatty acids, antioxidants and selected food groups and asthma in adults. *Eur J Clin Nutr.* 2005 Jan;59(1):8-15

35. Galland L. Increased requirements for essential fatty acids in atopic individuals: a review with clinical descriptions. *J Am Coll Nutr.* 1986;5(2):213-28.

36. Rocklin RE, Thistle L, Galland L, Manku MS, Horrobin D. Altered arachidonic acid content in polymorphonuclear and mononuclear cells from patients with allergic rhinitis and/or asthma. *Lipids.* 1986. Jan;21(1):17-20.

37. Galland L. Diet and inflammation. Nutr Clin Pract. 2010 Dec;25(6):634-40; Barros R1, Moreira A, Fonseca J, Delgado L, Castel-Branco MG, Haahtela T, Lopes C, Moreira P. Dietary intake of α-linolenic acid and low ratio of n-6:n-3 PUFA are associated with decreased exhaled NO and improved asthma control. *Br J Nutr.* 2011 Aug;106(3):441-50.

38. Dry J, Vincent D. Effect of a fish oil diet on asthma: results of a 1-year double-blind study. *Int Arch Allergy Appl Immunol.* 1991;95(2-3):156-7.

417

39. Nagakura T, Matsuda S, Shichijyo K, Sugimoto H, Hata K. Dietary supplementation with fish oil rich in omega-3 polyunsaturated fatty acids in children with bronchial asthma. *Eur Respir J.* 2000 Nov;16(5):861-5.

40. Villani F, Comazzi R, De Maria P, Galimberti M. Effect of dietary supplementation with polyunsaturated fattyacids on bronchial hyperreactivity in subjects with seasonal asthma. *Respiration.* 1998;65(4):265-9.

41. Schubert R, Kitz R, Beermann C, Rose MA, Lieb A, Sommerer PC, Moskovits J, Alberternst H, Böhles HJ, Schulze J, Zielen S. Effect of n-3 polyunsaturated fatty acids in asthma after low-dose allergen challenge. *Int Arch Allergy Immunol.* 2009;148(4):321-9.

42. Arm JP, Horton CE, Spur BW, Mencia-Huerta JM, Lee TH. The effects of dietary supplementation with fish oil lipids on the airways response to inhaled allergen in bronchial asthma. *Am Rev Respir Dis.* 1989 Jun;139(6):1395-400.

43. Mickleborough TD, Lindley MR, Ionescu AA, Fly AD. Protective effect of fish oil supplementation on exercise-induced bronchoconstriction in asthma. *Chest.* 2006 Jan;129(1):39-49.

44. Olsen SF, Østerdal ML, Salvig JD, Mortensen LM, Rytter D, Secher NJ, Henriksen TB. Fish oil intake compared with olive oil intake in late pregnancy and asthma in the offspring: 16 y of registry-based follow-up from a randomized controlled trial. *Am J Clin Nutr.* 2008 Jul;88(1):167-75.

45. Lundström SL, Yang J, Brannan JD, Haeggström JZ, Hammock BD, Nair P, O'Byrne P, Dahlén SE, Wheelock CE. Lipid mediator serum profiles in asthmatics significantly shift following dietary supplementation with omega-3 fatty acids. *Mol Nutr Food Res.* 2013 Aug;57(8):1378-89.

46. Mickleborough TD, Vaughn CL, Shei RJ, Davis EM, Wilhite DP. Marine lipid fraction PCSO-524 (lyprinol/omega XL) of the New Zealand green lipped mussel attenuates hyperpnea-induced bronchoconstriction in asthma. *Respir Med.* 2013 Aug;107(8):1152-63.

47. Treatment of asthma with lipid extract of New Zealand green-lipped mussel: a randomised clinical trial. Emelyanov A, Fedoseev G, Krasnoschekova O, Abulimity A, Trendeleva T, Barnes PJ. *Eur Respir J.* 2002 Sep;20(3):596-600.

48. Okamoto M, Mitsunobu F, Ashida K, Mifune T, Hosaki Y, Tsugeno H, Harada S, Tanizaki Y. Effects of dietary supplementation with n-3 fatty acids compared with n-6 fatty acids on bronchial asthma. *Intern Med.* 2000 Feb;39(2):107-11.

49. Broughton KS, Johnson CS, Pace BK, Liebman M, Kleppinger KM. Reduced asthma symptoms with n-3 fatty acid ingestion are related to 5-series leukotriene production. *Am J Clin Nutr.* 1997 Apr;65(4): 1011-7.

50. Surette ME, Koumenis IL, Edens MB, Tramposch KM, Clayton B, Bowton D, Chilton FH. Inhibition of leukotriene biosynthesis by a novel dietary fatty acid formulation in patients with atopic asthma: a randomized, placebo-controlled, parallel-group, prospective trial. *Clin Ther.* 2003 Mar;25(3):972-9.

51. Covar R, Gleason M, Macomber B, Stewart L, Szefler P, Engelhardt K, Murphy J, Liu A, Wood S, DeMichele S, Gelfand EW, Szefler SJ. Impact of a novel nutritional formula on asthma control and biomarkers of allergic airway inflammation in children. *Clinical & Experimental Allergy,* 40, 1163–1174.

52. Biltagi MA, Baset AA, Bassiouny M, Kasrawi MA, Attia M. Omega-3 fatty acids, vitamin C and Zn supplementation in asthmatic children: a randomized self-controlled study. *Acta Paediatr.* 2009 Apr;98(4):737-42.

53. Cui L, Morris A, Huang L, Beck JM, Twigg HL 3rd, von Mutius E, Ghedin E. The microbiome and the lung. *Ann Am Thorac Soc.* 2014 Aug;11Suppl 4:S227-32.

54. West CE. Gut microbiota and allergic disease: new findings. *Curr Opin Clin Nutr Metab Care.* 2014 May;17(3):261-6.

55. Fujimura KE, Demoor T, Rauch M, et al. House dust exposure mediates gut microbiome Lactobacillus enrichment and airway immune defense against allergens and virus infection. *Proc Natl Acad Sci* U S A. 2014;111:805–10.

56. Chen YS, Jan RL, Lin YL, Chen HH, Wang JY. Randomized placebo-controlled trial of lactobacillus on asthmatic children with allergic rhinitis. *Pediatr Pulmonol.* 2010 Nov;45(11):1111-20.

57. Miraglia Del Giudice M, Maiello N, Decimo F, Fusco N, D'Agostino B, Sullo N, Capasso M, Salpietro V, Gitto E, Ciprandi G, Marseglia GL, Perrone L. Airways allergic inflammation and L. reuterii treatment in asthmatic children. *J Biol Regul Homeost Agents.* 2012 Jan-Mar;26(1 Suppl):S35-40.

58. O'Driscoll BR, Powell G, Chew F, Niven RM, Miles JF, Vyas A, Denning DW. Comparison of skin prick tests with specific serum immunoglobulin E in the diagnosis of fungal sensitization in patients with severe asthma. *Clin Exp Allergy.* 2009 Nov;39(11):1677-83.

59. Kabe J. Late asthmatic reactions to inhalation of fractions from extracts of Candida albicans and Asperguillus fumigatus. *Allerg Immunol* (Leipz). 1974- 1975;20-21(4):393-401.

60. Dhamgaye S, Devaux F, Vandeputte P, Khandelwal NK, Sanglard D, Mukhopadhyay G, Prasad R. Molecular mechanisms of action of herbal antifungal alkaloid berberine, in Candida albicans. *PLoS One.* 2014 Aug 8;9(8):e104554; Yang N, Wang J, Liu C, Song Y, Zhang S, Zi J, Zhan J, Masilamani M, Cox A, Nowak-Wegrzyn A, Sampson H, Li XM. Berberine and limonin suppress IgE production by human B cells and peripheral blood mononuclear cells from food-allergic patients. *Ann Allergy Asthma Immunol.* 2014 Nov;113(5):556-564.

chapter 13 알레르기를 무찌르는 초강력 항산화물질

1. Kern DG, Frumkin H. Asthma in respiratory therapists. *Annals of Internal Medicine.* 1989; volume 110: pp 767-773. Am J RespirCrit Care Med; Christiani DC, Kern DG. Asthma risk and occupation as a respiratory therapist. *Am Rev Respir Dis.* 1993 Sep;148(3):671-4.

2. Delclos GL1, Gimeno D, Arif AA, Burau KD, Carson A, Lusk C, Stock T, Symanski E, Whitehead LW, Zock JP, Benavides FG, Antó JM. Occupational risk factors and asthma among health care professionals. *Am J Respir Crit Care Med.* 2007 Apr 1;175(7):667-75; Dimich-Ward H, Wymer ML, Chan- Yeung M. Respiratory health survey of respiratory therapists. *Chest.* 2004 Oct;126(4):1048-53.

3. Gotshall RW. Airway response during exercise and hyperpnoea in non-asthmatic and asthmatic individuals. *Sports Med.* 2006;36(6):513-27; Ritz T, Kullowatz A, Bobb C, Dahme B, Magnussen H, Kanniess F, Steptoe A. Psychological triggers and hyperventilation symptoms in asthma. *Ann Allergy Asthma Immunol.* 2008 May; 100(5):426-32.

4. Cowie RL, Conley DP, Underwood MF, Reader PG. A randomised controlled trial of the Buteyko technique as an adjunct to conventional management of asthma. *Respir Med.* 2008 May;102(5):726-32; Cooper S, Oborne J, Newton S, Harrison V, Thompson Coon J, Lewis S, Tattersfield A. Effect of two breathing exercises (Buteyko and pranayama) in asthma: a randomised controlled trial. *Thorax.* 2003 Aug;58(8):674-9; Opat AJ, Cohen MM, Bailey MJ, Abramson MJ. A clinical trial of the Buteyko Breathing Technique in asthma as taught by a video. *J Asthma.* 2000;37(7):557-64; Bowler SD, Green A, Mitchell CA. Buteyko breathing techniques in asthma: a blinded randomised controlled trial. *Med J Aust.* 1998 Dec 7-21;169(11-12):575-8.

5. Celik M, Tuncer A, Soyer OU, Saçkesen C, Tanju Besler H, Kalayci O. Oxidative stress in the airways of children with asthma and allergic rhinitis. *Pediatr Allergy Immunol.* 2012 Sep;23(6):556-61; Kassim SK, Elbeigermy M, Nasr GF, Khalil R, Nassar M. The role of interleukin-12, and tissue antioxidants in chronic sinusitis. *Clin Biochem.* 2002 Jul;35(5):369-75.

6. Zavorsky GS, Kubow S, Grey V, Riverin V, Lands LC. An open-label dose-response study of lymphocyte glutathione levels in healthy men and women receiving pressurized whey protein isolate supplements. *Int J Food Sci Nutr.* 2007 Sep;58(6):429-36.

7. Baumann JM, Rundell KW, Evans TM, Levine AM. Effects of cysteine donor supplementation on exercise-induced bronchoconstriction. *Med Sci Sports Exerc.* 2005 Sep;37(9):1468-73.

8. Rushworth GF, Megson IL.Existing and potential therapeutic uses for N-acetylcysteine: the need for conversion to intracellular glutathione for antioxidant benefits. *Pharmacol Ther.* 2014 Feb;141(2):150-9.

9. Carlsten C, MacNutt MJ, Zhang Z, Sava F, Pui MM. Anti-oxidant N-acetylcysteine diminishes diesel exhaust-induced increased airway responsiveness in person with airway hyper-reactivity. *Toxicol Sci.* 2014 Jun;139(2): 479-87.

10. Yamamoto M1, Singh A, Sava F, Pui M, Tebbutt SJ, Carlsten C. MicroRNA expression in response to controlled exposure to diesel exhaust: attenuation by the antioxidant N-acetylcysteine in a randomized crossover study. *Environ Health Perspect.* 2013 Jun;121(6):670-5.

11. Dabirmoghaddam P, Amali A, Motiee Langroudi M, Samavati Fard MR, Hejazi M, Sharifian Razavi M. The effect of N-acetyl cysteine on laryngopharyngeal reflux. *Acta Med Iran.* 2013;51(11):757-64.

12. Martinez-Losa M, Cortijo J, Juan G, O'Connor JE, Sanz MJ, Santangelo F, Morcillo EJ. Inhibitory effects of N-acetylcysteine on the functional responses of human eosinophils in vitro. *Clin Exp Allergy.* 2007 May;37(5): 714-22.

13. Sugiura H, Ichikawa T, Liu X, Kobayashi T, Wang XQ, Kawasaki S, Togo S, Kamio K, Mao L, Ann Y, Ichinose M, Rennard SI. N-acetyl-L-cysteine inhibits TGF-beta1-induced profibrotic responses in fibroblasts. *Pulm Pharmacol Ther.* 2009 Dec;22(6):487–91.

14. Kirkham P, Rahman I. Oxidative stress in asthma and COPD: Antioxidants as a therapeutic strategy. *Pharmacology & Therapeutics* 111 (2006):476–494.

15. Nuttall SL, Khan JN, Thorpe GH, Langford N, Kendall MJ.The impact of therapeutic doses of paracetamol on serum total antioxidant capacity. *J Biol Regul Homeost Agents.* 2012 Jan-Mar;26(1 Suppl):S35-40.

16. Lee SH, Kang MJ, Yu HS, Hong K, Jung YH, Kim HY, Seo JH, Kwon JW, Kim BJ, Kim HJ, Kim YJ, Kim HS, Kim HB, Park KS, Lee SY, Hong SJ. Association between recent acetaminophen use and asthma: modification by polymorphism at TLR4. *J Korean Med Sci.* 2014 May;29(5):662-8.

17. Hu G, Cassano P A. Antioxidant nutrients and pulmonary function: the Third National Health and Nutrition Examination Survey (NHANES III). Am J Epidemiol 2000.151975–981; Soutar A, Seaton A, Brown K. Bronchial reactivity and dietary antioxidants. *Thorax* 1997. 52166–170.

18. Gazdik F, Kadrabova J, Gazdikova K. Decreased consumption of corticosteroids after selenium supplementation in corticoid-dependent asthmatics. *Bratisl Lek Listy.* 2002;103(1):22-5.

19. Galland L 2010; Britton J, Pavord I, Richards K, Wisniewski A, Knox A, Lewis S, Tattersfield A, Weiss S. Dietary magnesium, lung function, wheezing, and airway hyperreactivity in a random adult population sample. *Lancet.* 1994 Aug 6;344(8919):357-62.

20. Bede O, Nagy D, Surányi A, Horváth I, Szlávik M, Gyurkovits K. Effects of magnesium supplementation on the glutathione redox system in atopic asthmatic children. *Inflamm Res.* 2008 Jun;57(6):279-86.

21. Gontijo-Amaral C, Ribeiro MA, Gontijo LS, Condino-Neto A, Ribeiro JD. Oral magnesium supplementation in asthmatic children: a double-blind randomized placebo-controlled trial. *Eur J Clin Nutr.* 2007 Jan;61(1):54-60.

22. Kazaks AG, Uriu-Adams JY, Albertson TE, Shenoy SF, Stern JS. Effect of oral magnesium supplementation on measures of airway resistance and subjective assessment of asthma control and quality of life in men and women with mild to moderate asthma: a randomized placebo controlled trial. *J Asthma.* 2010 Feb;47(1):83-92.

23. Bodenhamer J, Bergstrom R, Brown D, Gabow P, Marx JA, Lowenstein SR. Frequently nebulized beta-agonists for asthma: effects on serum electrolytes. *Ann Emerg Med.* 1992 Nov;21(11):1337-42.

24. Rodrigo GJ, Moral VP, Marcos LG, Castro-Rodriguez JA.Safety of regular use of long-acting beta agonists as monotherapy or added to inhaled corticosteroids in asthma. A systematic review. *Pulm Pharmacol Ther.* 2009 Feb;22(1):9-19.

25. Anis AH, Lynd LD, Wang XH, King G, Spinelli JJ, Fitzgerald M, Bai T, Paré P. Double trouble: impact of

420

inappropriate use of asthma medication on the use of health care resources. *CMAJ*. 2001 Mar 6;164(5):625-31.

26. Hernandez M, Zhou H, Zhou B, Robinette C, Crissman K, Hatch G, Alexis NE, Peden D. Combination treatment with high-dose vitamin C and alpha-tocopherol does not enhance respiratory-tract lining fluid vitamin C levels in asthmatics. *Inhal Toxicol*. 2009 Feb;21(3):173-81.

27. Zal F, Mostafavi-Pour Z, Amini F, Heidari A. Effect of vitamin E and C supplements on lipid peroxidation and GSH-dependent antioxidant enzyme status in the blood of women consuming oral contraceptives. *Contraception*. 2012 Jul;86(1):62-6.

28. Horska A, Mislanova C, Bonassi S, Ceppi M, Volkovova K, Dusinska M. Vitamin C levels in blood are influenced by polymorphisms in glutathione S-transferases. *Eur J Nutr*. 2011 Sep;50(6):437-46.

29. Wang IJ, Tsai CH, Chen CH, Tung KY, Lee YL. Glutathione S-transferase, incense burning and asthma in children. *Eur Respir J*. 2011 Jun;37(6):1371-7; Tamer L, Calikoğlu M, Ates NA, Yildirim H, Ercan B, Saritas E, Unlü A, Atik U. Glutathione-S-transferase gene polymorphisms (GSTT1, GSTM1, GSTP1) as increased risk factors for asthma. *Respirology*. 2004 Nov;9(4):493-8.

30. Moreno-Macías H, Dockery DW, Schwartz J, Gold DR, Laird NM, Ozone exposure, vitamin C intake, and genetic susceptibility of asthmatic children in Mexico City: a cohort study. *Respir Res*. 2013 Feb 4;14:14.

chapter 14 장에서 벌어진 일은 장에서 끝나지 않는다

1. Millichap JG, Yee MM. The diet factor in pediatric and adolescent migraine. *Pediatr Neurol*. 2003 Jan;28(1):9-15.
2. Salfield SA, Wardley BL, Houlsby WT, Turner SL, Spalton AP, Beckles-Wilson NR, Herber SM. Controlled study of exclusion of dietary vasoactive amines in migraine. *Arch Dis Child*. 1987 May; 62(5): 458–460.
3. Schürks M, Buring JE, Kurth T. Migraine features, associated symptoms and triggers: a principal component analysis in the Women's Health Study. *Cephalalgia*. 2011 May;31(7):861-9.
4. Alpay K, Ertas M, Orhan EK, Ustay DK, Lieners C, Baykan B. Diet restriction in migraine, based on IgG against foods: a clinical double-blind, randomised, cross-over trial. *Cephalalgia*. 2010 Jul;30(7):829-37; Monro J, Carini C, Brostoff J. Migraine is a food-allergic disease. *Lancet*. 1984 Sep 29;2(8405):719-21.
5. Ozgc A, Ozge C, Oztürk C, Kaleagasi H, Ozcan M, Yalçinkaya DE, Ozveren N, Yalçin F. The relationship between migraine and atopic disorders—the contribution of pulmonary function tests and immunological screening. *Cephalalgia*. 2006 Feb;26(2):172-9.
6. Galland and McEwen 1996; Theodoropoulos DS, Katzenberger DR, Jones WM, Morris DL, Her C, Cullen NA, Morrisa DL. Allergen-specific sublingual immunotherapy in the treatment of migraines: a prospective study. *Eur Rev Med Pharmacol Sci*. 2011 Oct;15(10):1117-21.
7. Kox M, van Eijk LT, Zwaag J, van den Wildenberg J, Sweep FC, van der Hoeven JG, Pickkers P. Voluntary activation of the sympathetic nervous system and attenuation of the innate immune response in humans. *Proc Natl Acad Sci USA*. 2014 May 20;111(20):7379-84.
8. van Hemert S, Breedveld AC, Rovers JM, Vermeiden JP, Witteman BJ, Smits MG, de Roos NM. Migraine associated with gastrointestinal disorders: review of the literature and clinical implications. *Front Neurol*. 2014 Nov 21;5:241.
9. Egger J. Psychoneurological aspects of food allergy. *Europ J Clin Nutr* 1991; 45 (suppl 1): 35-45.
10. Stevens LJ, Kuczek T, Burgess JR, Stochelski MA, Arnold LE, Galland L. Mechanisms of behavioral, atopic, and other reactions to artificial food colors in children. *Nutr Rev*. 2013 May;71(5):268-81.
11. Ahrne S, Hagslatt ML. Effect of lactobacilli on paracellular permeability in the gut. *Nutrients*. 2011 Jan;3(1):104-17.
12. Montenegro L, Losurdo G, Licinio R, Zamparella M, Giorgio F, Ierardi E, Di Leo A, Principi M. Nonsteroidal anti-inflammatory drug induced damage on lower gastro-intestinal tract: is there an involvement of microbiota?

Curr Drug Saf. 2014;9(3):196-204.

13. Maia- Brigagão C, Morgado-Díaz JA, De Souza W. Giardia disrupts the arrangement of tight, adherens and desmosomal junction proteins of intestinal cells. *Parasitol Int.* 2012 Jun;61(2):280-7; Lejeune M, Moreau F, Chadee K. Prostaglandin E2 produced by Entamoeba histolytica signals via EP4 receptor and alters claudin-4 to increase ion permeability of tight junctions. *Am J Pathol.* 2011 Aug;179(2):807-18.

14. Neves AL, Coelho J, Couto L, Leite-Moreira A, Roncon-Albuquerque R Jr. Metabolicendotoxemia: a molecular link between obesity and cardiovascular risk. *J Mol Endocrinol.* 2013 Sep 11;51(2):R51-64.

15. Bode C, Bode JC. Effect of alcohol consumption on the gut. *Best Pract Res Clin Gastroenterol.* 2003 Aug;17(4): 575-92.

16. Leclercq S, Matamoros S, Cani PD, et al. Intestinal permeability, gut-bacterial dysbiosis, and behavioral markers of alcohol-dependence severity. *Proc Natl Acad Sci USA* 2014;pii: 201415174.

17. Francavilla R, Miniello V, Magistà AM, De Canio A, Bucci N, Gagliardi F, Lionetti E, Castellaneta S, Polimeno L, Peccarisi L, Indrio F, Cavallo L. A randomized controlled trial of Lactobacillus GG in children with functional abdominal pain. *Pediatrics.* 2010 Dec;126(6):e1445-52.

18. Majamaa H, Isolauri E. Probiotics: a novel approach in the management of food allergy. *J Allergy Clin Immunol.* 1997 Feb;99(2):179-85.

19. Rosenfeldt V, Benfeldt E, Valerius NH, Paerregaard A, Michaelsen KF. Effect of probiotics on gastrointestinal symptoms and small intestinalpermeability in children with atopic dermatitis. *J Pediatr.* 2004 Nov;145(5):612-6.

20. Ahrne S, Hagslatt ML. Effect of lactobacilli on paracellular permeability in the gut. *Nutrients.* 2011 Jan;3(1):104-17.

21. Bergmann KR, Liu SX, Tian R, Kushnir A, Turner JR, Li HL, Chou PM, Weber CR, De Plaen IG. Bifidobacteria stabilize claudins at tight junctions and prevent intestinal barrier dysfunction in mouse necrotizing enterocolitis. *Am J Pathol.* 2013 May;182(5):1595-606.

22. Konieczna P, Akdis CA, Quigley EM, Shanahan F, O'Mahony L. Portrait of an immunoregulatory Bifidobacterium. *Gut Microbes.* 2012;3:261–6.

23. Ghosh SS, Bie J, Wang J, Ghosh S. Oral supplementation with non-absorbable antibiotics or curcumin attenuates western diet-induced atherosclerosis and glucose intolerance in LDLR-/- mice--role of intestinalpermeability and macrophage activation. *PLoS One.* 2014 Sep 24;9(9):e108577.

24. Sergent T, Piront N, Meurice J, Toussaint O, Schneider YJ. Anti-inflammatory effects of dietary phenolic compounds in an in vitro model of inflamed human intestinal epithelium. *Chem Biol Interact.* 2010 Dec 5;188(3):659-67.

25. Yanaka A, Sato J, Ohmori S. Sulforaphane protects small intestinal mucosa from aspirin/NSAID-induced injury by enhancing host defense systems against oxidative stress and by inhibiting mucosal invasion of anaerobic enterobacteria. *Curr Pharm Des.* 2013;19(1):157-62.

26. Assa A, Vong L, Pinnell LJ, Avitzur N, Johnson-Henry KC, Sherman PM. Vitamin D deficiency promotes epithelial barrier dysfunction and intestinal inflammation. *J Infect Dis.* 2014 Oct 15;210(8):1296-305.

27. Rorie A, Goldner WS, Lyden E, Poole JA. Beneficial role for supplemental vitamin D3 treatment in chronic urticaria: a randomized study. *Ann Allergy Asthma Immunol.* 2014 Apr;112(4):376-82.

28. Cayir A, Turan MI, Tan H. Effect of vitaminD therapy in addition to amitriptyline on migraine attacks in pediatric patients. *Braz J Med Biol Res.* 2014 Apr;47(4):349-54.

29. Castro M, King TS, Kunselman SJ, Cabana MD, Denlinger L, Holguin F, Effect of vitamin D3 on asthma treatment failures in adults with symptomatic asthma and lower vitaminD levels: the VIDA randomized clinical trial. *JAMA.* 2014 May;311(20):2083-91.

30. Baris S, Kiykim A, Ozen A, Tulunay A, Karakoc-Aydiner E, Barlan IB. Vitamin D as an adjunct to subcutaneous

allergen immunotherapy in asthmatic children sensitized to house dust mite. *Allergy*. 2014 Feb;69(2):246-53.

31. Alam AN, Sarker SA, Wahed MA, Khatun M, Rahaman MM. Enteric protein loss and intestinalpermeability changes in children during acute shigellosis and after recovery: effect of zinc supplementation. *Gut*. 1994 Dec;35 (12):1707-11.

32. Mahmood A, FitzGerald AJ, Marchbank T, Ntatsaki E, Murray D, Ghosh S, Playford RJ. Zinc carnosine, a health food supplement that stabilises small bowel integrity and stimulates gut repair processes. *Gut*. 2007 Feb; 56(2):168-75.

33. Ghaffari J, Khalilian A, Salehifar E, Khorasani E, Rezaii MS. Effect of zinc supplementation in children with asthma: a randomized, placebo-controlled trial in northern Islamic Republic of Iran. *East Mediterr Health J*. 2014 Jun 18;20(6):391-6.

34. Russo F, Linsalata M, Clemente C, Chiloiro M, Orlando A, Marconi E, Chimienti G, Riezzo G. Inulin-enriched pasta improves intestinal permeability and modifies the circulating levels of zonulin and glucagon-like peptide 2 in healthy young volunteers. *Nutr Res*. 2012 Dec;32(12):940-6.

35. González-Hernández LA, Jave-Suarez LF, Fafutis-Morris M, Montes-Salcedo KE, Valle-Gutierrez LG, Campos-Loza AE, Enciso-Gómez LF, Andrade- Villanueva JF. Synbiotic therapy decreases microbial translocation and inflammation and improves immunological status in HIV-infected patients: a double-blind randomized controlled pilot trial. *Nutr J*. 2012 Oct 29;11:90.

에필로그 해결은 당신 손에 있다

1. Mark Drajem, "Climate Catastrophe Predicted by US as Obama Urges UN action," *Bloomberg News*, June 22, 2015. http://www.bloomberg.com/politics/articles/2015-06-22/ climate-catastrophe-predicted-by-u-s-as-obama-urges-un-action.

2. "White House, EPA say climate change a dire threat to economy, human health," *USA Today*, June 23, 2015. http://www.usatoday.com/story/news/ nation/2015/06/23/white-house-epa-climate-change-threats/29165589/.

3. "Fact Sheet: Obama Administration Announces Actions to Protect Communities from the Health Impacts of Climate Change at White House Summit," June 23, 2015. https:// www.whitehouse.gov/the-press-office/2015/06/ 23/ fact-sheet-obama-administration-announces-actions-protect-communities.

4. Amanda Stone, "Your Health and Our Environment: How Can We Protect Both?" White House blog, June 18, 2015. https://www.whitehouse.gov/ blog/2015/06/18/public-health-climate-summit.

5. Environmental Protection Agency, "Climate Action Benefits: Air Quality." http://www2.epa.gov/cira/climate-action-benefits-air-quality.

6. The Lancet Commissions, "Health and climate change: policy responses to protect public health." http://press.thelancet.com/Climate2Commission.pdf.

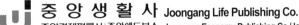

중앙생활사 中央生活社 Joongang Life Publishing Co.
중앙경제평론사|중앙에듀북스 Joongang Economy Publishing Co./Joongang Edubooks Publishing Co.

중앙생활사는 건강한 생활, 행복한 삶을 일군다는 신념 아래 설립된 건강 · 실용서 전문 출판사로서
치열한 생존경쟁에 심신이 지친 현대인에게 건강과 생활의 지혜를 주는 책을 발간하고 있습니다.

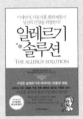

알레르기 솔루션

초판 1쇄 발행 | 2018년 5월 28일
초판 3쇄 발행 | 2023년 9월 10일

지은이 | 레오 갤런드(Dr Leo Galland) · 조너선 갤런드(Jonathan Galland JD)
감　수 | 오재원(JaeWon Oh, MD, PhD, FAAAAI)
옮긴이 | 제효영(HyoYoung Je)
펴낸이 | 최점옥(JeomOg Choi)
펴낸곳 | 중앙생활사(Joongang Life Publishing Co.)

대　표 | 김용주
편　집 | 한옥수 · 백재운 · 용한솔
디자인 | 박근영
인터넷 | 김회승

출력 | 영신사　종이 | 한솔PNS　인쇄 · 제본 | 영신사

잘못된 책은 구입한 서점에서 교환해드립니다.
가격은 표지 뒷면에 있습니다.

ISBN 978-89-6141-218-6(03510)

원서명 | The Allergy Solution

등록 | 1999년 1월 16일 제2-2730호
주소 | ⊕ 04590 서울시 중구 다산로20길 5(신당4동 340-128) 중앙빌딩
전화 | (02)2253-4463(代)　팩스 | (02)2253-7988
홈페이지 | www.japub.co.kr　블로그 | http://blog.naver.com/japub
네이버 스마트스토어 | https://smartstore.naver.com/jaub　이메일 | japub@naver.com
♣ 중앙생활사는 중앙경제평론사 · 중앙에듀북스와 자매회사입니다.

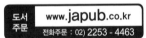

도서
주문　www.**japub**.co.kr
전화주문 : 02) 2253 - 4463

https://smartstore.naver.com/jaub
네이버 스마트스토어

※ 이 도서의 국립중앙도서관 출판시도서목록(CIP)은 서지정보유통지원시스템 홈페이지(http://seoji.nl.go.kr)와
　국가자료공동목록시스템(http://www.nl.go.kr/kolisnet)에서 이용하실 수 있습니다.(CIP제어번호 : CIP2018014364)

중앙생활사/중앙경제평론사/중앙에듀북스에서는 여러분의 소중한 원고를 기다리고 있습니다. 원고 투고는 이메일을
이용해주세요. 최선을 다해 독자들에게 사랑받는 양서로 만들어드리겠습니다. **이메일** | japub@naver.com